U0339059

Prevention, Control and Rescue System
of COVID-19 Epidemic
An application plan in general hospital

新冠肺炎疫情下综合性医院防控及救治体系建设

主 编 李 彤

天津出版传媒集团
天津科技翻译出版有限公司

图书在版编目(CIP)数据

新冠肺炎疫情下综合性医院防控及救治体系建设／
李彤主编. —天津:天津科技翻译出版有限公司,
2020.9

ISBN 978 - 7 - 5433 - 4039 - 8

Ⅰ.①新… Ⅱ.①李… Ⅲ.①日冕形病毒 - 病毒病 -
肺炎 - 预防(卫生) Ⅳ.①R563.101

中国版本图书馆 CIP 数据核字(2020)第 139238 号

出　　　版:天津科技翻译出版有限公司
出　版　人:刘子媛
地　　　址:天津市南开区白堤路 244 号
邮政编码:300192
电　　　话:(022)87894896
传　　　真:(022)87895650
网　　　址:www.tsttpc.com
印　　　刷:天津海顺印业包装有限公司分公司
发　　　行:全国新华书店
版本记录:787mm×1092mm　16 开本　14 印张　300 千字
　　　　　2020 年 9 月第 1 版　2020 年 9 月第 1 次印刷
　　　　　定价:88.00 元

(如发现印装问题,可与出版社调换)

编者名单

编委会主任 李　彤

编委会成员

李　强　韩　涛　刘　伟　傅衍勇　王海云　马晓龙

主　编　李　彤

执行副主编

田　丽　高　洁　赵　慧　魏　薇　李艳丽　盖莉莉

编　者（按姓氏笔画排序）

王　云　王　雪　王振明　王晓萍　石　颖　龙　莉

叶　迎　吕　丹　朱明辉　朱建丰　刘　扬　刘　媛

刘颖琪　安国亮　李晓冬　李雅玥　李瑞霞　杨　晶

杨国跃　张　萍　张　强　张大鹏　张文革　张富玉

陈　晔　陈　颖　周　娟　庞　乐　耿志洁　倪　强

殷珺妹　郭　莹　阎冬蓓　焦晓磊　臧　颖　爨秀芳

序　言

　　2020年初,突如其来的新冠肺炎疫情侵袭武汉、席卷全国,一场防控疫情的人民战争轰然打响。党中央、国务院高度重视。习近平总书记亲自部署、亲自指挥,提出"坚定信心、同舟共济、科学防治、精准施策"的总要求和"人民战争、总体战、阻击战"的战略谋划。天津市第一时间建立权威高效、协同联动的战时指挥体系,成立市级新冠肺炎防控工作领导小组和防控工作指挥部,及时启动重大突发公共卫生事件一级响应。要求全市各区、各部门、各单位切实落实"天津之特",担起"天津之责",把疫情防控工作作为当前最重要的工作来抓,全力抓好习近平总书记重要指示批示的贯彻落实。

　　大医精诚,大爱无垠。面对突如其来的疫情,天津广大医务人员冲锋一线,在大疫面前彰显大义,在大考面前体现大爱,在大局面前突显大德。天津市新冠肺炎医疗救治总医院建立,500个战斗方队严阵以待;六大战区医院闻令而动,全方位保障百姓健康;四座"小汤山"医院提前一天完工;75家发热门诊保障患者就医;24小时应急处置歌诗达"赛琳娜号"邮轮;1307位天津支援湖北的医务人员不辱使命,英雄凯旋……这一切无不彰显出天津速度、天津智慧,以及天津的责任与担当!

　　使命所在、职责所系,战"疫"打响以来,天津市第三中心医院医护人员昼夜不息,高效前行,四线作战:一边选派精兵强将支援湖北,一边全力助攻定点医院危重症患者救治,一边72小时完成救治定点医院建设,一边组织专家坚守医院抗疫前沿阵地。四线作战有条不紊,忙而不乱,为人民群众筑起了一道道铜墙铁壁。

　　"凝心聚力,同心筑梦,追求卓越,永无止境",在本次战"疫"过程中,该院组织专业力量总结抗击新冠肺炎疫情期间的有效方法和有力举措,具有重要的理论和实践价值,对完善我国大型公立医院应对公共卫生突发事件的应急管理机制做出了积极尝试。在如何完善重大疫情防控体制机制、健全公共卫生应急管理体系等方面,也希望大家不断加以思考和探讨。

　　未来任重道远,仍需不懈努力!

王建国

天津市卫生健康委员会党委书记、主任

前　言

　　2020 年初，一场突发的新冠肺炎疫情牵动了全国人民的心。疫情发生后，党中央、国务院高度重视，天津市委、市政府深入贯彻落实习近平总书记的重要指示，以"战时状态、战时机制、战时思维、战时方法"的战略高度，迅速做出系列重要工作部署。

　　在这场坚决要打赢的抗疫阻击战中，综合性医院作为最前沿的阵地、最主要的医疗力量，能否快速、高效发挥作用，成为突发公共卫生事件处置的关键环节。自新冠肺炎疫情发生以来，天津市第三中心医院作为一家综合性三级甲等医院，在天津市新冠肺炎医疗救治总医院的领导下，医院党委充分发挥"把方向、管大局、做决策、促改革、保落实"的重要作用，立足公立医院定位，统筹兼顾，迅速启动医院"一案三制"突发公共卫生事件应急响应体系，在最短时间内有序、快速、有效和安全地开展疫情防控和医疗救治工作。利用医院多年精细化管理、项目协作管理经验，借助急危重症救治、护理、营养、实验诊断、感染、呼吸、心脑血管、代谢等重点及优势学科协同攻关的优势，系统提出了"充分及时发挥医院应急处置能力、提升医疗救治水平及严防严控院内感染"三方面的工作主线，通过应急管理与领导、医疗质量与救治、护理与感染防控、流行病学调查与报告、人员管理与培训、物资保障与后勤、复医管理与措施、思想宣传与舆情、督导检查与反馈九个部分，系统构建了新冠肺炎疫情下综合性医院防控及救治体系。该体系体现了综合性医院的特点，经实践检验也取得了较好效果，希望能为兄弟单位、医院管理人员和医务人员提供参考和借鉴。

　　由于时间仓促，书中难免存在不足之处，敬请各位领导、各位同道指正。由衷感谢各级领导对本书的悉心指导，感谢各位编者的日夜编写、辛苦付出。本次新冠肺炎疫情防控阻击战，是一场艰苦卓绝的鏖战，也是一场众志成城的奋战，医疗战线上的每一名同志，都在恪尽职守，无悔逆行。此时此刻，更需要大家把好的经验、有效的措施进行总结和分享，希望本书能起到抛砖引玉的作用。

天津市第三中心医院党委书记、院长

目 录

第1章　应急管理与领导 ……………………………………………… 1

　第一节　应急管理体制 …………………………………………… 1

　第二节　应急管理机制 …………………………………………… 4

　第三节　应急管理监督反馈制度 ………………………………… 10

　第四节　应急预案 ………………………………………………… 11

第2章　医疗质量与救治 ……………………………………………… 12

　第一节　医疗质量与救治方案 …………………………………… 12

　第二节　医疗质量管理制度 ……………………………………… 20

　第三节　新冠肺炎相关患者处置方案 …………………………… 25

　第四节　新冠肺炎相关患者处置流程 …………………………… 42

　第五节　疫情期间满足群众基本就医需求的工作方案 ………… 55

第3章　护理与感染防控 ……………………………………………… 58

　第一节　护理与感染防控组织管理 ……………………………… 58

　第二节　护理与感染防控制度 …………………………………… 63

　第三节　护理与感染防控流程 …………………………………… 74

　第四节　新冠肺炎患者护理要点 ………………………………… 90

　第五节　护理与感染防控应急预案 ……………………………… 98

　第六节　新冠肺炎防控质量控制 ………………………………… 102

第4章　流行病学调查与报告 ………………………………………… 106

第5章　人员管理与培训 ……………………………………………… 114

　第一节　人员管理应急方案 ……………………………………… 114

　第二节　人员考勤管理 …………………………………………… 116

　第三节　人员调配管理 …………………………………………… 123

　第四节　人员培训管理 …………………………………………… 124

　第五节　人员管理相关流程 ……………………………………… 125

第六节　工作补贴、生活保障管理 …………………………………… 128

第七节　人员管理应急预案 ………………………………………… 134

第6章　物资保障与后勤 ……………………………………… 135

第一节　设备物资管理相关制度 …………………………………… 135

第二节　设备物资相关流程 ………………………………………… 142

第三节　后勤保障管理 ……………………………………………… 149

第四节　安保体系建设 ……………………………………………… 158

第五节　财务管理 …………………………………………………… 161

第六节　信息化建设 ………………………………………………… 171

第7章　复医管理与措施 ……………………………………… 178

第一节　复医期间入院患者日常工作及防控管理方案 …………… 178

第二节　有序复医护理及感染防控制度 …………………………… 181

第三节　复医期间职工考勤及健康管理制度 ……………………… 182

第四节　复医期间医院外包公司人员管理制度 …………………… 183

第8章　思想宣传与舆情 ……………………………………… 185

第一节　思想宣传 …………………………………………………… 185

第二节　舆情应对 …………………………………………………… 193

第三节　回应群众关切 ……………………………………………… 199

第9章　督导检查与反馈 ……………………………………… 205

参考文件 ………………………………………………………… 211

参考文献 ………………………………………………………… 213

索引 ……………………………………………………………… 215

后记 ……………………………………………………………… 216

第 **1** 章   应急管理与领导

此次新型冠状病毒感染的肺炎(以下简称"新冠肺炎")疫情,是新中国成立以来在我国发生的传播速度最快、感染范围最广、防控难度最大的一次重大突发公共卫生事件。医疗工作是此次疫情救治与防控工作中的重要环节。天津市第三中心医院(以下简称"三中心医院")是一所三级甲等综合性医院,作为天津市五大医学中心之一,在此次疫情中承担了支援武汉医疗救治任务;三中心医院本院与分院在承担医疗救治工作的同时,接管市救治定点医院(津南)并支援海河定点医院开展医疗救治工作,承担六大战区之一的东部战区中心医院转诊救治工作,以及72小时完成市救治定点医院(津南)改扩建工作。

为了做好疫情控制、医疗救治工作,降低疫情对社会的影响,天津市第三中心医院以患者"零漏诊"和医务人员"零感染"为两条底线,按照国家疫情救治与防控要求以及应急管理中的"一案三制",构建了一个全方位、立体化、多层次、综合性的新冠肺炎救治与防控应急管理体系。

该体系从"一案三制"中的应急管理体制、机制、法制与应急预案四个维度出发,为疫情处置工作提供了组织基础、工作流程、制度保障与行动方案。从医院应急管理过程的防范、准备、反应、恢复四个阶段,以及医院应急反应的指挥、行动、计划、后勤、财务与管理五个模块出发,涵盖了疫情救治与防控工作中的统一指挥、高效救治、精准防控、准确上报、快速组队、完善保障、全面宣传、有效监督等环节,包括了应急管理与领导、医疗质量与救治、护理与感染防控、流行病学调查与报告、人员管理与培训、物资保障与后勤、复医管理与措施、思想宣传与舆情、督导检查与反馈等具体内容。

第一节   应急管理体制

早在疫情初期,三中心医院于2020年1月16日就成立了新冠肺炎救治与防控工作领导小组,制订了应急管理方案,并进行了演练。2020年1月24日零时起,天津市启动应对新冠肺炎重大突发公共卫生事件一级响应,医院立即启动相应级别的应急管理预案,成立了新冠肺炎疫情救治与防控工作指挥部(以下简称"疫情工作指挥部")(图1-1)。由于疫情的突发性、冠状病毒的未知性和诊疗的复杂性,导致了医院救治与防控工作总是处于不断变化之中。而新冠肺炎疫情工作指挥部是在院党委的统一领导下设立的,其以不变应万变,直接指挥与管理各个部门,准确、及时掌握医院疫情救治防控工作发展变化情况,根据最新情况迅速决策,随时调整各项工作方案,从而提高疫情应急处置的决策效率、工作效率及精准度。

一、应急管理组织架构

1.疫情工作指挥部在院党委领导下,强调"四个战时",即战时状态、战时机制、战时思维、战时方法,投入新冠肺炎疫情防控阻击战中。指挥部总指挥由医院党委书记、院长担任,各分管副院长任副总指挥,相关职能处室为主要成员,指挥部下设办公室,办公室设在综合办公室(党委办公室、院长办公室),进行纵向一体化管理、横向沟通协调,科学决策,靠前指挥。

2.疫情工作指挥部下设医疗救治组、院内感染防控组(以下简称"院感防控组")、信息上报组、后勤保障组、宣传与舆情应对组,听从指挥部统一调动与安排,服从指挥部各项决策,落实各项疫情工作。

二、应急管理组织机构职责

(一)疫情工作指挥部

主要职责:负责疫情应急处理工作的组织管理、指挥、协调及上报等统筹安排工作,根据传染病事件的确定,决定是否启动应急预案,并协调有关疫情处置过程中的人、财、物、药品、设备供应;组织各个小组开展新冠肺炎病毒检测、疫情处置、患者转运及救治等工作;及时、准确、客观地做好疫情信息上报发布。综合办公室负责每日给指挥部上报医疗、物资数据,文字信息汇总及各组会议记录及纪要等。

(二)医疗救治组

主要职责:负责组织制订新冠肺炎医疗救治方案;对全院人员进行防治培训,统筹调配医疗资源,指导临床规范诊疗;组织开展预检分诊及院内感染控制管理,及时发现新冠病例并开展专家会诊和医疗救治;参与危重症患者的医疗救治。

(三)院感防控组

主要职责:对感染暴发事件卫生处置进行技术指导,负责对医务人员进行职业防护和消毒隔离的技术指导,协同检验科进行现场标本的采集及检测,及时准确地做好医院感染病原学检测、公共场所及环境的消毒、水源的管理,指导医疗废物的处理,防止医院交叉感染和传播。

(四)信息上报组

主要职责:作为院内疫情数据对外唯一上报途径,通过传染病疫情监测信息报告系统(网络直报),严格落实新冠肺炎病例个案信息报告工作。

(五)后勤保障组

主要职责:负责提供院内感染暴发事件所需应急物资、药品、人员、财务储备,保证水、电、网络、食品等正常供应,保障通风设备正常运转,做好日常医疗废物的处置及物业人员的个人防护等工作,负责医院信息系统畅通。

(六)宣传与舆情应对组

主要职责:负责及时转发天津市卫生健康委员会(以下简称"市卫健委")发布的有关疫情信息;积极开展健康教育,向公众宣传防病知识;挖掘抗击疫情中医务工作者感人事迹进行宣传;做好媒体接待与舆情监测工作。

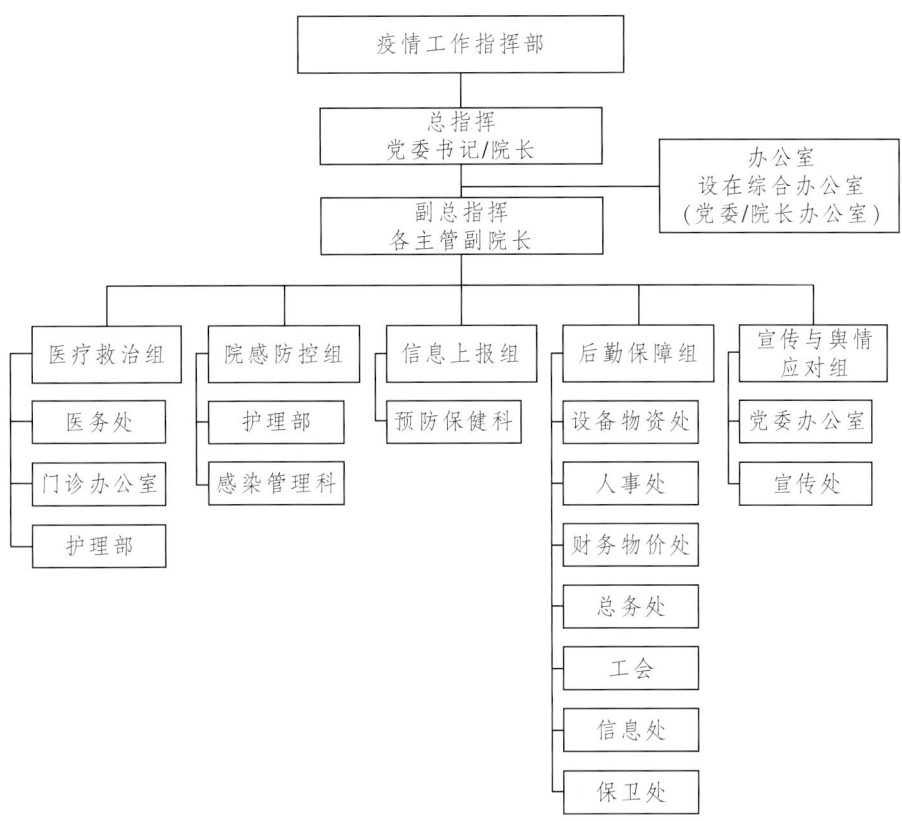

图 1-1 疫情工作指挥部组织架构图

第二节　应急管理机制

新冠肺炎疫情期间要面对和处理错综复杂、变化多端的局面,需要倾全院之力以及外部力量形成整体合力,构建统一指挥、反应灵敏、协调有序、高效运转的应急管理机制,实现疫情信息及时预警且准确统一、应急决策指挥科学果断且灵活高效、后勤保障充足到位且安全有序、复医复工有条不紊且严防死守。为此,疫情工作指挥部根据疫情变化及工作调整建立健全了监测预警报告机制、应急指挥协调机制、应急保障机制、复医复工防控机制等,为做好疫情应急管理的基础性、常态性工作提供了根本保障。

一、监测预警报告机制

为了避免不同部门之间的信息收集和报送的内容与标准相互交叉或不一致,使疫情工作指挥部决策出现偏差,三中心医院建立了疫情监测预警报告机制,为疫情工作指挥部的应急决策提供准确、一致的信息支撑。

1.建立疫情信息互联互通,及时上报机制

明确新冠肺炎疫情信息报送标准、要求及责任分工。医疗救治组负责新冠肺炎疑似病例的院内上报,信息上报组负责新冠肺炎疑似病例的网络直报,两个组之间建立信息互联互通共享机制。医疗救治组对经专家组确认的疑似病例立即通知信息上报组,由信息上报组立即启动疑似病例报病流程,将病例信息报送区疾控中心,通过审核后,同时进行联系疾控中心取样与网络直报工作。疾控中心反馈结果如果是阳性,信息上报组立即反馈给医疗救治组,疫情工作指挥部及时根据患者是否存在特殊情况对下一步工作进行研判。对疑似病例检查结果为阴性的病例,疫情工作指挥部要求实行每日汇报制度(图1-2)。

2.建立就诊患者数据统计分析平台(图1-3)

医院充分利用集成平台和临床数据中心,将现有信息系统进行功能改造,通过门诊电子病历系统、医保系统、鉴诊分诊系统等自动抓取疑似、新增、确诊、隔离、解除隔离等就诊人数,以及身份信息、医学信息、核酸检测时间、次数、结果等信息;同时开发来院人员入院扫码系统,对每一名入院患者、家属等进行详细的流行病学调查;将提取结果汇总分析后,通过平台提供给疫情防控指挥部,实现疫情信息采集上报全场景覆盖,做到全面排查、科学防控、精准施策。

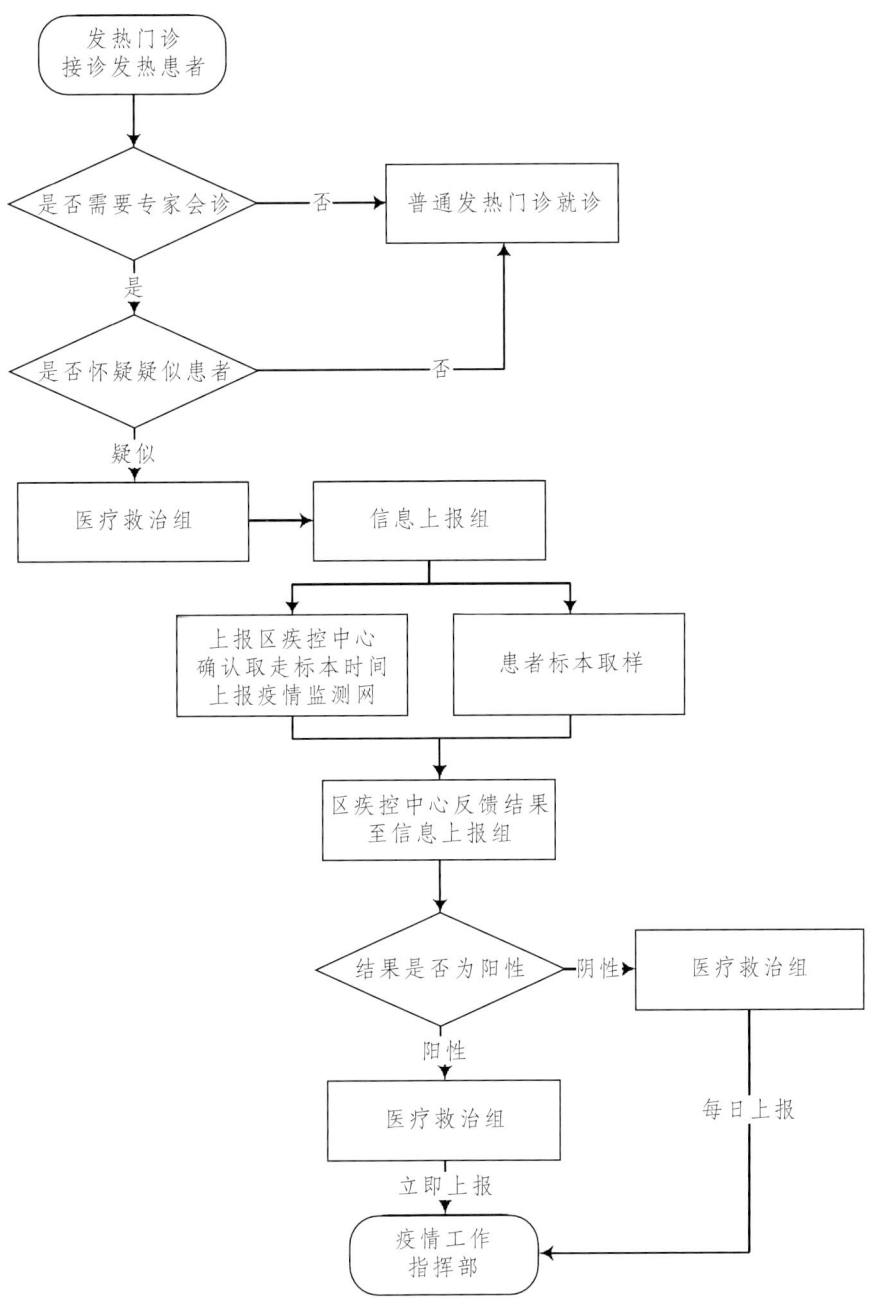

图 1-2　疫情信息监测预警报告流程图

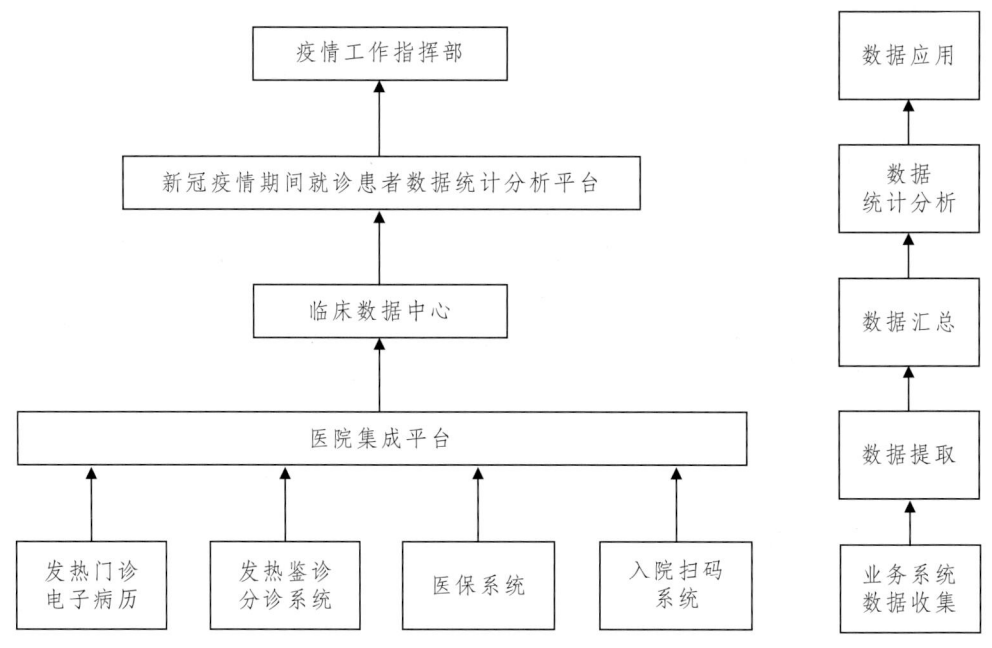

图 1-3　新冠疫情期间就诊患者数据统计分析平台架构图

二、应急指挥协调机制

新冠肺炎疫情具有的突发性、演变性和跨域性特征需要医院应急管理组织建立高效顺畅的应急指挥协调机制，为避免各自为政、职责交叉、指令不畅的问题，实现跨部门、跨医院，甚至是跨行业的指挥协调、应急联动与有效处置，指挥部将应急处置中的信息、决策、执行三个独立系统集合，形成垂直一体化管理。

作为一个战斗集体，医院采取军事化管理。新冠肺炎疫情工作指挥部统一领导指挥，坚决执行党中央、市委、市卫健委党委防控指挥部的军令和战令，压紧压实疫情防控的政治责任和工作责任，落实战时机制，以战时状态、战时思维、战时工作方式全面掌握防疫工作情况，科学、冷静分析和研判，及时上传下达，有力组织调度。每天研究疫情救治防控工作，解决支援医院的建设问题，加强发热门诊建设和管理，预防院内感染等各项工作，确保患者"零漏诊"，医务人员"零感染"及各项工作有条不紊开展。

1.树立全院"一盘棋"的思想意识

三中心医院党委统一部署并下发了《关于贯彻落实三中心医院党委部署要求和做好新型冠状病毒感染肺炎疫情防控工作的通知》。第一，明确全体党员干部和医务人员要清醒认识在疫情防控工作中的职责任务，要求各党支部认真落实责任担当，扛起疫情防控应尽之责；党支部书记要将疫情防控任务落实到人，为疫情防控提供有效组织保障；全体党员要顾全大局，争当先锋表率。第二，为保障疫情防控措施有力执行，医院纪委要把纪律和规矩摆在前面，严格监督执纪，充分运用"四种形态"把院党委的要求落到实处。第三，要求全院职工严格落实四个

"战时"，坚决做到军令如山，有令必行。

2.建立疫情工作指挥部扩大会每日例会制度

每日例会由综合办公室召集和主持，疫情工作指挥部总指挥、副总指挥，职能部门负责人，疫情防控相关工作人员参加。会议议程主要包括传达贯彻上级疫情有关会议和文件精神；传达医院党委、疫情工作指挥部的重要决定及落实执行措施；听取医疗救治组、信息上报组、院感防控组、后勤保障组等工作小组的重点工作汇报。通过结合上述工作内容，严格梳理排查疫情工作中存在问题和薄弱环节，对需要协调或多部门联合完成的工作在每日例会上进行总体安排部署，会后召开小组协调会具体分工确保工作完成。每日例会与小组协调会由综合办公室记录，并将会议结果反馈至疫情工作指挥部。

三、应急保障机制

作为医疗机构，全力以赴开展疫情应急处置工作，必须有完善的应急保障机制。根据疫情保障需要，建立人、财、物等资源清单，明确资源的征用、发放、使用、跟踪等程序，规范管理应急资源在常态和非常态下的分类与分布、监控与储备预警、运输与配送等，实现对应急资源供给和需求的综合协调与优化配置。

(一)应急人力资源保障机制

新冠肺炎疫情突发的短时间内，出现医务人员的高需求。这种高需求不仅体现在人员数量上，还体现在专业技术针对性方面。疫情工作指挥部建立了战略性的人力资源保障机制，以保证人员数量、专业组合以及分布达到最优配置，同时满足本院、分院、支援医院以及派出医疗队的需求。

首先，多渠道快速组建多支医疗队进行人员储备。一是疫情工作指挥部将全员编入战斗方队，树立战时意识，迅速进入战斗状态。二是利用应急人员储备，调集医院突发公共卫生事件紧急救治专家小组、突发传染病救治专家小组、应急医疗救援队进行组队，立即参与或指导新冠肺炎疫情救治工作，及时整理和完善医院相关应急预案，向疫情工作指挥部提出建议和工作策略。三是通过中层例会、党支部书记动员会、科室主任工作信息群迅速发布行政征集动员通知，组织全院职工自愿报名，根据疫情专业需求建立后备队，以确保接到上级指令后能立即集结出发，开展医疗救治工作。四是制订具体组队方案，包括做好业务、防护、应急演练等培训工作，派专人联络医疗队，每队设队长和联络员各一名，便于指挥部管理。

其次，保证医院正常诊疗工作人员安排。加强对全院人员管理，原则上不得离津，自觉服从医院工作安排。各科室每日安排充足的人员在岗位值班，确保迅速有效处置各种医疗救治情况。

第三，完善应急人力资源激励机制。一是按照上级相关文件要求，严格掌握上级财政补助发放范围，制订本院的绩效补助发放方案。二是根据疫情期间人员的表现进行评估，制订相应的评优评先奖励机制，对抗击疫情表现突出的职工起到激励作用。

第四，重视职工的心理健康。疫情期间，为了缓解和疏导全院人员，尤其是一线医务人员的巨大压力、不良情绪和恐慌心理,医院邀请精神卫生专科医院专家,采取心理咨询热线、现场咨询、线上咨询等方式为医务工作者做好心理疏导和心理减负。

(二)应急防护物资保障机制

建立健全应急物资保障体系,是提高突发事件应对处置能力的物质基础,是提升应急管理综合水平的重要保障。新冠肺炎疫情的集中暴发,医用防护用品供需出现矛盾,医用防护用品管理成为医院疫情防治的重中之重。国家卫生健康委员会(以下简称"国家卫健委")要求在保障医务人员合理防护需求的基础上,落实管理制度、细化管理措施,做好医用防护用品管理,优化使用,最大限度地有效使用防护物资。为了保障院内疫情救治防控物资、院外医疗救援队物资充足到位,三中心医院上下联动,建立了完备、精准、高效的应急医疗物资保障体系。

首先,建立高效运转的应急物资保障体系。建立战时应急物资工作组织架构,下设采购组、入库组、出库组、财务组、监督组、信息监测组、数据上报组,对物资采购、入库、出库进行把关和互控;对发放标准、流程进行监管;对物资储备进行实时监测,建立基数预警机制。设立每日工作例会制度,及时跟进每日重点工作,沟通协调物资保障工作中的难点,将风险点及时上报后勤保障组进行研判、解决,必要时上报疫情工作指挥部。

其次,建立新冠肺炎疫情医用防护用品准入标准。对一次性医用防护服、医用防护口罩、隔离衣、外科口罩、乳胶检查手套、护目镜、速干手消毒剂、防护面罩/防护面屏八大类重点物资的采购和使用,严格执行国家及行业标准,确保医务人员"零感染"。

第三,保证应急防护物资精准使用。根据《国家卫生健康委员会办公厅关于加强疫情期间医用防护用品管理工作的通知》,结合三中心医院《新冠肺炎感染防控制度》,将全院各科室的防护级别分为三个层级,制订不同的防护标准,按照分区分级分类发放,实行三级审批管理、点与点对接管理、溯源管理、使用留痕管理、基数极限预警管理,把有限的资源用在最需要的地方和医护人员身上。

第四,建立防护物资应急响应机制。对于急症科、产科、血液净化科等重点高危临床科室出现突发病例,与医管部门、院感部门联合紧急启动防护物资应急响应。

(三)应急财务保障机制

疫情救治与防控工作需要在短时间内提供防疫人员临时性工作补助、防护设备购置、物资配备、维修改造、患者救治等经费支出。应急管理过程中的财务保障机制为疫情处置工作提供了财务管理与监督、资金支持,保障了疫情救治防控工作的效率与质量。三中心医院财务应急保障机制,从"支出"与"收入"两个角度出发,一方面使用医院行政经费保障疫情救治防控工作的开展,同时及时对疫情处置工作需求经费进行测算,申请中央和市级财政专项资金;另一方面,制订捐赠管理制度及流程,高效、规范地保障社会对医院疫情防控工作的支持。

首先,建立高效运转的财务应急组织架构。疫情期间,财务应急处置工作涉及医院日常财务运行、疫情防控支出费用数据上报、防控资金拨付使用及接受捐赠等工作。对内、对外交涉部门较多,沟通协调工作复杂,资金调拨需求紧急。为了疫情处置工作的快速有序开展,财务物价处与 9 个职能部门联合建立了联动互通机制，对各项工作实行扁平化快速处置机制。

其次，建立标准化、规范化的快速处置流程与制度。制订《新冠肺炎疫情防控资金使用管理制度》，明确了资金申请项目范围，单独建立健全防控资金使用明细，确保了疫情期间疫情防控专项资金专款专用。建立"新冠肺炎疑似患者免费就诊流程"，确定免费诊疗的环节与标准，开通新冠肺炎患者就诊绿色通道，确保每名患者得到及时救治。制订《新冠肺炎实际支出情况统计日报管理制度》，明确、详细规定了数据报送的部门、口径及档案资料保存要求，为申请政府财政补贴资金提供了精准数据。《新冠肺炎疫情防控接受捐赠管理制度》制订了规范的捐赠流程和表单，成立捐赠小组，设立捐赠热线，创建疫情防控捐赠群，指定捐赠物资接收归口管理部门，为加强对捐赠款物的管理，设置专账管理、专人负责，保障医院捐赠物品的接收；同时，加强纪检、审计部门的控制和监督，保证医院公开透明、合理合法地接受捐赠。

四、复医复工防控机制

从应急管理过程来看，恢复阶段非常重要，它能够衡量一家医院的弹性，即医院从变化或突发事件中迅速恢复常态的能力。同时，医院应急管理具备的连续性意味着医院不但要完成应急反应的各项任务，还要保证原有功能的发挥。医院作为疫情救治防控工作的主体，开启复医复工任务比其他单位更具紧迫性、复杂性与艰巨性。在疫情还未完全结束的阶段，医院的首要任务还是疫情救治与防控工作。为巩固前期防疫成果，继续打好疫情防控阻击战，坚持从疫情工作顶层设计，建立最严最全的复医复工防控机制，促使患者就医及应急处置的防控工作逐步常态化，在守住患者"零漏诊"和医务人员"零感染"两条底线基础上，逐步恢复全部医疗诊疗工作，全力保障广大人民群众生命健康安全。

1.建立"外防输入，内防扩散和遗漏"的最严院感防控措施

一是紧盯患者、家属、本院职工、外包服务人员四类关键人群，制订不同的入院体温检测、登记制度；严格探视管理；关闭院内人员易聚集场所。二是加强门、急诊预检分诊，实行门诊、诊区、诊室三级预检分诊。三是所有发热和(或)呼吸道症状患者统一管理、分类救治；建立普通发热诊室、隔离诊室、急危重症诊室和其他发热患者诊室四个区域，设计红、黄、绿三色腕带作为标识，引导患者科学、有序就医，避免院内交叉感染。四是多渠道、多手段科学分流门诊患者，全面推行"全号源、分时段"预约挂号，科学间隔每名患者就诊时间，减少人群聚集；根据实时监控分析患者就诊情况，动态调整每时段放号量；在满足患者就医的同时，设置门诊量、床位使用率警戒值，根据疫情趋势启动相应预案。五是全院人员(尤其是重点科室医务人员)在严格落实标准预防的基础上，根据具体诊疗行为科学选用防护用品，确保医疗安全。

2.着力解决患者迫切需要的医疗治疗

一是保证重点危重症及其他需要维持定期治疗患者的医疗需求，保障孕产妇、儿童、老年人等重点人群的医疗服务。二是对肿瘤、择期手术患者进行分级分类管理，制订详细有序、择期的诊疗计划和方案。三是开展公众号线上专属医生平台，线上检验、放射、病理结果查询平台，发挥"互联网+医疗"的优势，加强线上就医指导，解决患者实际问题或给予帮助。

第三节 应急管理监督反馈制度

在整个疫情应急工作处置期间,为了避免职工出现麻痹思想、厌战情绪、侥幸心理,医院建立了多角度、多维度、多层次、全方位的监督反馈机制,每次检查监督做到有记录、有反馈、有督办、有整改,运用 PDCA-SDCA 双循环应急管理体系(图 1-4),实现常态化、规范化和制度化。

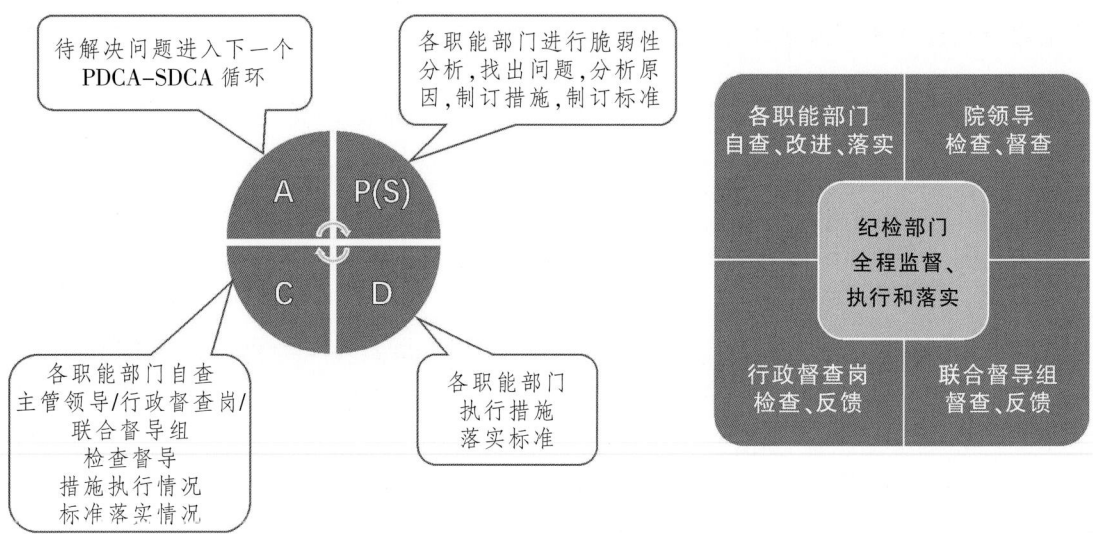

图 1-4   PDCA-SDCA 双循环及自查监督体系图

一、进行四个层次的缺陷检查整改

各职能部门、主管副院长、行政督查岗、联合督导组每日采取自查、脆弱性分析、明察暗访等多种方式对全院疫情防控工作进行检查,并将检查结果反馈至主管部门,针对发现的问题督促其立即整改。这个过程将通过 PDCA-SDCA 双循环,一方面利用 PDCA 将疫情防控工作中的缺陷建立台账,不断整改形成闭环管理;另一方面利用 SDCA 对疫情防控过程中制订的相关流程、制度进行标准化运行后验证效果,并根据国家相关标准不断完善。我院通过不断的 PD-CA-SDCA 循环保证了疫情防控体系有效地运行,建立健全了新冠肺炎疫情救治防控制度。

二、加强监督执纪问责

在疫情救治防控工作中,医院纪委坚持问题导向,不仅紧盯"人、财、物",还将确保患者"零漏诊"和医务人员"零感染"作为监督检查的重点内容。立足纪检办职责定位,由纪委书记挂帅,成立疫情防控工作监督领导小组,一方面加强日常监督,做好对各部门疫情防控职责任务落实的监督检查,对疫情防控工作中履职不力,责任落实不严、不实、不细、敷衍塞责等问题严肃查处;另一方面,认真分析问题发生原因,建立容错纠错机制,激励广大干部在疫情防控阻击战中敢于担当。

第四节　应急预案

应急预案是针对各种突发事件而事先制订的一套能切实、迅速、有效、有序解决突发事件的行动计划或方案,从而使单位应急管理工作更为程序化、制度化,做到有法可依、有据可查。作为综合性医院,三中心医院有着丰富的突发公共卫生事件处置经验,曾成功应对 SARS、汶川地震伤员救治、"8·12"天津滨海新区爆炸事故,以及其他突发抢救事件。医院根据国家法律法规和各项规章制度,结合自身实际情况,制订了医院应急预案汇编,涵盖了医疗救护、安全生产、行政信息三大类内容,包括具体事项 28 项,各类详细流程 35 项。医院相关部门每年按照要求对各项预案进行多次演练,常规两年进行一次修订,如有重要变化随时修订,保证预案相互衔接,具备有效性与实用性。

此次新冠肺炎疫情应急处置工作中,天津市第三中心医院疫情指挥部通过对疫情工作的研判,分析评估潜在隐患、发生概率、影响程度、造成后果,按照总体预案、专项预案两个层次制订和完善了新型冠状病毒疫情工作预案,并对相关预案中的机构职责、人员、专业、物资等预先做出了具体安排。一是制订了关于疫情工作的总体预案,明确组织体系、部门职责、启动条件、分级标准和具体措施,为疫情防控应急响应动态调整提供决策依据。二是医院于 2020 年 1 月 17 日组织了关于新冠肺炎患者就诊的应急演练。通过鉴诊分诊、影像检查、观察病例、院内上报、咽拭子采集、接收及处置标本、转运确诊患者等场景的实地演练,提高了医护人员对疾病的重视程度,加强了应急管理环节之间的衔接。三是在总体应急预案下,针对疫情期间产生的具体问题,如病房发现疑似患者、疑似患者自行离院、对疫情期间高危患者应急处置、妊娠合并新冠肺炎患者、疑似患者急诊手术、医护人员发生疑似患者意外暴露等突发情况制订了专项应急处置预案,提高了疫情突发事件的有效应对能力。

第 **2** 章　医疗质量与救治

新冠肺炎作为急性呼吸道传染病,已被纳入《中华人民共和国传染病防治法》规定的乙类传染病,按甲类传染病管理。

疫情期间,为做好新冠肺炎的救治和防控工作,做到对病例的早期发现、诊断、治疗,提高治愈率,降低死亡率,最大限度地提高救治能力,保证医疗安全,避免院内感染,保障人民群众和医务人员身体健康和生命安全,我院作为综合性医院,集中优势医疗资源,加强制度建设,优化新冠肺炎相关患者的处置及救治方案,科学施策,攻坚救治,取得良好效果。

第一节　医疗质量与救治方案

新冠肺炎救治和防控方案

为做好新冠肺炎的救治和防控工作,切实维护人民群众和医务人员的身体健康和生命安全,按照国家卫生健康委员会、天津市卫生健康委员会要求,结合我院实际情况,特制订本方案。

一、指导思想和工作目标

以人民健康为中心,增强医务人员对新冠肺炎鉴别、诊断、治疗能力,早期发现和报告新冠肺炎病例,规范消毒隔离、标本采集运送、流行病学调查和密切接触者管理,防止疫情扩散蔓延,切实维护人民群众和医务人员的身体健康和生命安全。

二、组织架构及工作职责

(一)组织架构(图 2-1)

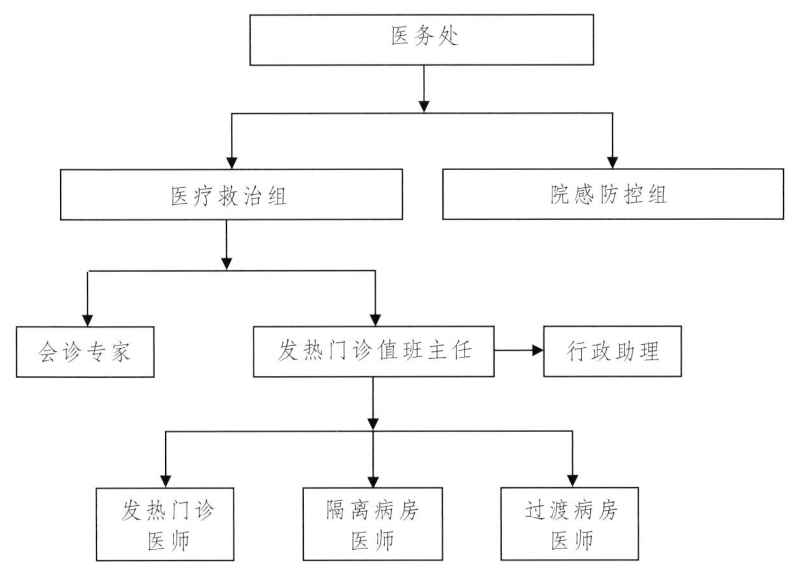

图 2-1　新冠肺炎防控和救治组织架构图

(二)工作职责

1.医务处

主要职责:负责疫情应急处理工作的组织管理、指挥、协调及上报等统筹安排工作;根据传染病事件的确定,决定是否启动应急预案,并协调有关应急处置中所需的人力资源、物资、设备及药品的供应,统筹协调组织相关科室、部门开展调查与控制工作,并按要求启动传染病上报流程,做好舆情控制。

2.医疗救治组

主要职责:负责对本院的院内感染暴发事件的确定与否做出最终判断;按照有关诊疗方案和院内感染预防与控制技术指南,结合我市实际情况,提出医疗救治和院内感染防控工作策略,开展诊疗培训,对观察病例和确诊病例提供医疗救治技术指导,参与危重症患者的医疗救治。医务处、护理部负责调配医务人员对院内感染病例实施医疗救治,包括组织专家会诊、实施诊疗方案、协调患者转运等工作,协调开展感染病例的调查与控制。

(1)发热门诊值班主任工作职责

①全面领导发热门诊的医疗救治工作,根据国家发布的诊疗规范制订我院发热门诊的具体诊疗方案和流程,指导医护人员开展诊疗工作,对患者的诊疗方案有最终决定权。

②作为首席培训专家负责对院内医务人员进行新冠肺炎诊疗培训。

③对疑似、确诊感染新冠肺炎患者信息进行核实,协调疑似患者、留观患者和确诊患者的转诊。

④制订疑似患者解除隔离之后和建议居家隔离人员的随访标准。

⑤核实、确认各种上报信息及院内传递信息。

⑥收集整理发热门诊运行问题,向上级汇报并协调落实解决。

⑦完成上级及院领导小组交办的其他事项。

(2)会诊专家工作职责

①制订疑似感染新冠肺炎患者的隔离标准。

②对疑似患者进行病情的判断,决定其居家隔离、留院隔离的去向。

(3)行政助理工作职责

①负责协助发热门诊主任统筹、协调、安排科内所有行政事务。

②负责收集发热门诊工作量,包括接诊人次、留观人次等。

③负责收集新冠肺炎疑似病例的信息。

④负责将疑似病例信息在第一时间上报发热门诊主任。

⑤如新冠肺炎疑似病例需要会诊,负责联系会诊专家。

⑥负责在汇总会诊信息后,将疑似病例信息上报预防保健科、医务处、护理部和感染管理科负责人。

⑦负责每日收集疑似、确诊病例数据,进行数据汇总,填报各种上报数据统计表,将信息上报到相关部门。

⑧及时发现工作中需协调或解决的问题,上报相关负责人。

⑨遇发热门诊特殊情况,作为候补人员紧急替补。

(4)发热门诊医师工作职责

①鉴诊、接诊患者,启动疑似患者救治的绿色通道,制订初步诊疗方案,执行上级医师指示。

②接受新冠肺炎诊治及隔离防护的相关培训。

③对就诊患者进行宣教和居家隔离的指导。

④服从医院调配,调整工作岗位和状态。

(5)隔离病房医师工作职责

①接诊疑似患者,评估病情,进行临床分型,制订初步诊疗方案。

②每日两次查房,将患者病情变化及相关处置在病情记录单上记录。

③如遇患者病情变化,立即参与抢救,并及时通知上级医师。

④值班医师做好当班患者的交接班。

⑤对患者进行宣教和居家隔离的指导,及时留痕。

⑥疑似患者排除新冠肺炎后,制订进一步治疗方案。

⑦疑似患者确诊后,及时协调患者的转运。

⑧填写患者病情记录单,及时上传至医务处邮箱。

(6)过渡病房医师工作职责

①负责发热门诊急危重症患者的系统诊疗工作。

②负责隔离病房疑似患者排除新冠肺炎后，仍需进一步住院治疗的患者的后续诊疗工作。

③按照急诊留观患者的管理要求进行过渡病房的患者管理。

④严格落实医疗 18 项核心制度。

3.院感防控组

主要职责:对感染暴发事件卫生处置进行技术指导;负责对医务人员职业防护和消毒隔离的技术指导,协同检验室进行现场标本的采集及检测,及时准确地做好院内感染病原学检测、公共场所及环境的消毒、水源的管理,指导医疗废物的处理,防止院内交叉感染和病毒传播。

三、工作要求

(一)强化责任落实

各部门要切实担起新冠肺炎疫情防控和医疗救治责任, 全天候做好值班安排和应急值守,节假日期间务必安排好人员值班,确保责任到人,措施到位,一旦出现疫情能够迅速有效处置。

(二)强化预检分诊

认真落实国家卫健委相关要求,在门诊、急诊、发热门诊设立预检分诊点,对就诊的患者进行鉴别诊断和分流。

(三)强化人员培训

加强对所有医务人员的培训,重点加强诊疗方案、首诊病例诊断程序和院感防控培训,做到"人人知晓,人人掌握",提高医务人员对新冠肺炎的早期识别、诊断、治疗的能力,组织开展模拟演练,规范救治流程,确保救治效果,提高救治效率。

(四)强化早期识别

严格落实《医疗机构传染病预检分诊管理办法》,做好发热患者预检分诊登记报告工作,要注意询问发热患者有无新冠肺炎流行病学史,要认真做好病例排查工作,及时识别可疑病例。落实首诊负责制,严防死守,确保不漏掉任何可疑病例。

(五)强化病例报告

按照天津市卫健委、疾控部门的防控方案要求做好院内上报、网络直报工作,确保信息及时准确。

(六)强化院内感染防控

院内感染防控是控制疾病传播的重要措施之一,严格落实《医疗机构消毒技术规范》《医院隔离技术规范》等要求,根据本次疾病流行病学特点做好相关病例的隔离观察和治疗,加强医务人员个人防护,做好医疗废物处理等工作。

新冠肺炎相关重症、危重症患者救治工作方案

为加强新冠肺炎相关重症、危重症患者医疗救治工作,按照国家卫生健康委员会、天津市卫生健康委员会的有关要求,我院对战区内发热门诊重症、危重症患者救治实行战区制分级管理,特制订本方案。

一、组织架构及职责

(一)组织架构(图2-2)

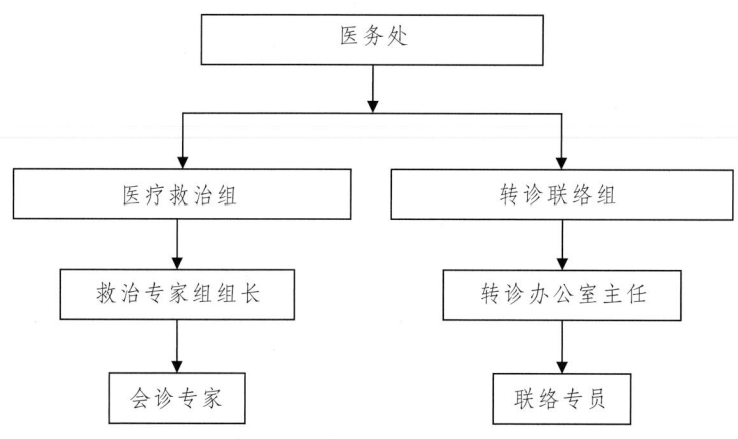

图2-2　新冠肺炎相关重症、危重症患者救治组织架构图

(二)工作职责

1.医疗救治组职责

(1)负责对战区内下级医院转院患者的病情进行分析评估,决定是否予以收治。对暂不收治的患者,要及时提出会诊意见,指导帮助申请医院进一步做好重症、危重症患者救治工作,减少死亡病例。

(2)针对转诊病例病情,联系我院相关学科收治。

2.转诊联络组职责

(1)负责接收战区内下级医院的会诊申请,联系下级医院填写转院申请单,收集下级医院

专家组评估意见、患者病例资料,提交我院专家组进一步分析判定。

(2)及时与下级医院医务部门沟通,传达我院专家组对转院患者的病情评估意见。必要时与市级新冠肺炎相关的重症、危重症患者救治专家指导组请示联系,共同协助诊治。

二、救治运行模式

新冠肺炎相关重症、危重症患者救治管理模式:

战区内各医院按照战区制分级管理模式可逐级联系,上级医院有义务指导下级医院加强重症、危重症患者救治,并提供相应支撑(战区制分级见表 2-1)。

表 2-1　医院战区制分级管理模式表

市级中心医院	片区	战地医院 区域中心医院/局域医院	片区医院
第三中心医院	宁河区	宁河区医院	宁河区第四发热门诊
	河东区	职业病防治院	河东区中医医院
	东丽区	武警特色医学中心	东丽医院
	河北区	中国人民解放军第九八三医院	
		第三中心医院分院	
		第四中心医院	第一医院
		天津中医药大学第二附属医院	

三、新冠肺炎相关重症、危重症患者转诊流程(表 2-2 和表 2-3)

(1)战区内医院发热门诊接诊发热患者后,要严格落实首诊负责制,按照诊疗方案积极救治。对于新冠肺炎相关重症、危重症患者,经本级专家组鉴别并对患者病情综合评估后,对于超出自身诊疗技术能力的患者,须通过本院医务部门向我院医务部门报告,提出转院申请。

(2)提出转院申请的同时,转出医院须向我院提供本级专家组评估意见、患者病情摘要、既往病史与流行病学史、影像学检查和实验室检查结果等相关资料,以便战区中心医院专家组进一步分析判定。对于资料提供不完整的病例,战区中心医院可暂时不接收,指导其进一步完善充实有关资料。

(3)接到转院申请后,由我院专家组负责对转院患者病情进一步分析评估,并由专家组组长确定是否予以收治。对暂不收治的患者,战区中心医院专家组组长提出会诊意见,指导帮助申请医院做好重症、危重症患者救治工作,必要时现场会诊。

(4)未经我院医务部门确认,严禁其他医疗机构擅自转运患者到我院。

(5)转至我院的新冠肺炎相关的重症、危重症患者,经过治疗病情稳定、达到转出条件的转回原医院继续治疗。

表 2-2 新冠肺炎相关重症、危重症患者转诊申请表

姓名		性别		年龄	
身份证号					
联系电话			职业		
工作单位					
现详细住址					
发病日期			就诊时间		
病例摘要					
临床表现					
流行病学史					
实验室检查					
影像学表现					
目前诊断					
诊治情况					
转诊原因					
本级专家组评估意见					
医务主管部门意见	负责人签字:(加盖公章)				

表 2-3　战区中心医院新冠肺炎相关重症、危重症患者专家会诊表

姓名		性别		年龄	
会诊申请医院					
会诊诊断					
会诊意见	专家组组长签字：　　　　　　　　　　　会诊时间：				

第二节 医疗质量管理制度

发热门诊和门、急诊患者就诊管理制度

按照市卫健委"对于所有发热患者,包括有明确感染来源的患者都要先安排到发热门诊进行鉴别诊疗,发现疑似患者要根据有关流程进行处置"的要求,我院对发热门诊和门、急诊进行重新整合,分别设置普通发热诊室、隔离发热诊室、急危重症发热诊室和其他发热诊室。所有发热、乏力、咳嗽、咳痰、咽痛、鼻塞、流涕、呼吸困难的患者均经过发热门诊预检分诊处进行鉴诊,分类就诊,确保所有患者不漏诊、不误诊。

其中,普通发热诊室接诊常规发热和(或)有呼吸道症状的患者,当考虑患者疑似新冠肺炎时,转诊至隔离发热诊室。隔离发热诊室接诊有明确流行病学史的患者,以及由普通发热诊室转诊的患者。急危重症发热诊室接诊急危重症的发热患者。其他发热诊室接诊考虑非呼吸系统疾病导致发热的患者。

所有新冠肺炎的疑似患者,转运至隔离病房单间收治;对于急危重症的发热患者,转运至过渡病房单间收治。疑似患者经咽拭子核酸检测确诊新冠肺炎后,转运至定点医院;如两次咽拭子阴性,可排除新冠肺炎风险,但仍需住院治疗者,由隔离病房转至过渡病房进一步诊治。

疫情期间,除做好发热和(或)呼吸道症状的患者管理,对于普通门、急诊患者,尤其是儿科、产科患者,分别制订流程,确保就医患者均得到及时有效的救治。

隔离病房管理制度

为加强隔离病房的管理,做好新冠肺炎疑似、确诊患者的救治工作,提高收治率、治愈率,制订本管理制度。

一、隔离病房人员结构(图 2-3)

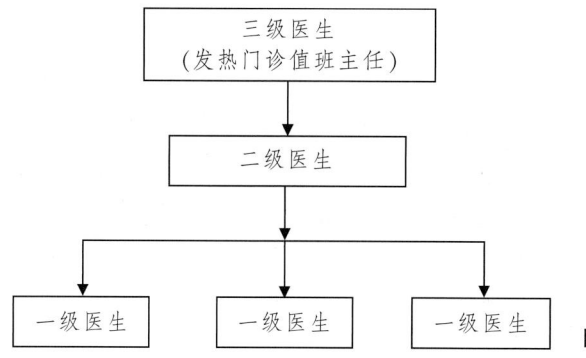

图 2-3 隔离病房人员结构图

二、隔离病房工作流程

（1）完善患者信息：核对患者准确姓名、性别、年龄、ID 号（就诊号）、电话。

（2）填写"新型冠状病毒感染疑似病例病情记录单"（表 2-4）：记录姓名、入隔离病房时间、入隔离病房体温、阳性体征、有无慢性病（如糖尿病、高血压、冠心病、脑血管病等，需详细记录患者长期口服药服用情况、病情控制情况）、有无药物过敏史（上述信息入院即填写）；病情变化及诊疗措施、两次咽拭子检查时间、咽拭子检查结果、解除隔离时间、出院带药、医生姓名（随时填写）。

（3）咽拭子采集：等待预防保健科通知采集患者姓名、采集时间、采集次数。进入隔离区前，预先在咽拭子管上将信息填写完整，内容包括患者姓名、医院、采集时间、标本号（即床号）。每位患者每次需采集两管咽拭子标本。每次采集咽拭子之前，需向隔离区护士询问患者是否需要采血标本。若需要采血，待护士采血结束，医生再采集咽拭子。每采集一名患者，医生都要更换隔离衣和手套。如采集过程中出现污染暴露，冷静处理，立即上报护士长、发热门诊值班主任及预防保健科。

（4）问诊：询问主诉、症状、接触史（武汉相关、确诊病例、周围聚集性发热、宝坻相关等）、既往史、过敏史、入院体温、之前用药情况（记录在"新型冠状病毒感染疑似病例病情记录单"的"隔离时情况"栏），登记留观时间。若为慢性病患者，未带长期口服药，联系家属送药。如家属因特殊情况无法送达，联系发热门诊值班主任，汇报药品名称及数量，联系中心药站备药，由服务队负责运送。

（5）查看患者在发热门诊已开药物（即患者入隔离病房前所携带药物），记录在"患者药物登记本"，记录患者姓名、入隔离病房日期，以及药物名称、数量（便于知晓患者已有药物）。

（6）录入医嘱：所有药物处理都必须开具医嘱。将所录入药物医嘱记录在"患者药物登记本"，并记录开药时间及残余药量（记录残余药量便于知晓患者解除隔离时剩余药物，若有剩余需告知患者是否继续服用及剂量）。

（7）开手写医嘱：留观期间患者出现病情变化，随时处理。长期及临时医嘱均需要给缓冲区护士手写医嘱（注明床号、姓名、开药时间、药名、剂量、服用方法、签名），同时在"新型冠状病毒感染疑似病例病情记录单"的"病情变化及治疗措施"栏记录时间、主诉症状、处理措施。使用退热药和初次使用抗生素前，询问过敏史。

（8）出院带药：预防保健科二次回报核酸检测结果阴性，先询问患者病情，再请示发热门诊值班主任是否解除隔离及处理意见（包括出院带药等）。出院带药需在"患者离开时情况"一栏填写。

（9）解除隔离：处理好出院带药后填写"解除医院隔离观察通知书"（框 2-1）一式两份，填写患者姓名、出院带药名称、服用方法及时间、解除隔离注意事项、是否需复查，并写明"居家隔离 14 天"（从离院开始算），以及病情变化时的发热门诊咨询电话。当班医生签字。一份给患者，一份存档，两份均需交由隔离区护士给患者签字，同时为患者提供"居家医学观察注意事项"宣传单。填写"新型冠状病毒感染疑似病例病情记录单"，离院时间就是解除隔离时间。阳性患者离院时,在"患者离开时情况"栏填写离院时间及"转海河医院"。患者离院后,电话询问隔离区护士患者离院具体时间。

(10)完善"新型冠状病毒感染疑似病例病情记录单",解除隔离当天由邮箱发送至医务处。

(11)对于重点患者的管理:目前将伴有多种(≥2种)慢性疾病(如高血压、冠心病、糖尿病、脑血管病及影像学高度疑似新冠肺炎)的患者列为重点关注对象,具体管理办法如下。

①询问病史时详细追问患者慢性病服药及控制情况,如糖尿病患者血糖控制情况,高血压患者血压控制情况,既往是否有脑梗死、脑出血,对患者降糖药物大致了解以确定是否可能出现低血糖。

②每日早晚两次与患者沟通是否存在不适症状,对合并多种慢性病患者询问是否坚持服用慢性病治疗药物等,对高度疑似新冠肺炎的患者询问是否有胸闷、憋气较之前进展等情况,如出现不适症状,及时予以处理并报备发热门诊值班主任,在"病情变化"一栏做好记录并交接班。

(12)及时请示:如遇突发情况,及时请示值班主任。

三、隔离病房工作要求

(1)接诊疑似患者,及时评估病情,进行临床分型,制订初步诊疗方案。

(2)每日两次查房,及时在病情记录单上记录患者病情变化及相关处置。

(3)如遇患者病情变化,立即参与抢救,并及时通知上级医师。

(4)值班医师做好当班患者的交接班。

(5)对患者进行宣教和居家隔离的指导,及时留痕。

(6)疑似患者排除新冠肺炎后,制订进一步治疗方案。

(7)疑似患者确诊后,及时协调患者的转运。

(8)填写"新型冠状病毒感染疑似病例病情记录单",及时上传至医务处邮箱。

表 2-4　新型冠状病毒感染疑似病例病情记录单

患者姓名		进入隔离病房时间	
隔离时情况	生命体征：_____　体温：_____　脉搏：_____　呼吸：_____ 血压：_____ 呼吸道症状： 既往：		
病情变化及治疗 措施			
第 1 次 PCR 检测	采样时间		
	检测结果		
第 2 次 PCR 检测	采样时间		
	检测结果		
病例解除隔离 离开病房时间			
患者离开时 情况	症状及体征： 出院带药： 出院医嘱：		
医生签名			
记录时间	年　　　月　　　日　　　时　　　分		

框 2-1　解除医院隔离观察通知书及居家医学观察注意事项

解除医院隔离观察通知书

先生/女士：

　　您在我院隔离观察期间两次呼吸道新型冠状病毒核酸检测均为阴性,可解除在院隔离。但仍不能完全排除新型冠状病毒的感染。故请您居家单间隔离、医学观察两周、居委会报备、病情变化随诊。

　　特此告知。

患者签字：　　　　　　　　　医师签字：

天津市第三中心医院

年　　月　　日

居家医学观察注意事项

　　1.居家医学观察期间,被观察对象不得外出,并主动接受当地医疗卫生机构的定期询问等。

　　2.被观察对象要佩戴一次性医用外科口罩或 N95 口罩,使用过的口罩应用塑料袋或保鲜膜严密包裹后丢入垃圾桶。佩戴新口罩前、处置完使用过的口罩后,均需要及时洗手,洗手时要使用流动水和肥皂或洗手液正确洗手,避免经手污染其他物品,造成二次传播。

　　3.开窗通风,使室内空气直接与室外空气交流,保持室内空气流动,降低室内致病菌的浓度,减少疾病传播风险。

　　4.居家医学观察期间,被观察对象应拥有独立房间,尽可能减少与其他家庭成员的接触。如条件不具备,请至少保证 1 米以上的距离。被观察对象的生活用品与其他家庭成员完全分开,避免交叉污染。餐具应单独清洗,可用消毒剂清洗,也可用开水蒸煮方式进行餐具消毒。换洗衣物、毛巾等可用消毒剂浸泡后再清洗,也可采用蒸煮消毒。

　　5.居家医学观察期间,被观察对象以静养为主。食物要清淡、多样化,保证营养充足。心态要平和,不能着急、害怕。保证睡眠充足,减少上网、长时间看视频等。

　　6.居家医学观察期间,出现病情加重,应及时前往医院就诊。要全程佩戴口罩,尽量避免坐公共交通工具,以免传染他人。

居家医学观察期间,家人应做好哪些防护?

　　1.最好固定一个身体健康状况好的家属来照看被观察者。

　　2.不与被观察者共用生活用品、餐具等,避免间接传染。

　　3.与被观察者接触,或进入被观察者房间,都应佩戴一次性医用外科口罩或 N95 口罩。口罩要按时更换。如果口罩变湿或是变脏,应立即更换,并用流动水和肥皂或洗手液洗手。

　　4.不要直接接触被观察者的分泌物,特别是痰液和粪便。使用一次性手套处理被观察者的尿便和其他废物,摘掉手套后也需要洗手。

　　5.做好室内消毒,用消毒剂清洁餐桌、床头桌、卧室家具等台面,被观察者的床单、被罩、衣物应以 60~90℃的水浸泡清洗并彻底烘干。

　　6.观察自身健康状况,出现发热、咳嗽、乏力等症状时,特别是伴有呼吸困难时,请及时就诊。

第三节　新冠肺炎相关患者处置方案

高危患者应急处置方案

为有效防控新冠肺炎疫情,全面加强病房管理,保障住院部日常诊疗工作有序进行,确保医务人员"零感染",结合新冠肺炎疫情防控形势,暂制订疫情期间住院高危患者应急处置方案。

一、高危患者界定范围

(1)有新冠肺炎的流行病学史,但患者无发热、干咳、腹泻等症状,实验室检查及胸部影像学表现无异常,因急危重症收住院或急诊留观者。

(2)患者有发热、干咳、腹泻等症状,实验室检查或胸部影像学表现异常,但无明确的新冠肺炎的流行病学史,因急危重症收住院或急诊留观者。

(3)患者入院时无发热、干咳、腹泻等症状,实验室检查及胸部影像学表现无异常,且无明确的新冠肺炎的流行病学史,但住院期间出现发热和(或)呼吸道症状者。

二、处理流程(图 2-4)

(1)经过科室讨论,认定某患者为高危患者。

(2)马上将患者进行单间隔离。

(3)将高危患者的情况上报医务处。

(4)医务处请指定专家进行研判。

(5)经专家研判,如考虑此患者可排除新型冠状病毒感染(以下简称"新冠感染")可能,通知科里进行正常诊疗,仍建议继续单间隔离,动态观察病情变化。

(6)经专家研判,如考虑此患者不排除新冠感染可能,组织院内专家会诊。

(7)经院内专家会诊,如考虑此患者可排除新冠感染可能,通知科里进行正常诊疗,仍建议继续单间隔离,动态观察病情变化。

(8)经院内专家会诊,如考虑此患者不排除新冠感染可能,将患者转至隔离病房,并联系预防保健科采集咽拭子。

(9)咽拭子回报结果阳性,医务处收集汇总患者资料,上报医院新冠肺炎疫情工作指挥部。

(10)预防保健科、医务处、护理部、感染管理科配合河东疾控中心进行流行病学调查,统计密切接触者,评估接触者的防护等级,对暴露者进行单间隔离。

(11)预防保健科、总务处、设备物资处、感染管理科按照患者路径对接触环境、设备进行风险评估,感染管理科进行终末消毒。

(12)预防保健科上报疾控中心,配合疾控中心调查。

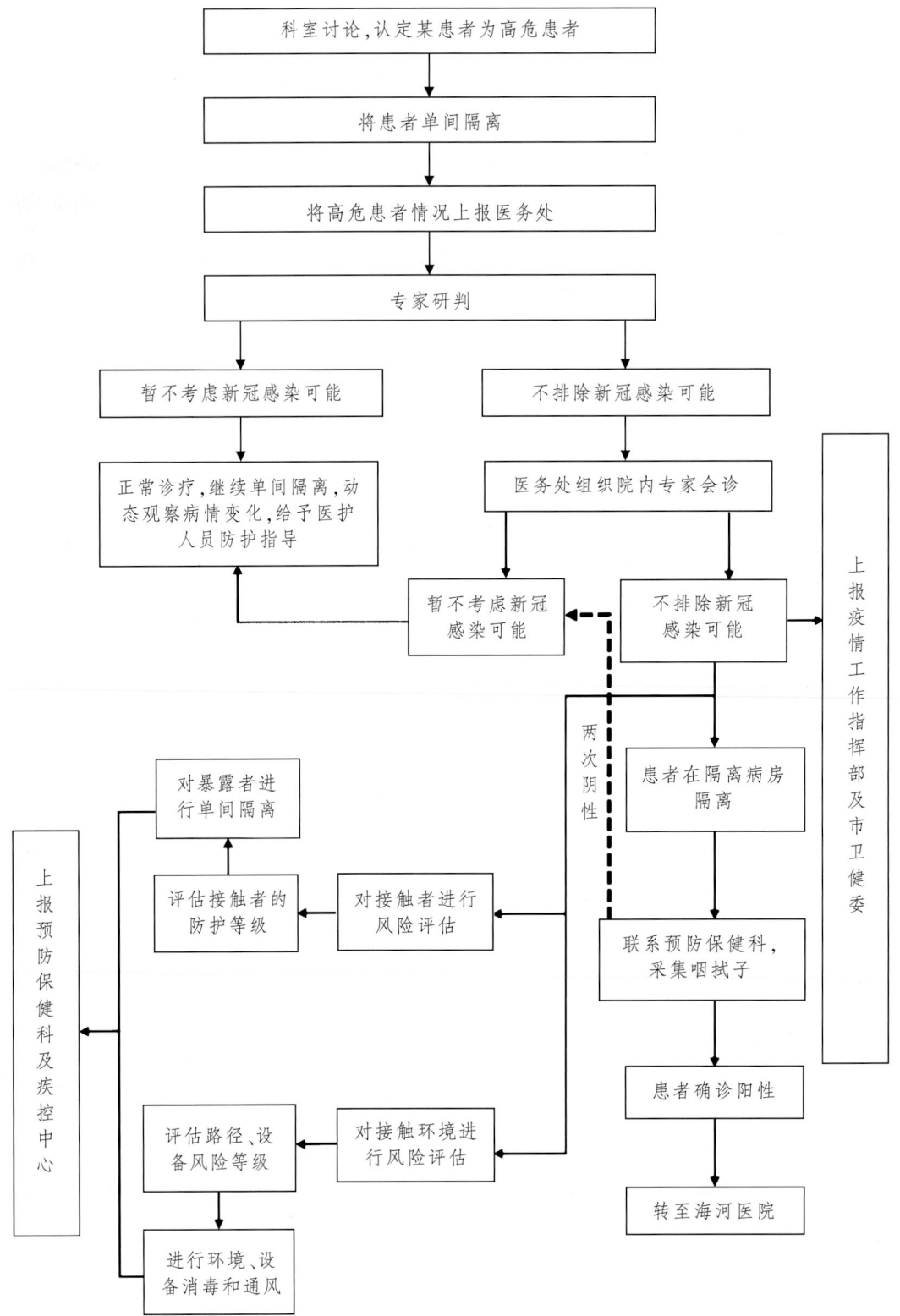

图 2-4　高危患者应急处置流程图

疑似新冠肺炎合并急性心肌梗死患者处置方案

新冠肺炎疫情期间对于急性心肌梗死患者救治可能造成一定影响。但急性心肌梗死致死、致残率高,因疫情影响易导致治疗延误,根据《天津市新冠肺炎疫情期间急性心肌梗死诊疗建议》,结合我院心脏中心实际情况,制订本方案,目的是在严格防控疫情传播的基础上保证急性心肌梗死患者能够得到及时有效救治。

一、领导小组

组长:心脏中心主任

副组长:心脏中心副主任、护士长

组员:各病区三级医生

相关协调工作由门诊办公室、医务处、护理部负责。

二、原则

(1)最大限度保护医患安全。

(2)如果处于再灌注治疗(PCI)时间窗内者,以溶栓治疗为主,不建议在患者发热状态下行紧急 PCI(对患者危害大)。

(3)如果已经错过了再灌注治疗时间窗,心脏症状相对平稳,可以在隔离病房观察,尽快明确是否为新冠肺炎,如果确诊,尽快转入市卫健委指定医院治疗。

(4)院外已经确诊的新冠肺炎患者直接送到市卫健委指定医院治疗。

三、路径

(1)在再灌注治疗时间窗内的疑似新冠肺炎患者,上报医务处,同时评估生命体征是否稳定。生命体征平稳,没有溶栓禁忌证者,向家属交代,早期实施溶栓治疗,在急诊室溶栓后转入隔离病房进行隔离观察,心脏中心指定医生负责患者管理。同时应该按照疑似患者的流程进行相关筛查,若确诊是新冠肺炎,及时转至市卫健委定点医院,环境做终末消毒。

(2)如果溶栓后再通,疫情期间暂不建议患者做择期的介入治疗;如果溶栓未通,向疑似患者家属充分交代手术风险后可以在严格隔离状态下进行介入手术,但患者所冒风险极大,且临床获益相对有限,需向家属充分告知,直接签字冠脉造影±PCI,不再进行二次谈话;如果溶栓未通,但在此期间明确诊断为新冠肺炎者,按照规定转至市卫健委定点医院。

(3)介入室:选择心脏中心第二导管室,距离急诊科与隔离病房相对路途较近,减少时间延误。

四、介入手术患者防控管理

(一)确定接诊和转运路线

该类患者直接由科住院医生陪同,由急诊送至隔离病房,需要做补救 PCI 者,术前进行充分告知,不再进行二次谈话,由隔离病房送至心脏中心第二导管室。从患者通道进入指定隔离机房。术前准备由心导管室护士按医嘱完成,工作人员按要求做好个人防护。术中、术后家属不得进入心导管室。

(二)特殊物资配备

医用防护服、护目镜或防护面屏、红外线测温仪、N95 口罩、鞋套、手套、无菌仪器套、空气净化器和一次性床单等。

(三)术中防控制度

(1)尽量减少参与手术人员,并在术前按国家要求严格进行个人消毒及防护。

(2)室内、室外各一名护士,室内人员在手术中不得离开手术间,室外人员无特殊情况不得进入感染手术间。

(3)室外人员在手术间门口穿好防护用品后方可进入手术间。

(4)术中需要的一次性耗材尽量在本室取用,减少开门传递次数,室外护士做好手术记录。

(5)严禁二次污染,如地面、物体表面有少量污染物(患者血液、分泌物、呕吐物或排泄物)时,及时用一次性吸水材料(如纱布、抹布等)蘸取 5000~10 000mg/L 含氯消毒液小心移除后再对污染的环境物体表面用 1000mg/L 含氯消毒液进行擦拭。

(6)所有废物均按感染性医疗废物处理,并标注科室、日期及"新冠"字样。

(四)新增特殊消毒隔离制度

(1)隔离机房适当通风,每日两次紫外线空气消毒,每次照射时间不得小于 60 分钟,空气净化器呈持续开启状态。

(2)将机房内暂时不用的物品全部移至室外,以免被污染,手术所需用物准备齐全并放入机房内。

(3)DSA 手术床铺双层一次性床单。患者转运车放在机房内(此车仅该患者专用),使用后用 1000mg/L 含氯消毒液擦拭消毒。

(4)接触疑似患者的所有人员按三级防护标准穿戴。

(5)机房内所有仪器用无菌仪器套包裹覆盖,以免患者血液、体液污染。

(6)机房门外悬挂"感染手术,无关人员不得进出"的警示牌。

(7)急诊手术均采用一次性手术包和一次性手术器械、敷料、耗材。使用完毕按感染性医疗废物处理。

(8)疑似患者手术前评估呼吸情况和氧饱和度,必要时吸氧,并佩戴一次性外科口罩。

（9）术中，手术参与人员必须待在机房内，不得随意进出控制室。

（10）术中操作轻柔，防止患者血液、体液飞溅，造成污染。

（11）手术结束，离开机房人员必须先更换手套、再按标准流程脱掉防护用品，出机房后用流动水洗手并进行快速手消处理。

（12）护目镜、面屏用 1000mg/L 含氯消毒液浸泡 30 分钟后用清水冲净，干燥保存。

（13）术中使用过的铅衣用 1000mg/L 含氯消毒液擦拭，悬挂在铅衣架上晾干。

（14）手术结束后，所有参与手术人员沐浴更衣，离开心导管室。

（五）机房术后终末消毒

（1）清洁人员必须穿同级别防护用品进行消毒清洁工作。

（2）遵循消毒—清洁—再消毒的原则。

（3）所有患者使用或接触过的设备、仪器、物品等均默认为传染性物品。

（4）所有仪器用 1000mg/L 含氯消毒液擦拭。

（5）尽量减少地面的污染，地面、物体表面有少量污染物（患者血液、分泌物、呕吐物或排泄物）时，及时用一次性吸水材料（如纱布、抹布等）蘸取 5000~10 000mg/L 含氯消毒液小心移除后再对污染的环境物体表面用 1000mg/L 含氯消毒液擦拭消毒。其余地面和墙壁（1.5 米以下）用 1000mg/L 含氯消毒液擦拭。

（6）吸引器引流液放入 20 000mg/L 含氯消毒液，按物药比 1:2 的比例浸泡消毒两个小时后，再统一排放。一次性引流瓶按感染性废物处理。

（7）医疗废物双层袋封口密闭运送，并注明"新冠"的特殊标识。

（8）使用过的清洁工具放在污物间，用 5000mg/L 含氯消毒液浸泡 30 分钟后清洗、挤干，单独挂起晾干。隔离机房所使用的清洁工具独立配备，分区专用，不得混用、混放。

（9）患者乘坐的隔离专用电梯用 1000mg/L 含氯消毒液湿式消毒。

五、完善上报和登记

接诊此类患者必须立即上报科主任和护士长，再逐级上报。"手术登记本"必须在备注栏用红笔标注"疑似新型冠状病毒感染肺炎"字样。

疑似新冠肺炎患者急诊手术处置方案

新冠肺炎疫情期间，为保证需外科急诊手术的疑似新型冠状病毒感染患者争取抢救时间，保证救治效果，根据国家卫健委和天津市卫健委《新冠肺炎防控方案》，结合我院实际情况，制订本方案，目的是在严格防控疫情传播的基础上保证急诊手术患者能够得到及时有效救治。

（1）新冠肺炎流行期间，各手术科室要合理控制手术数量，按照手术指征安排手术时间，非急诊手术择期进行。

（2）手术科室做好手术患者新型冠状病毒感染筛查，详细询问流行病学史，测量患者体温，必要时行胸部 CT 检查，根据新冠肺炎疑似患者诊断标准进行筛查。科主任做好严格把关，必要时联系院内专家会诊。

（3）疑似新型冠状病毒感染患者，如病情稳定，则取消手术或延期手术，转至隔离病房继续治疗。

（4）如疑似新型冠状病毒感染患者病情危重需紧急手术，立即上报医务处，启动疑似新型冠状病毒感染患者急诊手术预案，协调手术室进行手术。

（5）疑似患者急诊手术前的感染控制措施。

①患者转运至手术室全程戴一次性外科口罩。

②关闭手术间空调系统。

（6）疑似或确诊患者急诊手术中的感染控制措施。

①尽量减少该手术间内物品，精简参与手术人员，杜绝参观人员进入手术间。

②患者佩戴一次性外科口罩进入手术间，如非全麻手术，根据患者情况决定是否持续佩戴口罩；如为全麻手术，麻醉机使用后需按要求进行消毒。

③参与手术的医务人员做好个人防护，实施三级防护，按照要求穿戴防护用品（医用防护服、N95 口罩、手术衣、防护面屏或护目镜、工作帽、双层手套、鞋套等）。

④疑似患者手术期间，关闭缓冲间。

⑤严控术中使用一次性耗材、药品数量，尽量做到只进不出。

（7）疑似患者急诊手术后的感染控制措施。

①手术结束后，手术人员按要求脱掉防护用品，脱防护用品后进行手卫生。

②手术后麻醉机管路、面罩、气管插管等按医疗垃圾处理，用麻醉机消毒机进行内部回路的消毒。

③使用后的手术器械在手术间进行初消，用 1000mg/L 含氯消毒液浸泡 30 分钟以上，然后密闭包装送消毒供应中心集中处置，外贴"新型冠状病毒感染"标识。

④纺织品在收集时应避免产生气溶胶，建议均按医疗废物集中焚烧处理。若需重复使用，可用 500mg/L 含氯消毒液浸泡 30 分钟，放入红色可降解袋中按常规清洗。

⑤疑似患者急诊手术后手术间的处理：物体表面、地面使用 1000mg/L 含氯消毒液或 500mg/L 二氧化氯消毒液擦拭或喷洒消毒。

⑥疑似患者急诊手术后转入隔离病房，护送人员做好三级防护。

（8）疑似患者急诊手术间产生的所有垃圾均按感染性医疗废物处理，双层黄色医疗垃圾袋包装，双袋双扎，并做"新型冠状病毒感染"标识。

（9）感染管理科安排专人全程指导医务人员防护及手术室消毒隔离。

产科新冠肺炎防控方案

为切实做好新冠肺炎疫情期间孕产妇和新生儿防护工作,保障母婴安全,根据《关于加强新冠肺炎疫情防控期间孕产妇疾病救治与安全助产工作的通知》(津卫妇幼〔2020〕115 号),结合我院实际情况,制订本防控方案,目的是在严格防控疫情传播的基础上保证疑似和感染孕产妇和新生儿得到及时有效救治。

一、新冠肺炎主要表现

为发热、乏力、干咳、气促、外周血白细胞总数正常或降低,淋巴细胞计数减少,部分病例以腹泻为首要表现,后续出现发热、呼吸道症状。肺部 CT 呈病毒样肺炎表现。

二、妊娠期特点

孕产妇是该病毒的易感人群,且妊娠期妇女对病毒性呼吸系统感染的炎症应急反应性明显增高,病情进展快,尤其是中晚期妊娠,易演变为重症,需住院密切观察。

三、发热孕妇及疑似患者的接诊

(1)发热及疑似孕妇首先进行预检分诊,测量体温并由专门人员指引到指定发热门诊就诊。

(2)接诊流程

①检测体温,了解有无发热、乏力、咳嗽、胸闷症状,询问病史(家庭内有无两周内发热人员,有无明确疫源接触)。

②疑似患者(发热≥37.3℃,呼吸道症状),立即启动常规防护。

辅助检查：

血常规+CRP(外周血白细胞总数正常或减低,淋巴细胞计数减少,CRP 可升高)。筛查(血呼吸道五项病原体:肺炎支原体,肺炎衣原体,呼吸道合胞病毒,腺病毒,柯萨奇病毒 IgM。咽拭子呼吸道三项病毒核酸:呼吸道合胞病毒 RNA,甲型流感病毒 RNA,乙型流感病毒 RNA)进行鉴别诊断,如病毒结果为阴性,立即向医务处申请新型冠状病毒核酸检测。签字后行胸部 CT 检查了解肺部情况(告知患者进行胸部 CT 的必要性及进行必要的腹部防护)。

③排查产科情况:发热门诊请产科医生会诊并进行产科检查,超过 28 周可行胎心监护、超声评估胎儿宫内安危。

四、处理

(一)分型

1.轻症

具有发热、呼吸道症状、影像学可见肺炎表现。

2.重症

符合如下任一条：

(1)呼吸窘迫,呼吸频率增快≥30 次/分钟。

(2)静息状态下,氧饱和度≤93%。

(3)动脉血氧分压(PaO$_2$)/吸氧浓度(FiO$_2$)≤300mmHg(1mmHg=0.133kPa)。如孕周<28 周,以抗感染治疗为主,经积极治疗得以控制,继续妊娠;如病情快速进展,需终止妊娠。

3.危重症

符合如下标准之一:呼吸衰竭、休克、合并其他器官功能衰竭,立即进入重症监护病房并在条件允许时尽快转运定点诊治医疗机构。肺炎治疗遵从抗感染原则,吸氧,并动态观察胎儿情况,当病情严重时应以孕妇生命安全为先,产科、医疗救治组专家会诊决定药物如何使用,并决定终止妊娠时机。

(二)治疗用药

1.抗病毒

建议使用 FDA 妊娠安全等级 C 类药物,尽量避免使用 D 类药物。可使用洛匹那韦/利托那韦(200mg/50mg,每粒),每次 2 粒,一日两次。

2.抗生素

选择 FDA 妊娠安全等级 B 类药物。如孕周<28 周,以抗感染治疗为主,经积极治疗得以控制,继续妊娠;如病情快速进展,需终止妊娠。

(三)终止妊娠

如已近足月应尽快终止妊娠,需产科、麻醉科、新生儿科、医务处、护理部、发热门诊专家组共同参与决策终止妊娠指征及方式。

1.阴道分娩

病情轻,宫颈条件好,已临产。

2.手术终止妊娠指征

(1)重症肺炎,病情控制不理想。

(2)各种产科急诊情况及胎儿窘迫。

(3)临产但短期无法分娩。

3.术中注意事项

术中注意患者血氧饱和度,建议桡动脉穿刺置管进行监测;胎儿娩出后尽早使用缩宫素等促进子宫收缩药物,有心功能不全者慎用前列腺素制剂。注意患者出入量,以免增加患者心肺负担。是否需要立即断脐,无循证证据。

(四)产后隔离治疗

以抗感染治疗为主。

(五)相关地点

1.疑似患者

(1)隔离病房:设置两间单人间 LDR 病房(兼产房),疑似孕产妇自始至终(包括阴道分娩)均在隔离病房内完成,不做任何移动直至出院。

(2)分娩病房:加强消毒隔离措施,需准备隔离防护用品。

(3)隔离病房:配备胎心监护仪。

(4)产房:备有隔离产房,用于急诊直入产房,无法转诊至隔离病房的孕产妇,产后仍然收治于隔离病房。

(5)专用手术间:术中关掉中央空调及层流系统,严格执行隔离消毒制度,术后进行终末消毒。术后转至隔离病房。

(6)所有参与救治的工作人员均要加强消毒隔离措施。

2.确诊患者

(1)情况允许转至定点医院。

(2)急诊直入产房者进入隔离产房,分娩后 2 小时无异常转入定点医院。

五、关于新生儿的防护建议

(1)新生儿建议隔离 10~14 天,产妇未愈前,不建议母乳喂养。

(2)由于孕妇高热及低氧血症,胎儿发生宫内窘迫、早产风险增加,应严密监护新生儿,转诊新生儿需做好隔离防护。

六、发热、疑似及确诊孕妇的转诊

由我院产科主任评估病情,确定是否需要转诊,由我院医务处负责人与拟转诊医院的医务科相关负责人员进行沟通,协调接诊事宜并书面介绍病情。

新生儿科新冠肺炎防控方案

新生儿科难以规范化进行 2019-nCoV 感染防控,主要原因是目前缺乏胎儿/新生儿 2019-nCoV 感染的实验室和临床研究资料,且 2019-nCoV 是否如其他病毒感染一样会垂直传播导致新生儿感染,尚不清楚。但鉴于孕产妇是病毒性疾病的易感人群之一,故应加强防范措施,切实阻断母源性、医源性和社区源性 2019-nCoV 感染的传播途径。

一、疑似及确诊孕妇的围生期处理

1.母亲疑似 2019-nCoV 感染的新生儿处理流程

产科与新生儿科保持沟通,如发现产前疑似病例,通知新生儿科,告知高危产妇信息。如孕妇存在高热,胎儿发生宫内窘迫、早产风险增加,应严密监护新生儿,需要新生儿科医生陪产。

疑似2019-nCoV感染产妇分娩：产科应提前不少于30分钟通知新生儿科医生到产房或手术室，使其有充足时间完成全面防护措施及设备、器材准备。

疑似2019-nCoV感染产妇产房（手术室）分娩新生儿的管理：医务人员执行三级防护措施，戴N95口罩、帽子、护目镜、胶手套，穿工作服、隔离服、防护服，必要时穿连体防护服。娩出的新生儿由新生儿科医生进行初步体格检查和必要的复苏后，视新生儿一般情况转入新生儿隔离留观病室或转院。

（1）新生儿母亲疑似2019-nCoV感染，如新生儿一般情况好，可转入隔离留观病室；随后若产妇连续两次2019-nCoV核酸检测阴性（间隔1日），可母婴同室或居家护理；若新生儿反应欠佳，呼吸困难、发热等，或者有其他需观察及治疗情况（如早产、窒息等），或者母亲存在其他疾病、发热等，则需转院。

（2）疑似2019-nCoV感染产妇分娩的新生儿，如有重症临床表现应及时转至2019-nCoV感染防控定点医院新生儿隔离诊治病区进一步诊治。

二、新生儿隔离留观病室

凡提供产科或新生儿医护服务的医疗机构，须设置新生儿隔离留观病室，用于疑似2019-nCoV感染产妇分娩的一般情况良好的新生儿隔离观察与护理。新生儿隔离留观病室应有专用通道，避免与其他病房交汇，病室布局和管理需要满足单人单间及实施有效隔离和护理的要求。新生儿进入隔离留观病室，应安置于婴儿暖箱中并实施床边隔离措施，不宜安置于开放式远红外辐射台。

隔离留观病室管理应遵循如下原则。

1.病区布局

设立独立区域，分为清洁区和污染区，独立通道。各区之间界线清楚，标识明显。

2.保持空气清新

加强送新风及换气，定时开窗通风。室温24~28℃，相对湿度60%~65%。

3.物体表面、地面

物体表面（护理工作台、治疗车、沐浴台、奶车、门把手、婴儿床栏）。可选择用1000mg/L含氯消毒液，采用擦拭或浸泡方法消毒，每日三次。地面用1000mg/L含氯消毒液，使用专用拖把擦拭，每日两次。

4.避免母乳喂养

为降低风险，避免使用患病母亲的母乳进行喂养。

5.医护人员防护

（1）严格执行医护人员手卫生规范。

（2）治疗、护理、检查等各项操作中做好个人防护（戴帽子、口罩、手套，穿隔离衣），一次性隔离衣应专人专用。

（3）静脉注射使用留置针或安全型留置针时，避免发生针刺伤。

6.患儿防护

(1)新生儿使用的一切医疗器具都要做好使用前的消毒、灭菌工作,做到一用一消毒,专人专用。

(2)听诊器、血压表、温度计等固定新生儿室专用,新生儿用眼药膏、沐浴液、浴巾、治疗用品等,应一婴一用,避免交叉使用。

(3)新生儿暖箱、心电监护仪等必须一婴一用一消毒。暖箱每日清洁消毒两次,湿化水每日更换。

(4)新生儿使用的棉织品使用前应经过高温灭菌,并放入专用柜内保存,专用柜应每周擦拭消毒。尿布及棉织品用后切忌随意抛落到地面上,应放入医疗废物黄色垃圾袋内。患者非一次性使用的医用织物要床旁收集,推荐采用含氯制剂喷洒消毒,作用不少于 10 分钟(消毒剂浓度按传染病疫源地消毒要求执行),再按感染性医用织物处置。

(5)患儿产生的医疗废物置于双层黄色垃圾袋内,并且采用 1000mg/L 含氯消毒液喷洒消毒,作用不少于 30 分钟(消毒液浓度按传染病疫源地消毒要求执行),再按感染性医疗废物处置。

(6)患儿所在房间终末消毒优先采用过氧化氢雾化或汽化消毒,或使用含氯消毒液喷洒消毒。

(7)观察期间疑似或确诊病例处理原则。如果患儿在观察期间出现疑似或确诊新冠肺炎感染症状,需执行以下措施:

①立即隔离,按规定流程处理,走转院程序,应在具备有效隔离条件和防护条件的定点医院隔离治疗。

②患儿所在房间在彻底终末消毒处理前禁止收治其他患儿。

③患儿所在房间的其他患儿需进行医学隔离观察,等待疑似患儿确诊结果,如果排除新冠肺炎感染,解除隔离。如果患儿确诊,其他患儿则需观察 14 天。

三、转运

1.院内转运

疑似/确诊 2019-nCoV 感染产妇分娩的新生儿从产房或手术室转入新生儿隔离留观病室,建议使用婴儿暖箱。转运途中注意做好严密防护,包括转运前计划好专用通道(专用电梯),可能接触到的人员(如协助转运的工作人员、电梯员等)应事先做好防护措施。转入隔离观察病区后,专用转运通道应按要求做好严格消毒处置。

2.院间转运

(1)疑似/确诊 2019-nCoV 感染产妇分娩的新生儿,若需转入新生儿隔离观察病区,而所在医疗机构无此类病区或此类病区床位不足,应及时转诊到具备新生儿 2019-nCoV 感染防控能力的医疗机构;疑似/确诊 2019-nCoV 感染产妇分娩的重症新生儿以及疑似/确诊 2019-nCoV 感染的新生儿,若所在医疗机构无新生儿隔离诊治病区或隔离诊治病区床位不足,应尽快转诊到具备 2019-nCoV 感染新生儿隔离诊治病区的定点医疗机构;由卫生行政部门指定的具备新生儿转诊资质的医疗机构使用专业转运车辆和专业医务人员负责转运。因我院条件所限,在报请医务科同意后,建议此类新生儿转院。

(2)转运实施流程:①医务人员和司机穿/戴防护物品,遵照隔离病区穿/戴防护用品流程执行;②车至医疗机构接患儿,将患儿安置于转运暖箱内,妥善固定医疗设备和管线;③转运至接收医疗机构,患儿送至隔离观察病区或隔离诊治病区;④车辆及设备消毒,开窗通风,车厢及其物体表面需要用二氧化氯喷雾或含氯消毒液擦拭消毒,作用30分钟;⑤医务人员和司机脱/摘防护物品应严格遵照隔离病区脱/摘防护用品流程执行。

3.在2019-nCoV感染流行期间医疗机构开展非2019-nCoV感染相关重症新生儿转诊工作,需要严格遵循医学防护程序

(1)转运前:转运调度机构和转运医生应与转出医疗机构医务人员详细沟通,询问拟转运患儿家庭流行病学史;排查母亲及其他家属有无疫区生活史或逗留史、确诊/疑似2019-nCoV感染患者/患儿或疫区来人接触史、确诊/疑似2019-nCoV感染病史,方可转运。

(2)转运队伍到达转出医疗机构时:仅限1名家长随行。对拟随行家属进行2019-nCoV感染流行病学及病史排查,测量实时体温,无异常者方可成行。

(3)转运车辆和转运人员管理:司机和医务人员须穿工作服、戴口罩,车辆和设备定时消毒,不得随车捎带无关人员,不得在人员密集区域逗留。

血液净化中心新冠肺炎防控方案

新冠肺炎疫情期间,血液净化中心属于人群相对密集场地,人员流动性大,透析患者抵抗力低,为保证透析患者、陪同人员及工作人员的生命安全,保障透析治疗的顺利进行,特制订本防控方案。

一、成立血液净化中心新冠肺炎防控工作小组

(一)小组成员

组长:血液净化中心主任

副组长:二级医生、护士长

组员:一级医生、护士

(二)人员职责

组长:负责全科新冠肺炎防控工作整体部署,并进行具体工作安排及工作流程质量监督,发热及疑似患者进行会诊及向院方报备。

副组长:协助组长负责防控工作,组织科内相关培训学习,并负责医护防护、环境物资保障及维护。

组员:血液透析患者诊疗管理、教育、沟通,及时掌握患者流行病学史及病情变化,并与上级医生(护士)沟通。

二、工作制度与方案

(一)预防原则

全体医护人员严格执行医院的相关防护规定,并遵循标准预防原则,视所有患者的血液、体液、分泌物、排泄物具有传染性,工作人员接触患者需要做好必要的防护措施。

(二)预防措施

(1)对于新冠相关知识的不断更新进行及时培训,做到每一位医护人员对诊断及防控方案应知应会。培训主要采用线上(微信)方式,尽量避免人员聚集。

(2)医护人员进入工作区域需要穿工作服,佩戴帽子、一次性外科口罩及护目镜,进行特殊有创检查及操作时戴防护面屏、穿隔离衣。

(3)医护人员居家时,要求避免接触无关人员;一旦接触发热、疑似、确诊患者,或本人出现发热、呼吸道症状,立即报告主管领导,暂停工作,必要时到发热门诊就诊并做好流行病学史的回顾工作。

(4)患者在家中自行监测体温,如有发热、乏力、干咳、鼻塞、流涕、咽痛、腹痛、腹泻、呼吸困难等症状要及时主动告知医护人员,并到发热门诊进行鉴别诊治。为全体患者及家属建立专用微信群,用于新冠肺炎相关知识宣教及患者反馈。

(5)透析室设置预检分诊处,专职护士和护理员对所有来诊患者和家属用远红外体温枪进行体温检测并记录,询问有无流行病学接触史及临床症状,并监督每一位透析患者及其家属正确佩戴口罩,并于更衣前后洗手。要求每一位患者自带拖鞋,鼓励患者自带血压表,尽可能地减少交叉感染。

(6)要求所有透析患者透析期间全程佩戴医用外科口罩或 KN95 口罩。透析期间不进食。

(7)调整透析时间以及流程,减少人员聚集,做好透析室的有效消毒及通风。

(8)疫情期间加强患者家属探视管理,家属不得进入透析室,增加辅助性岗位,辅助患者出入透析室,做好全体患者的新冠肺炎流行病学调查史承诺书的签署工作,要求不得隐瞒病史,所有患者重新签署"新型冠状病毒感染防控措施患者知情同意书"。

(9)透析室做好空气、物体表面清洁消毒工作,医疗废物处理规范。医生办公室、会议室、值班室、治疗室每日紫外线消毒,每日定时开窗通风,使用空气净化装置。透析室添置 5 台空气净化装置。患者更衣室每日紫外线照射 3 次。每日透析结束后全透析室使用 1000mg/L 含氯消毒液或 500mg/L 二氧化氯喷雾消毒。各种物体表面使用 1000mg/L 含氯消毒液每日擦拭 3次。每班次间隔时透析室通风 30 分钟。

(10)外地返回及有密切接触史的患者,遵照天津市卫健委的文件要求转至定点医院(天津市第二医院)接受透析治疗。观察期结束后可以返回本院。

(三)发热患者的处置原则及措施

(1)对于新出现的发热患者,应及时引导患者去发热门诊进行鉴别诊断,必要时经院内专家组会诊。

（2）经院内专家组会诊后诊断为疑似的患者，转入医院隔离病房观察，如病情需要血液净化治疗，采用床旁 CRRT 治疗。确诊新冠肺炎的患者转入定点医院治疗。

（3）对于有发热、呼吸道症状，但经专家会诊已经排除新型冠状病毒感染的患者，将其安排至血液净化室一角，每日透析最后一班，或者在每日常规治疗结束后增加一班进行透析。

（4）对于新出现的发热患者及密切接触者进行排查，了解并确定患者的活动轨迹。

（5）流行病学史的调查及诊疗鉴别参考国家颁布的《新型冠状病毒肺炎诊疗方案》，如有更新，以最新版本为准。

以上原则及方案如与国家或天津市卫健委的文件、质控中心的制度不符，以后者为准。

放射科介入室新冠肺炎防控方案

为做好新冠肺炎疫情防控期间介入相关危重症患者的管理，确保确诊或疑似新冠肺炎的患者得到及时有效的救治，并保证医务人员安全，结合我院实际情况，制订本防控方案。

一、人员组成

组长：放射科主任

副组长：介入医生组组长、护士长

组员：介入室医生、护士

协调部门：门诊办公室、医务处、护理部、感染管理科等相关部门

二、总体原则

对于确诊患者，如合并介入相关急危重症，原则上应就地隔离，由院方组织介入科医生会诊，制订治疗方案。诊疗流程和防护措施按国家卫生健康委员会制订的方案和指南执行。

对于疑似患者，如合并介入相关急危重症，应及时隔离，固定专人处理，启动院内专家会诊，并及时向医院汇报。如确实需要介入治疗，应在指定专用介入手术室进行治疗，并协商术后转入隔离病房。

三、介入医师会诊原则

对于会诊患者的处理，建议根据具体情况区别对待。对于确诊或疑似患者，如合并介入相关急危重症，应组织介入科专家进一步会诊，制订治疗方案，需要急诊处理的应创造条件及时处理。

四、介入手术室防护管理

确诊或疑似患者的介入手术应遵循以下原则。

(一)接诊

(1)该类患者由管床医师及家属陪同,经由专用通道和专用电梯送至介入手术室。

(2)患者到达介入手术室后,转移至转运车(仅该患者使用),立即经患者通道送至 DSA 手术间;局部麻醉患者应戴好一次性口罩、帽子,全身麻醉患者术后按照消毒规范做好消毒清洁工作。

(3)尽量保证运送距离最短、时间最快,运送途中不能停留。

(4)患者术前准备由介入手术室护士按照医嘱完成,其余工作人员按要求做好个人防护措施。

(5)管床医师及家属均应佩戴口罩进行个人防护,如无特殊需要,术中和术后均不得进入 DSA 手术间。

(6)介入手术室应配备红外测温仪,陪同人员若有发热则一律不得进入 DSA 等候大厅。

(二)术前谈话签字

对于需要行介入治疗的确诊或疑似患者,原则上应由与患者无密切接触史的家属签署"手术知情同意书";有密切接触史的患者家属可在隔离状态下进行电话沟通,并录音作为凭证;无家属者按常规流程上报医务处备案。

(三)术前防控管理

(1)指定专用 DSA 手术间用于确诊或疑似患者介入治疗。隔离手术间适当通风,无人状态下术前 1 小时紫外线空气消毒,或开启循环空气消毒机持续消毒至手术完成。

(2)将介入手术室内暂时不需要或可能用不上的物品转移至室外,以免被污染;根据手术类型尽量将手术所需仪器、耗材、药品准备齐全放入机房内,物品只能由外向手术间内传递。

(3)患者进入机房后,在机房门外悬挂"感染手术,无关人员不得进出"等警示牌,并对周边人员进行保护性隔离。

(4)急诊手术均采用一次性手术包和一次性手术器械、辅料、耗材,使用完毕按照感染性医疗废物处理。

(5)特殊患者手术前评估呼吸情况和氧饱和度,必要时吸氧。

(6)DSA C 形臂和平板探测器套入定制的一次性塑料薄膜套或一次性无纺布套,DSA 手术床铺双层一次性床单,其他物品如输液泵、输液杆、心电监护仪、呼吸机等也需使用一次性塑料薄膜套,以免患者血液、体液、呕吐物污染;患者转运车(该患者专用)留在机房内,用后消毒。

(7)高压注射器准备:如必须使用高压注射器,也应套入一次性塑料薄膜套;一次性备满150mL 对比剂,提前连接好一次性无菌压力连接管并排气,尽量避免术中添加对比剂。

(8)介入技师"三查七对"核对信息后,将患者信息录入 DSA 操作台主机,做好术前准备。

(9)接触确诊或疑似患者的所有人员,必须按照三级防护标准进行防护。

(四)术中防控管理

(1)尽量减少参与手术人员,并在术前按国家要求严格进行个人消毒和防护,严禁随意进出手术间。

(2)室外人员在 DSA 手术间门口穿好防护用具后,方可进入 DSA 手术间。

(3)介入医师术中应轻柔操作,防止患者血液、体液飞溅,造成污染。

(4)建议 DSA 手术间内、外各配备一名护士,室内人员在手术中不得离开手术间,室外人员无特殊情况不得进入感染手术间。

(5)术中需要的一次性耗材尽量在本室取用,减少开门传递次数,室外护士做好手术记录。

(6)严禁二次污染,尽量减少地面的污染,地面、物体表面有少量污染物(患者血液、分泌物、呕吐物或排泄物)时,及时用一次性吸水材料(如纱布、抹布等)蘸取 5000~10 000mg/L 含氯消毒液,小心移除后再对污染的环境物体表面使用 1000mg/L 含氯消毒液擦拭消毒。其余地面和墙壁(1.5 米以下)用 1000mg/L 有效含氯消毒液擦拭。

(7)医疗废物使用双层袋封口密闭运送,并注明"新冠"的特殊标识。

(五)术后防控管理

(1)手术结束后离开机房的人员必须先更换手套,再按照脱防护用品的顺序依次脱掉。每脱一件防护用品均需进行手卫生。

(2)术后将护目镜、面屏用 1000mg/L 含氯消毒液浸泡 30 分钟后清水冲净,晾干备用。

(3)术后将使用过的铅衣用 1000mg/L 含氯消毒液擦拭,作用 30 分钟,清水洗净晾干。

(4)手术结束后,所有参与手术人员沐浴更衣后离开介入手术室。

(5)术后手术间进行消毒时,清洁人员采用同等级别的防护措施进行消毒。

(6)物体表面消毒:地面用 1000mg/L 含氯消毒液或 500mg/L 二氧化氯消毒液擦拭或喷洒,消毒作用时间不得少于 30 分钟;器械台、操作台等表面用 1000mg/L 有效含氯消毒液擦拭;被患者血迹、体液等污染的物体表面,直接用 5000~10 000mg/L 含氯消毒液处理。

(7)关闭手术间层流和送风,使用过氧化氢喷雾消毒后密闭两小时,再开启层流与通风。

(8)转运床消毒:转运床的消毒处理方式与手术间物体表面相同。

(9)负压/感染手术间消毒处理完毕,均需与医院感染管理科联系,进行物体表面和空气采样,结果合格后方可再次使用。

(10)使用过的清洁工具,需在污物间用 5000mg/L 有效含氯消毒液浸泡 30 分钟后清洗、挤干,单独挂起晾干。隔离手术间所使用的清洁工具独立配备,专区专用,不得混用、混放。

(11)患者乘坐的隔离专用电梯,用 1000mg/L 有效含氯消毒液湿式消毒,空气用 500mg/L 二氧化氯喷雾消毒。

(12)所有医疗废物均放入黄色垃圾袋中,双袋双扎,密闭运送,并注明"新冠肺炎"的特殊标识,按规定严格处理。

(六)医务人员个人防护

(1)参与介入治疗或接触疑似患者和污染物的医师、护士,按照三级防护标准进行防护,并严格执行手卫生和防护用品穿脱流程。

(2)介入技师、巡回护士、麻醉医师按照二级防护标准进行防护,并严格执行手卫生和防护用品穿脱流程。

(3)参观人员不得进入手术间。

(七)对于介入术后的防控管理

对于介入术后确诊或疑似患者,介入手术室消毒按照"术后防控管理"执行。

五、上报制度

对于确诊或疑似患者介入手术的上报原则如下:

(1)接诊此类患者,值班人员必须立即上报总值班室、感染管理科等相关部门并同时上报科主任和护士长。

(2)手术后由介入技师在"介入手术登记本"标注"2019-nCoV 感染肺炎"字样;介入护士在"介入手术登记本"上做好患者信息登记。

第四节　新冠肺炎相关患者处置流程

新冠肺炎相关患者处置流程见图 2–5 至图 2–18。

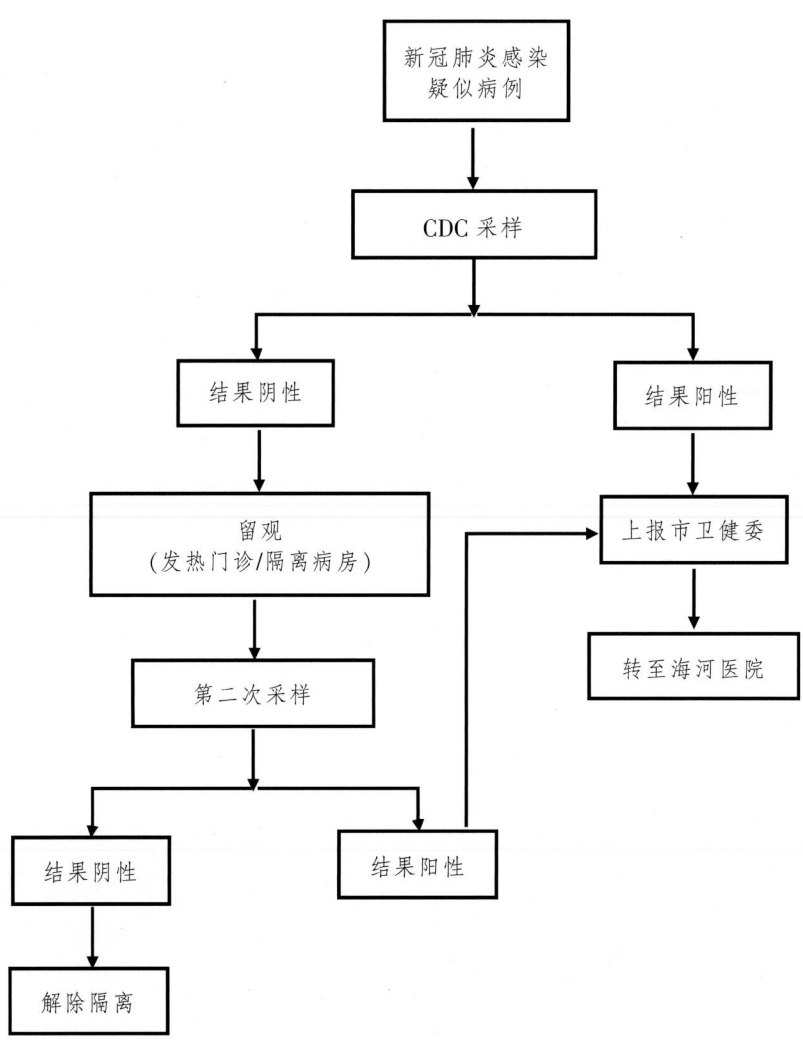

图 2–5　新冠肺炎疑似病例处置流程图

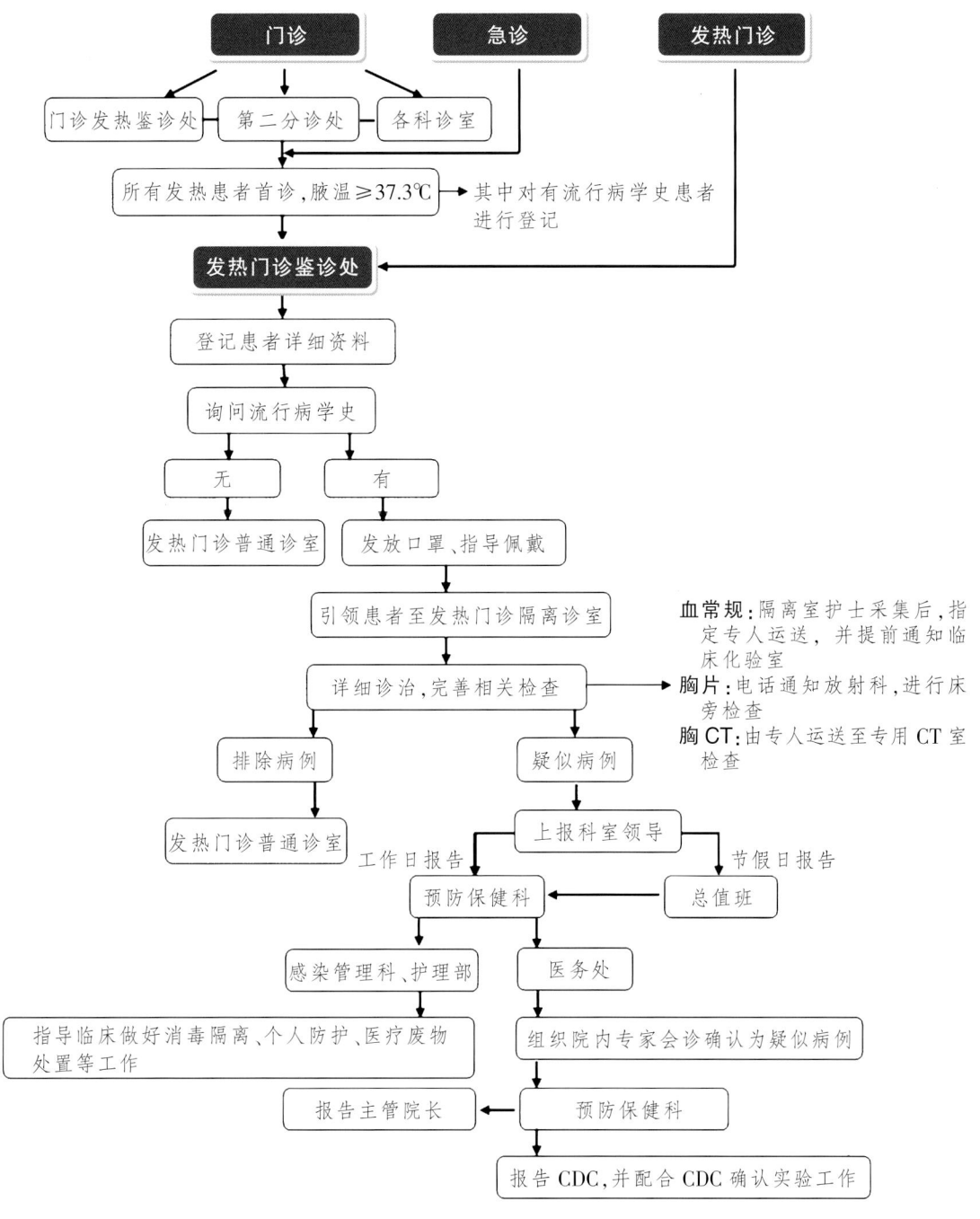

图 2-11 发热患者接诊流程图

隔离诊室诊疗原则:在解除隔离前,尽可能减少与患者不必要的接触。

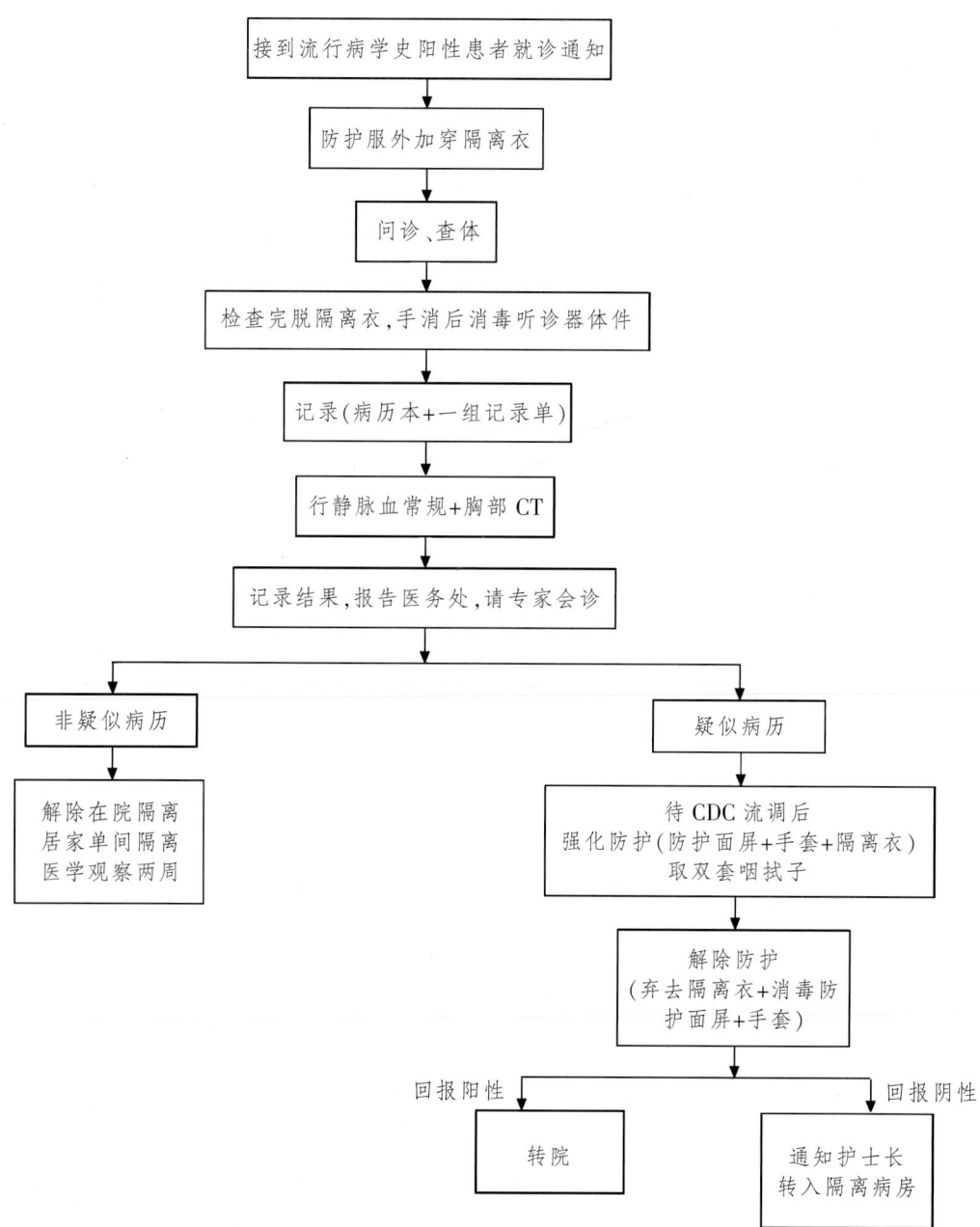

图 2-12 隔离诊室诊疗流程图

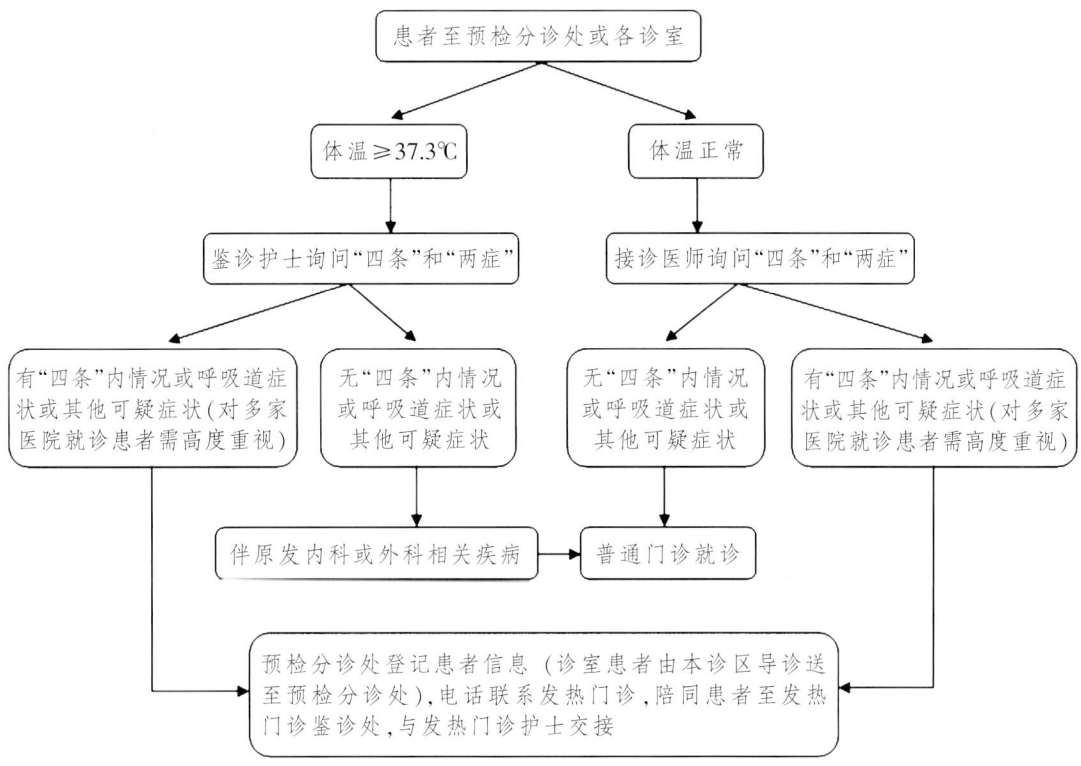

图 2-13　门、急诊患者就诊流程图

四条：1.发病前 14 天内有无武汉市及周边地区，或者其他有病例报告社区的旅行史或居住史。

　　　 2.发病前 14 天内是否与新型冠状病毒感染者(核酸检测阳性者)有接触史。

　　　 3.发病前 14 天内是否曾接触过来自武汉市及周边地区，或者来自有病例报告社区的发热或有呼吸道症状的患者。

　　　 4.是否有聚集性发病[两周内在小范围如家庭、办公室、学校班级等场所，出现两例及以上发热和(或)呼吸道症状的病例]。

两症：1.呼吸道症状。

　　　 2.其他可疑症状。

备注：根据国家最新版诊疗方案实时更新。

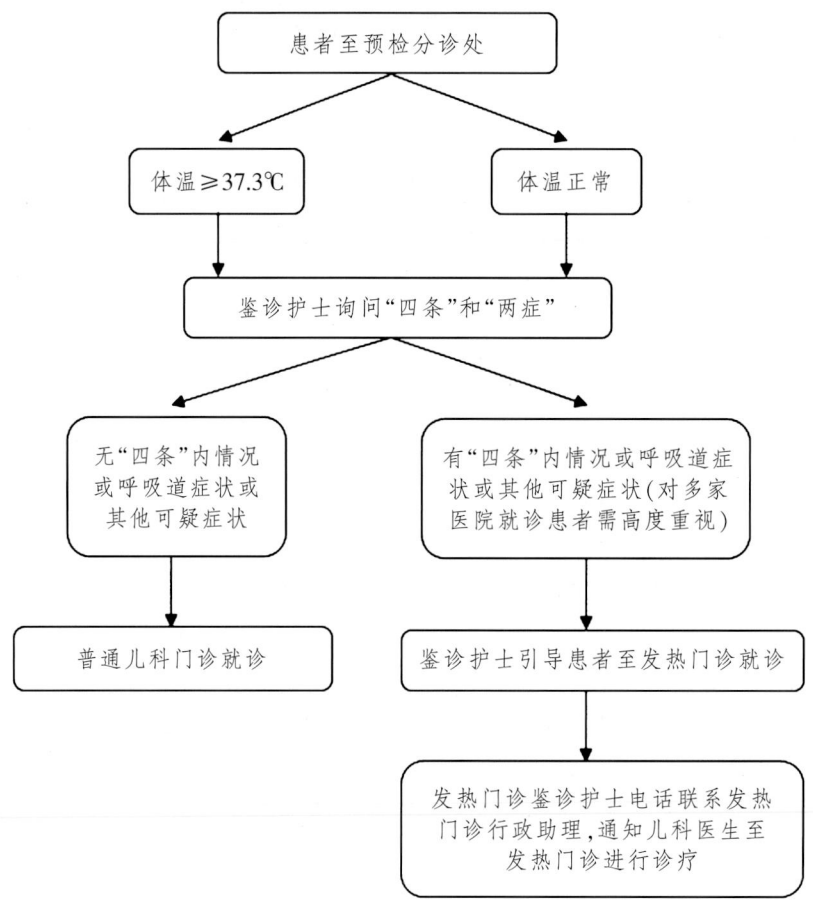

图 2-14 儿科患者就诊流程图

四条:1.发病前 14 天内有无武汉市及周边地区,或者其他有病例报告社区的旅行史或居住史。

2.发病前 14 天内是否与新型冠状病毒感染者(核酸检测阳性者)有接触史。

3.发病前 14 天内是否曾接触过来自武汉市及周边地区,或者来自有病例报告社区的发热或有呼吸道症状的患者。

4.是否有聚集性发病[两周内在小范围如家庭、办公室、学校班级等场所,出现两例及以上发热和(或)呼吸道症状的病例]。

两症:1.呼吸道症状。

2.其他可疑症状。

备注:根据国家最新版诊疗方案实时更新。

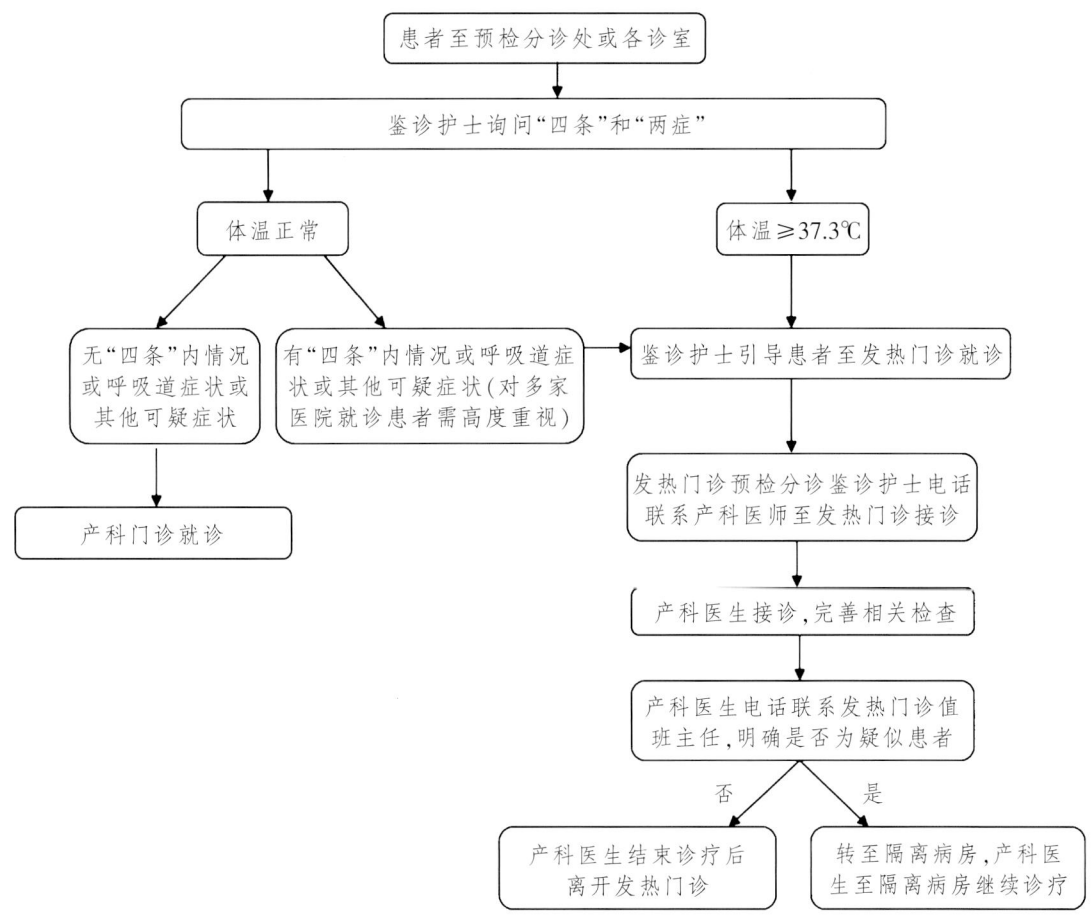

图 2-15 产科患者就诊流程图

四条: 1.发病前 14 天内有无武汉市及周边地区,或者其他有病例报告社区的旅行史或居住史。

2.发病前 14 天内是否与新型冠状病毒感染者(核酸检测阳性者)有接触史。

3.发病前 14 天内是否曾接触过来自武汉市及周边地区,或者来自有病例报告社区的发热或有呼吸道症状的患者。

4.是否有聚集性发病[两周内在小范围如家庭、办公室、学校班级等场所,出现两例及以上发热和(或)呼吸道症状的病例]。

两症: 1.呼吸道症状。

2.其他可疑症状。

备注:根据国家最新版诊疗方案实时更新。

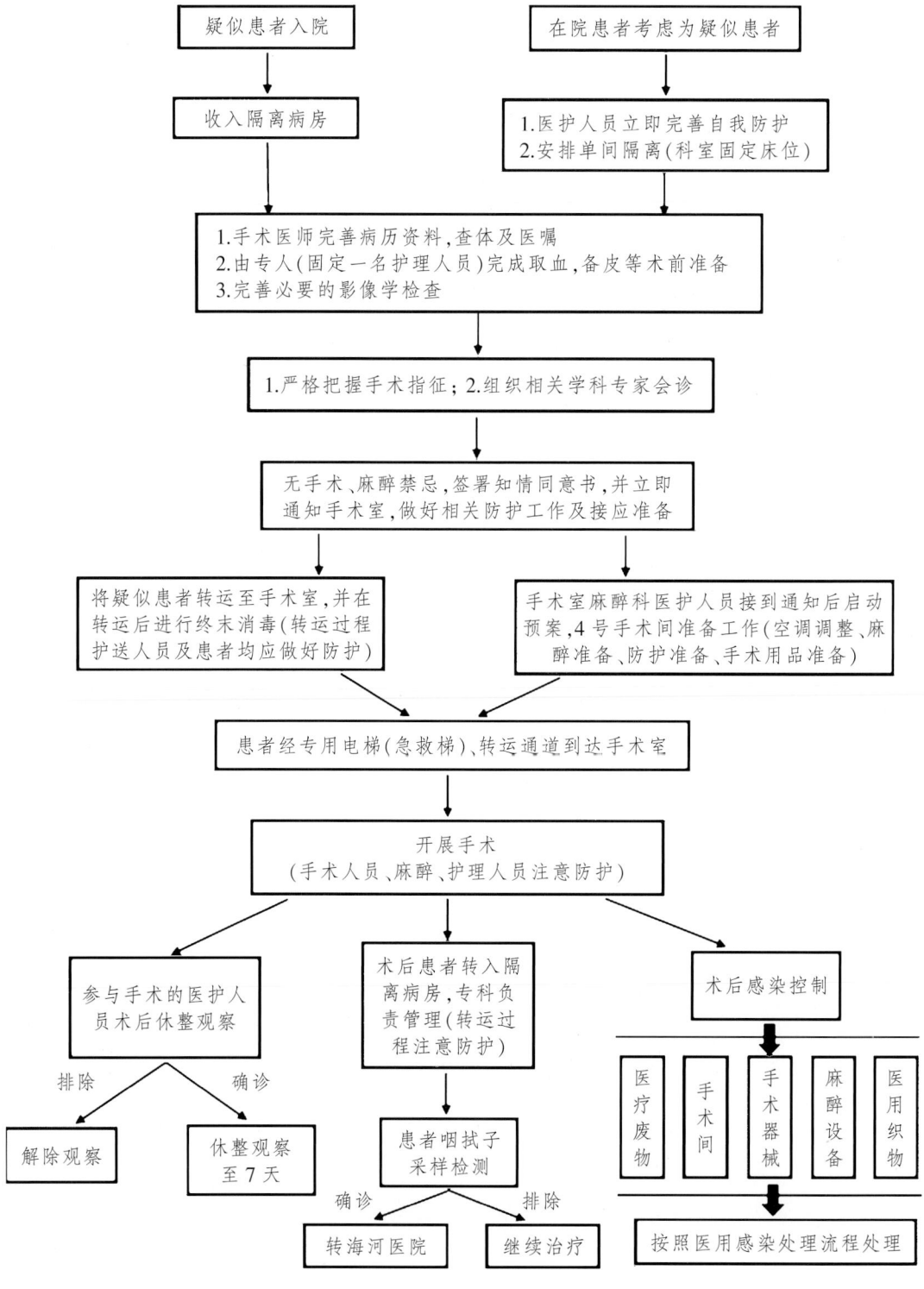

图2-16　疫情期间外科疑似新冠肺炎患者急诊手术处置流程图

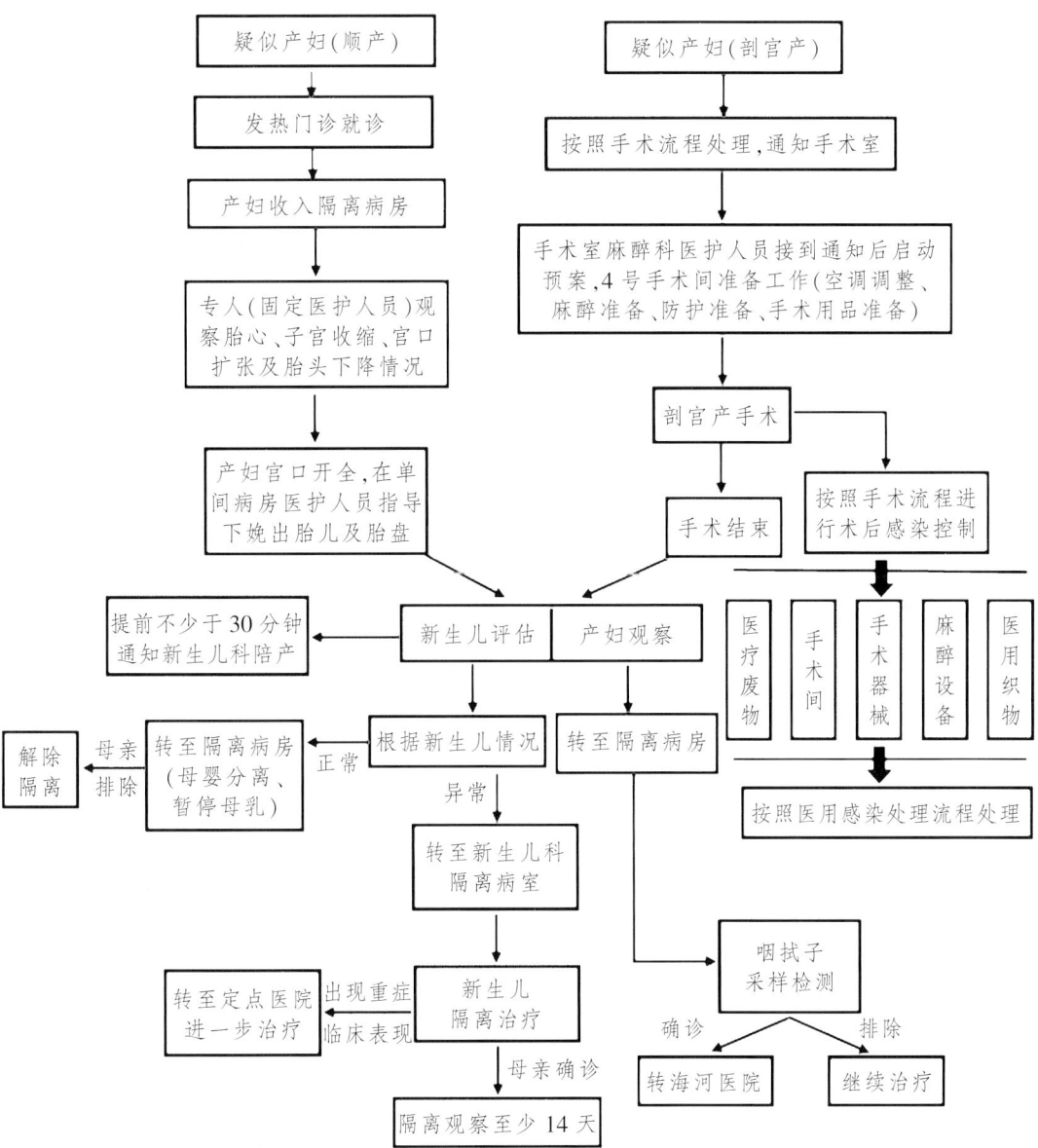

图 2-17　疫情期间产科疑似新冠肺炎产妇分娩处置流程图

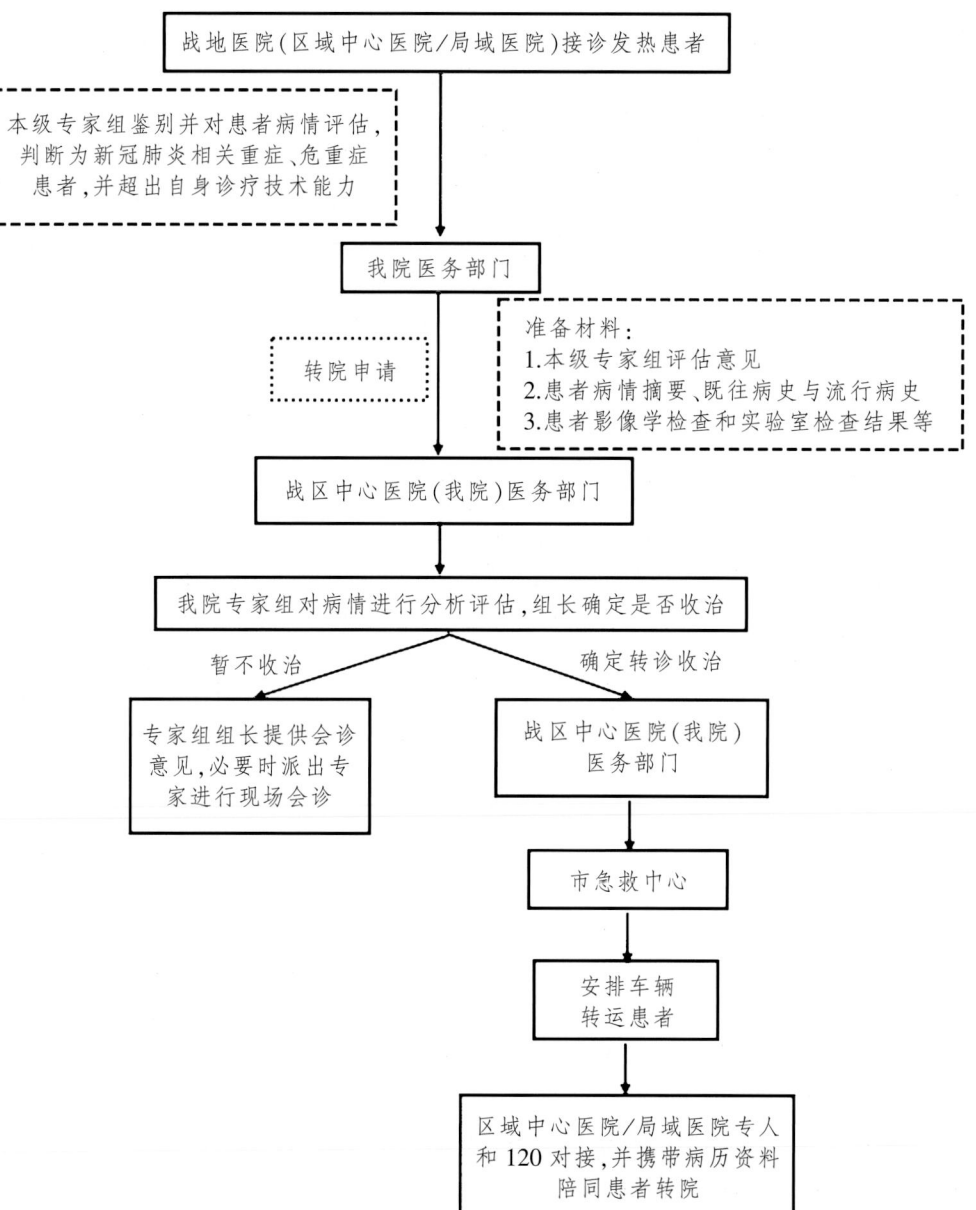

战地医院(区域中心医院/局域医院)接诊发热患者

本级专家组鉴别并对患者病情评估,判断为新冠肺炎相关重症、危重症患者,并超出自身诊疗技术能力

我院医务部门

转院申请

准备材料:
1.本级专家组评估意见
2.患者病情摘要、既往病史与流行病史
3.患者影像学检查和实验室检查结果等

战区中心医院(我院)医务部门

我院专家组对病情进行分析评估,组长确定是否收治

暂不收治

确定转诊收治

专家组组长提供会诊意见,必要时派出专家进行现场会诊

战区中心医院(我院)医务部门

市急救中心

安排车辆转运患者

区域中心医院/局域医院专人和 120 对接,并携带病历资料陪同患者转院

图 2-18 新冠肺炎相关重症、危重症患者战区内救治处置流程图

第五节　疫情期间满足群众基本就医需求的工作方案

新冠肺炎疫情发生以来，我院按照天津市委、市政府、市卫健委决策部署，对外承担派遣医疗队驰援武汉、支援海河医院工作，对内承接津南医院的定点医疗救治工作，并做好院内发热门诊及常规诊疗工作。按照《国家卫生健康委员会办公厅关于加强疫情期间医疗服务管理并满足群众基本就医需求的通知》(国卫办医函〔2020〕141号)要求，为加强疫情期间的医疗服务管理，维护合理医疗秩序，满足群众基本就医需求，特制订此工作方案。

一、因地制宜，加强疫情期间医疗服务管理

做好本地区疫情防控形势的分析研判，梳理当前面临的主要困难和突出问题，有序推动、逐步加强日常医疗服务管理。在做好疫情防控工作的同时，重点保障肾衰竭、肿瘤，以及其他需要维持定期治疗的患者的医疗需求，保障孕产妇、儿童、老年人等重点人群的医疗服务，保障必需的急诊服务。在科学防控的基础上，统筹院内医疗资源，维护合理医疗服务秩序，满足群众基本就医需求，并承担战区内危重患者会诊、转诊工作，进一步保障患者救治及医疗质量。

二、精细管理，做好医疗秩序的组织安排

加强精细化管理，通过测算各临床科室患者就医需求，对可调用的医疗资源及时进行合理分配和调整，保证现有医疗资源有效利用最大化。门诊全面实行"全号源、分时段"预约诊疗，引导患者预约挂号、分时段就诊、预约检查，减少人群聚集。加强门诊患者预检分诊，科学间隔每名患者就诊时间，严格执行"一人一诊一室"，同时做好患者体温监测、流行病学史问询及手消毒等工作，减少交叉感染。

运用信息化手段，缩短登记时间。为保证预检分诊工作快速、有效，自主开发门诊患者登记系统，通过扫描患者身份证和医保卡，快速登记就诊患者相关信息。根据门诊流量分时段动态调配工作人员，关口前移，加强预检分诊及测温登记人员力量，进行人员甄别、宣传和秩序疏导工作，加速就诊人员分流。

三、分类救治，切实满足不同患者的医疗需求

根据不同患者的医疗需求，进行分类救治，满足患者基本就医需求。对于急危重症患者，应当按照相关制度和诊疗规范给予及时有效救治，不得推诿拖延；保持院前急救和院内急诊正常开放，加强急诊急救预检分诊，细化疫情期间的急诊急救工作流程，确保急诊急救工作安全开展。

对于门诊慢性病患者，视患者病情将其处方用量延长至12周；公众号上线检验、放射、病

理等报告查询,患者可随时线上查询报告结果;开通24小时发热咨询热线,以及针对常见病、慢性病的公众号线上免费咨询服务,医师在线解答患者问询,以方便患者并减少不必要来院次数。

为临床科室收治急危重症患者开通绿色通道,制订疑似患者急诊手术处置流程、高危患者应急处理预案,保障住院患者医疗安全。

对于肾衰竭患者、肿瘤患者以及其他需要维持定期治疗的重症患者,提供不间断的医疗服务。

对于孕产妇和新生儿,落实市卫健委文件要求,开通24小时接诊热线,制订高危孕产妇分娩处置流程,坚守母婴安全底线。

对于择期手术患者,要加强与患者的解释沟通,争取获得患者的理解,结合疫情防控形势另行确定手术时间。

四、强化感染防控,最大限度减少交叉感染

高度重视感染防控相关规章制度、标准指南的落实,将标准预防作为重中之重,强化贯彻落实。医疗机构内全体工作人员、患者及其陪同人员,全部正确佩戴口罩,做好手卫生。指导医务人员根据不同防护等级做好个人防护,降低医务人员暴露风险。

严格落实《天津市进一步强化接诊发热和(或)呼吸道症状患者管理的工作要求》,发热患者与普通患者分区就诊,所有发热和(或)呼吸道症状患者统一管理,重新整合发热门诊、急诊和后楼住院部三个区域,建立普通发热患者、隔离发热患者、急危重症发热患者和其他发热患者四个通道,对发热患者进行分类救治,确保发热患者急诊急救工作安全开展。设立发热患者隔离病房(单间)、缓冲住院区(单间)和集中治疗区,设计红、黄、绿三色腕带作为标识,对全院医护人员进行培训,引导患者科学、有序就医。

在加强门、急诊预检分诊、发热门诊等重点部门的管理的同时,加强其他非重点部门和普通病区的管理,及时将发热患者与普通患者区分开来。全面落实感染防控分区管理要求,合理划分清洁区、潜在污染区和污染区,做好相关制度和流程管理,保证患者就医安全。

五、加强住院管理,确保收治能力和病区安全

(一)资源统筹,保证所有学科均具备接诊能力

针对部分学科病床被隔离病房和过渡病房占用的情况,统筹院内医疗资源,将各学科床位进行重新整合与再分配,使各学科均具备正常接诊能力。各病区预留1~2间应急病房,保证发热患者单间隔离,逐步接收择期手术、择期住院患者,鼓励日间手术、微创手术,设立各病区床位使用率预警机制,如过于饱和,暂停收治择期患者,加强病区消毒感染防控管理。

(二)落实责任,特殊时期实行病区安全"战区制"

疫情期间,医院实行病区安全"战区制""网格化"管理,各科主任、护士长签署"新冠肺炎

疫情防控工作责任书",作为病区管理第一责任人。

(三)严把入院关,特殊患者集中管理

制订入院患者流行病学史首诊医生、住院处、主管医生、主管护士"四核查"制度,强调入院前新冠肺炎筛查与鉴别,建议血常规和胸 CT 检查;设立过渡病房 21 间(单间),专门收治有呼吸道症状、暂时不能排除新冠肺炎的患者。

(四)重点科室,重点患者,加强督导

成立专项督导组,由主管副院长牵头,对于普外、肝外、心脏科、妇产科等重点科室,进行疑似新冠肺炎患者急诊手术应急预案培训督导;对于住院时间大于 1 个月的住院患者,由专家组逐一筛查,排除新冠肺炎风险;对于发热患者,建立日报告制度和科室讨论制度,医务处设新冠肺炎筛查专家岗,构建住院发热患者科主任负责、筛查专家研判、发热门诊值班主任复核的三级防控体系。

(五)强化感控,无陪伴制度再升级

自 2020 年 2 月 12 日开始取消家属探视,科学引导患者和家属利用信息化手段进行交流,有需求随时与病区电话联系,ICU、CCU 实行每日微信视频探视。产科允许 1 名家属陪伴,且不能更换,医院为家属提供营养餐;血液净化医护人员劝阻患者家属在患者血透时间段不在医院滞留。所有进入住院部的患者和家属佩戴口罩、测量体温、做好手消毒,并登记在册。

六、加强宣传,引导患者合理选择就医

通过微信、客户端等多种形式加强宣传,及时向社会公布我院有关诊疗信息,引导患者合理选择就医。对于已经预约,但确因疫情防控需调整就诊计划的患者,及时和患者沟通,调整就诊时间或指导患者就近接受医疗服务,取得群众的理解支持。

第 **3** 章 护理与感染防控

随着疫情迅速蔓延,中央和地方政府快速反应,启动重大疫情防控系统。新冠肺炎作为急性呼吸道传染病已纳入《中华人民共和国传染病防治法》规定的乙类传染病,按甲类传染病管理。护理与感染防控工作是控制疫情传播、保证医患安全的重要环节,本章从护理与感染防控组织管理、制度、流程,新冠肺炎患者护理要点、护理与感染防控应急预案,以及新冠肺炎防控质量控制六个方面进行阐述,切实维护人民群众生命安全和身体健康,提高医务人员应对突发新型冠状病毒的应急处置能力及防控意识。

第一节 护理与感染防控组织管理

一、护理与感染防控组织架构

为贯彻落实中央统筹推进新冠肺炎疫情防控和救治工作要求,保证护理与感染防控工作的顺利实施,设立护理与感染防控领导小组,护理部主任担任组长,下设护理管理组和感染防控组,在三级管理架构的基础上形成网格化管理架构,全面负责疫情期间护理与感染防控的组织管理、指挥、协调等统筹工作,从点、线、面多维角度实施闭环式质量管理(图 3-1)。

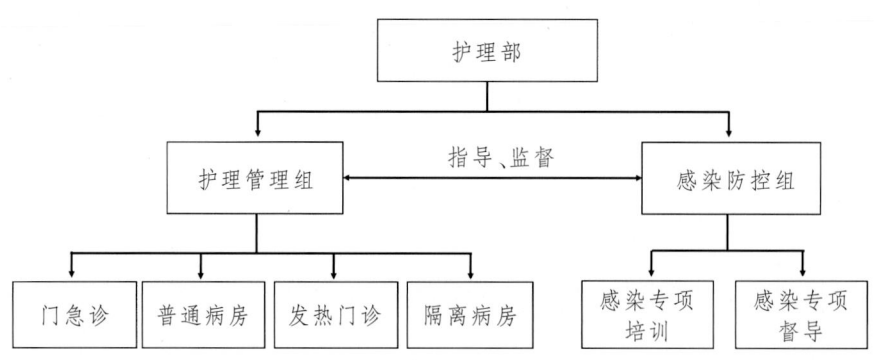

图 3-1 护理与感染防控组织架构图

二、护理与感染防控职责

护理部实施垂直管理，统筹管理全院护理人员实施新冠肺炎疫情护理与感染防控措施，包括紧急救援任务部署与落实、全员培训、护理工作量评估、护理人力资源数量和结构评估、防护物资需求评估与使用、防护级别的设置、护理措施的规范与执行、消毒隔离制度的制订和落实等工作。建立监督评估机制，采取动态管理办法，对感染防控实施进度和效果进行检查评估，严格落实《医疗机构内新型冠状病毒感染预防与控制技术指南》《新型冠状病毒肺炎防控方案》等国家文件要求。积极与医院各职能部门沟通协调，保证信息互通、措施互动，共同推进新冠肺炎护理与感染防控工作。

(一)建章建制

(1)依据疫情进展不断建立健全各项规章制度、流程、应急预案等。

(2)重新梳理新冠肺炎相关医疗区域岗位设置，制订岗位职责、工作流程。

(二)人力资源动态调配

(1)根据需求选派护理骨干完成紧急救援任务。

(2)协调发热门诊、隔离病房等新冠肺炎相关医疗区域的人力资源配置。

(3)负责对全院护理人员进行动态调配，能级对应，合理安排班次，保证患者得到及时救治。

(三)全员培训

(1)负责对全院医务人员进行专项培训与技术指导，包括职业防护、消毒隔离、医疗废物处置、心理疏导等。

(2)依据《新型冠状病毒肺炎诊疗方案》等开展护理专业知识培训，包括临床表现、临床分型、流行病学调查、护理要点等。

(四)感染防控

(1)合理设置隔离分区，优化预检分诊流程，保证"早发现、早诊断、早隔离、早治疗"。

(2)负责全院防护级别的设置，监督科室分级防护措施的落实。

(3)对感染暴发事件卫生处置进行技术指导。

(4)及时准确地做好医院感染病原学检测。

(5)对公共场所及环境的消毒进行技术指导及监管。

(6)指导并监管医疗废物的处置，防止医院交叉感染和传播。

(五)健康监测

开展护理人员健康监测，每日询问掌握暴露情况，包括体温和呼吸系统症状等，对于有临床症状、有可能感染的,要立即进行病原学检测。采取多种措施保证医务人员的健康。

三、新冠肺炎相关医疗区域护理岗位职责

(一)发热门诊护理岗位职责

发热门诊预检分诊处分为 4 个通道,患者按照不同流向就诊,避免交叉感染。①普通发热患者进入普通发热门诊诊室;②疑似患者进入隔离诊室,检查完后再安排进入隔离病房;③比较危重的发热患者进入急危重症诊室;④对于非内科、非呼吸科发热患者,如外科胆囊炎发热,妇产科盆腔炎发热,进入其他发热诊室。

1.护士长职责

(1)全面负责发热门诊护理管理,保证护理工作有效落实。

(2)科学分工,合理安排人力,督促检查各岗位职责落实情况。

(3)参加并指导发热门诊的各项护理工作,对护理质量进行监管,实现持续质量改进。

(4)各种物资的保管情况,包括数量及登记等,做到计划领取,合理使用,妥善保管。

(5)检查医院感染措施的落实和本病区工作人员的防护,尤其是医务人员进出区域时防护服穿脱的监督与指导,防止院内感染的发生。

(6)检查并严格执行消毒隔离及手卫生落实情况。

(7)了解护士心理动态,做好心理疏导。

(8)与职能科室协调工作,及时与护理部沟通信息汇报工作。

2.预检分诊护士职责

(1)按要求着装,准时接班,清点物品、物资。

(2)督促就诊患者及家属佩戴口罩,测量体温。

(3)严格执行发热患者预检分诊制度,询问症状、体征及流行病学史等。

(4)协助患者及家属做好就诊扫码登记及个人信息录入。

(5)迎诊 120 患者,与 120 医生做好患者病情交接与记录,并护送患者到达就诊区域。

(6)对有流行病学史的疑似患者分诊至隔离诊室。

(7)遵医嘱正确疏导患者流向,专家会诊后非疑似危重症患者系红色腕带,非疑似普通患者系黄色腕带,无呼吸道症状非内科患者系绿色腕带,并协助患者转运到对应诊区。

(8)保持预检分诊诊区清洁、整齐,做好消毒隔离,防止院内感染。

3.普通发热诊室护士职责

(1)按要求着装,充分做好个人防护,准时上岗,做好开诊前的各项准备工作。

(2)主动迎诊,积极协助行动不便的患者就诊,做好患者的安抚工作。

(3)动态巡视候诊及诊疗区域情况,发现患者病情变化,及时通知医生并协助做好抢救及转诊工作。

(4)准确指导患者就诊,维持就诊秩序,杜绝围诊。

(5)做好患者的健康教育,发放健康教育材料。

(6)做好各诊室消毒隔离工作,每日两次使用 1000mg/L 含氯消毒液擦拭。

4.隔离诊室护士职责

(1)按要求着装,充分做好个人防护,准时上岗,做好开诊前的各项准备工作。

(2)负责隔离诊室患者取血检查及病区的转运工作,耐心解答患者的咨询。

(3)动态观察诊室情况,做好患者就诊过程中的协调工作。

(4)动态巡视候诊区域情况,发现患者病情变化,及时通知医生并协助做好抢救及转诊工作。

(5)维持候诊区及各诊室的诊疗秩序,杜绝围诊。

(6)做好患者的健康教育。

(7)做好各诊室消毒隔离工作,每日两次使用 1000mg/L 含氯消毒液擦拭。

5.急危重症发热诊室护士职责

(1)按要求着装,充分做好个人防护,准时接班,清点物品、物资。

(2)在护士长指导下,配合医生完成急危重症患者的抢救护理工作。

(3)密切观察患者的生命体征,掌握病情、治疗、检验、饮食、心理等情况,做好重症记录。

(4)动态评估患者的各种管路、压力性损伤、营养情况等,并做好记录。对高危患者采取必要的防范措施。

(5)做好床头交接班,全面了解患者的病情、治疗方案、护理要求等,做好护理计划。

(6)落实转运评估,遵医嘱安全转运患者到治疗区域。

(7)保持抢救室清洁、整齐,做好消毒隔离,防止院内感染。

6.其他发热诊室护士职责

(1)按要求着装,充分做好个人防护,准时上岗,做好开诊前的各项准备工作。

(2)主动迎诊,积极协助行动不便的患者就诊,做好患者的安抚工作。

(3)动态巡视候诊及诊疗区域情况,发现患者病情变化,及时通知医生并协助做好抢救及转诊工作。

(4)准确指导患者就诊,维持就诊秩序,杜绝围诊。

(5)做好患者的健康教育,发放健康教育材料。

(6)做好各诊室消毒隔离工作,每日两次使用 1000mg/L 含氯消毒液擦拭。

(二)隔离病房护理岗位职责

1.护士长职责

(1)全面负责隔离病房护理管理,保证护理工作有效落实。

(2)科学分工,合理安排人力,督促检查各岗职责完成情况。

(3)参加并指导危重症患者抢救工作,对护理质量进行监管,实现持续质量改进。

(4)检查各种药品的保管情况,包括数量及登记等,做到计划领取、合理使用。

(5)检查各类仪器功能,做到妥善保管、定期维修。

(6)督促检查医院感染措施的落实和本病区工作人员的防护,尤其是医务人员进出区域时防护服穿脱的监督与指导,防止院内感染的发生。

(7)检查物品交接登记情况,核对医嘱、检查医疗文件书写情况。

(8)及时了解护士心理动态,做好心理疏导。

(9)与职能科室协调工作,及时与护理部沟通信息汇报工作。

2.责任护士职责

(1)按要求着装,充分做好个人防护,床头交接班,清点交接物品及抢救车内用物。

(2)密切观察患者的生命体征,掌握病情、治疗、检验、饮食等情况,做好重症记录,准确记录出入量。

(3)动态评估患者的各种管路、压力性损伤、营养等,并做好记录。对高危患者采取必要的防范措施。

(4)为患者提供基础护理、专科护理、心理护理和健康教育等。

(5)做好标本采集,按流程消毒,送至指定位置。

3.主班护士职责

(1)按要求着装,充分做好个人防护,准时接班,清点物品、物资。

(2)全面了解病区动态,患者病情、治疗、护理、饮食等情况。

(3)管理各种医疗文件、物品、药品等相关物资,完成长期、临时医嘱,配合完成各项治疗护理工作。

(4)做好护理区域环境消毒工作,每日两次使用 1000mg/L 含氯消毒液擦拭。

(5)做好入院、出院护理,包括安排床位、整理出院病历等。

(三)缓冲住院区护理岗位职责

1.护士长职责

(1)全面负责缓冲住院区护理管理。

(2)科学分工,合理安排人力,督促检查各岗职责完成情况。

(3)参加并指导危重症患者抢救工作,对护理质量进行监管。

(4)检查各种药品的保管情况,包括数量及登记等,做到计划领取、合理使用。

(5)检查各类仪器功能,做到妥善保管、定期维修。

(6)督促检查医院感染措施的落实和本病区工作人员的防护,尤其是医务人员进出区域时防护服穿脱的监督与指导,防止院内感染的发生。

(7)检查物品交接登记情况,核对医嘱、检查医疗文件书写情况。

(8)及时了解护士心理动态,做好心理疏导。

(9)与职能科室协调工作,及时与护理部沟通信息汇报工作。

2.责任护士职责

(1)按要求着装,充分做好个人防护,床头交接班,清点交接病区物品及抢救车内用物。

(2)在护士长指导下,配合医生完成急危重症患者的抢救护理工作。

(3)接诊转入患者,核对患者护理级别及治疗信息,评估患者病情,安排床位,通知病区医生。

(4)密切观察患者的生命体征,掌握病情、治疗、检验、饮食等情况,做好重症记录,准确记录出入量。

(5)动态评估患者的各种管路、压力性损伤、营养等,并做好记录。对高危患者采取必要的防范措施。

(6)为患者提供基础护理、专科护理、心理护理和健康教育等。

(7)做好标本采集,按流程消毒,送至指定位置。

(四)集中治疗区护理岗位职责

1.护士长职责

(1)全面负责集中治疗区护理管理。

(2)科学分工,合理安排人力,督促检查各岗职责完成情况。

(3)参加并指导患者的护理工作,对护理质量进行监管。

(4)检查各种药品的保管情况,包括数量及登记等,做到计划领取、合理使用。

(5)检查各类仪器功能,做到妥善保管、定期维修。

(6)督促检查医院感染措施的落实和本病区工作人员的防护,防止院内感染的发生。

(7)检查物品交接登记情况,核对医嘱、检查医疗文件书写情况。

(8)及时了解护士心理动态,做好心理疏导。

(9)与职能科室协调工作,及时与护理部沟通信息汇报工作。

2.责任护士职责

(1)按要求着装,充分做好个人防护,床头交接班,清点交接病区物品及抢救车内用物。

(2)接诊转入患者,核对患者护理级别及治疗信息,评估患者病情,安排床位,通知病区医生。

(3)密切观察患者的生命体征,掌握病情、治疗、检验等情况,做好护理记录。

(4)为患者提供基础护理、心理护理和健康教育等。

(5)做好标本采集,按流程消毒,送至指定位置。

第二节　护理与感染防控制度

一、护理与感染防控总则

(一)目的

为做好新冠肺炎防控工作,切实维护人民群众生命安全和身体健康,提高医务人员应对突发新型冠状病毒的应急处置能力及防控意识,结合《新型冠状病毒肺炎防控方案》制订护理与感染防控总则,以控制疫情传播,保证医患安全。

(二)适用范围

适用于医院各区域开展护理与感染防控工作。

(三)防控措施

1.健全防控机制,加强组织领导

按照"预防为主、防治结合、科学指导、及时救治"的工作原则,建立护理与感染防控组织架构,制订并完善制度、流程、应急预案等,全面负责疫情期间护理与感染防控工作的部署与开展,落实落细防护要求,用好用足现有政策,切实维护人民健康权益。

2.科学划分疫情风险等级,分区分级精准防控

根据《中华人民共和国传染病防治法》《突发公共卫生事件应急条例》等法律法规,实施医院分区分级精准防控,明确分级分类的防控策略。

3.病例救治及院内感染预防控制

(1)按照《医疗机构内新型冠状病毒感染预防与控制技术指南》的要求,重视和加强隔离、消毒和防护工作,全面落实防止院内感染的各项措施。

(2)做好预检分诊工作,门诊、急诊、发热门诊分别设有预检分诊处,预检分诊及各诊室医务人员应掌握对新冠肺炎的认识,提高首诊鉴诊分诊能力。

(3)对疑似病例和确诊病例,应当在具备有效隔离条件和防护条件的定点医院隔离治疗,疑似病例应当单人单间隔离治疗。

(4)严格按照《医疗机构消毒技术规范》做好医疗器械、污染物品、物体表面、地面等的清洁与消毒,按照《医院空气净化管理规范》要求进行空气消毒。

(5)患者产生的医疗废物,应当根据《医疗废物管理条例》和《医疗卫生机构医疗废物管理办法》有关规定进行处置和管理。

4.及时做好高风险区域消毒

做好隔离诊室及病房、转运工具等的消毒工作,必要时应当及时对物体表面、空气和手等消毒效果进行评估。

5.加强专业人员培训

对医院工作人员开展新冠肺炎院内感染防控、个人防护等内容的全员培训。根据防控工作需要,不同风险区域进行针对性培训。

二、科室分层级防护制度

医务人员按照标准预防原则,根据医疗操作可能传播的风险,做好个人防护、手卫生、病区管理、环境通风、物体表面的清洁消毒和医疗废物管理等院内感染防控工作,落实预检分诊制度,最大可能避免院内感染发生。

(一)一线科室(高风险区域)防护制度

1.科室组成

发热隔离诊室、隔离病区。

2.防护措施

(1)工作服、一次性工作帽、医用防护服(接触隔离患者时外套一次性隔离衣)、医用防护口罩、一次性乳胶手套、护目镜、一次性鞋套。

(2)合理设置隔离区域,满足疑似或确诊患者就地隔离和救治的需要。

(3)在标准预防的基础上,做好接触及呼吸道防护措施,严格遵循《医务人员手卫生规范》要求,及时正确进行手卫生。

(4)接触感染或疑似患者的血液、体液、分泌物及污染环境时戴手套,操作后脱去手套立即洗手。

(5)对疑似患者进行特殊操作时的防护

①采集呼吸道标本的防护措施:戴医用防护口罩、医用防护服外穿隔离衣、戴护目镜或防护面屏、防水靴套、双层乳胶手套。接触血液、体液、分泌物或排泄物时,应及时更换外层乳胶手套。

②进行气管插管、支气管镜检查、气道护理和吸痰等操作的防护措施:戴医用防护口罩、防护面屏、双层乳胶手套,穿医用防护服,必要时佩戴动力送风过滤式呼吸器。

(6)对于需进一步排查或尚未转定点医院的新冠肺炎疑似及确诊患者,应进行单间隔离。限制患者活动范围,保持室内空气流通,禁止探视。

(7)必须外出检查时,戴医用外科口罩,并联系检查科室做好相应准备。陪同人员做好相应防护。

(8)对确诊患者按上级卫生行政部门要求统筹协调后,使用指定的转运工具进行转运。

(9)感染患者转运时,做好医务人员个人防护及沿途人群疏散,转出后应对病室环境及运送工具进行严格终末消毒。

(10)陪同120救护车转运患者的医务人员应着工作服,戴一次性工作帽、医用防护口罩,穿医用防护服。可能产生喷溅时,应戴护目镜或防护面屏。当接触患者及其血液、体液等物质时,应戴乳胶手套。使用非负压车辆运送时,途中应将车窗适当开启,保持空气流通。

(11)患者住院期间使用的个人物品经消毒后,方可随患者或家属带回家。

(12)疑似患者死亡的,应当对尸体及时进行处理。处理方法为:用3000mg/L含氯消毒液或0.5%过氧乙酸棉球或纱布填塞患者口、鼻、耳、肛门等所有开放通道;用双层布单包裹尸体,装入双层尸体袋中,由专用车辆直接送至指定地点火化。

(二)二线科室(中风险区域)防护制度

1.科室组成

发热门诊、门诊预检分诊处、儿科预检分诊处、呼吸科及耳鼻喉科、口腔门诊、急诊、ICU、

CCU、发热门诊输液室、CT室。

2.防护措施

(1)工作服、一次性工作帽、医用防护口罩、隔离衣或一级防护服、一次性乳胶手套、鞋套。必要时配备护目镜或防护面屏、靴套。

(2)合理设置隔离区域,满足疑似或确诊患者就地隔离和救治的需要。

(3)建立和落实预检分诊制度:门诊、急诊、发热门诊分别设有预检分诊处,门、急诊预检分诊人员应引导发热或呼吸道症状的患者至发热门诊就诊。医务人员应掌握对新冠肺炎的流行病学史及相关临床表现的认识,提高首诊、鉴诊、分诊能力。

(4)对于发热患者,发放医用外科口罩,并进一步询问流行病学史,参照《新型冠状病毒肺炎诊疗方案》。

(5)在标准预防的基础上,做好接触和呼吸道防护措施,严格遵循《医务人员手卫生规范》要求,及时正确进行手卫生。

(6)接触感染或疑似患者的血液、体液、分泌物及污染环境时戴手套,操作后脱去手套立即洗手。

(三)三线科室(低风险区域)防护制度

1.科室组成

全院临床科室。

2.防护措施

(1)工作服、工作帽、医用外科口罩。

(2)遵循《医务人员手卫生规范》要求严格执行手卫生。

三、医院其他工作人员感染防控制度

(一)配餐人员感染防控制度

(1)每天早上上班前执行晨检制度,测体温,发现发热、腹泻、咽部炎症等症状者,及时到发热门诊就诊。

(2)禁止外来人员进入工作区域,员工进入前穿清洁工作服,戴好医用外科口罩、工作帽,洗手或手消毒后方能进入。口罩遮住口鼻,头发与私人衣服不得外露。

(3)接触食物前、分配熟食前、接触消毒后的餐具前等,需在流动水下用皂液洗手或手消毒。

(4)餐具需彻底清洗后进行蒸汽消毒,消毒后的餐具需达到清洁、干爽、无油垢、无异味等。餐车每次使用后,需进行清洁和消毒。

(5)进入病区前佩戴好防护用品(帽子、医用外科口罩),进入病区手卫生后为患者分餐。分餐结束后,洗手或手消毒。

(6)订餐时注意保持各项防护用品佩戴规范、正确,与患者及家属保持安全距离。隔离病区由责任护士协助订餐或提供盒饭。

(7)订餐结束后立即进行手卫生,订餐手持机用 75% 乙醇擦拭消毒。采用 500mg/L 含氯消毒液擦拭餐车内外表面,作用 30 分钟后清洗;分餐过程中使用的分餐工具(饭铲、夹子、抹布等)需清洗和蒸汽消毒。

(二)运送人员感染防控制度

(1)患者运送使用的轮椅应进行区域划分。

(2)每次转运患者后进行轮椅消毒,晾晒;每日对所有的轮椅进行终末消毒备(用 1000mg/L 含氯消毒液喷洒及擦拭消毒)。

(3)发热门诊固定轮椅。

(4)工作人员在运送过程中,做好个人防护,着工作服、工作帽,戴医用外科口罩。

(5)严格落实《医务人员手卫生规范》,出入病区及病室实施手卫生。

四、医院环境物品消毒管理制度

根据《新型冠状病毒肺炎诊疗方案》要求,制订我院新冠肺炎疫情期间医院环境物品消毒管理制度。

(一)一线科室(高风险区域)消毒管理制度

1.日常消毒

(1)诊疗设施、设备、床单元、地面、墙壁等物体表面应用 1000mg/L 含氯消毒液擦拭消毒,每天至少两次,遇污染随时消毒。有肉眼可见的污染物时,应先使用一次性吸水材料蘸取 5000~10 000mg/L 含氯消毒液作用 30 分钟以上,完全清除污染物,再常规消毒。

(2)床档、门把手、键盘等高频率使用物体表面应用 1000mg/L 含氯消毒液擦拭消毒,每天至少 4 次,遇污染随时消毒。有肉眼可见的污染物时,应先使用一次性吸水材料蘸取 5000~10 000mg/L 含氯消毒液作用 30 分钟以上,完全清除污染物,再常规消毒。

(3)清理的污染物按医疗废物集中处置,或排入有消毒装置的污水系统。

(4)尽量选择一次性诊疗用品,必须复用的诊疗器械、器具和物品应专人专用(血压表、听诊器、体温表等),使用后放入 1000mg/L 含氯消毒液中浸泡或擦拭,作用 30 分钟后清水冲净或擦净,干燥保存。

(5)发热门诊隔离诊室和 CT 专室产生的医疗废物均参照国家卫生健康委办公厅《关于做好新型冠状病毒感染的肺炎疫情期间医疗机构医疗废物管理工作的通知》规定执行。

(6)加强诊室通风换气,保持空气流通,加强职业防护,防止职业暴露。

2.终末消毒

(1)可选择过氧乙酸、二氧化氯、过氧化氢等消毒液,无人条件下采用超低容量喷雾法对室内空气进行消毒,作用 60~120 分钟后,再对重点污染部位、物品、地面等进行消毒处理。

(2)患者使用的所有衣服、被褥等纺织品在收集时应避免产生气溶胶,按医疗废物集中处理。若需重复使用,可用流通蒸汽或煮沸消毒 30 分钟;或者先用 500mg/L 含氯消毒液浸泡 30

分钟,然后按常规清洗;也可采用水溶性包装袋盛装后直接投入洗衣机中,同时进行洗涤消毒30分钟,并保持500mg/L的有效氯含量。

(二)二线科室(中风险区域)消毒管理制度

1.日常消毒

(1)门诊、急诊及ICU等的诊疗区域,用1000mg/L含氯消毒液进行物体表面擦拭,每日两次。如遇污染随时消毒,遇特殊情况,可以适当增加消毒频率。

(2)门诊、急诊及ICU等的生活区域,每日用1000mg/L含氯消毒液进行物体表面擦拭,每日两次。

(3)如有肉眼可见的污染物时,应先使用一次性吸水材料蘸取2000~5000mg/L含氯消毒液或吸水材料覆盖后喷洒2000~5000mg/L含氯消毒液,完全清除污染物后常规消毒。清理的污染物放入黄色垃圾袋中,按医疗废物集中处置。

(4)加强诊室的通风换气,保持空气流通,并定时清洁消毒。

2.终末消毒

(1)终末空气消毒(非负压病房):物体表面和地面清洁消毒后开窗通风,无人条件可参照《新型冠状病毒肺炎防控方案》要求,用紫外线灯照射60分钟对空气消毒,消毒完毕充分通风后方可使用。

(2)医疗废物处理按照《医疗卫生机构医疗废物管理办法》进行处理。

(三)三线科室(低风险区域)消毒管理制度

1.日常消毒

(1)生活区域,每日用500mg/L含氯消毒液进行物体表面擦拭,每日两次。

(2)病区内微波炉外侧用500mg/L含氯消毒液进行擦拭,30分钟后清水擦净,每日两次。

(3)患者床单、被套、枕套、病号服每周更换,有污染时随时更换。

(4)治疗室、换药室每日用紫外线灯照射一次30分钟,特殊情况可延长到60分钟以上。

2.终末消毒

(1)加强病区的通风换气,保持空气流通。无人条件下,可紫外线灯照射30分钟空气消毒。

(2)患者出院或转出后按照《医疗机构消毒技术规范》对其接触环境及时终末消毒。

(3)患者使用的医疗器具(血压表、听诊器、体温表等)固定使用,使用后放入500mg/L含氯消毒液中浸泡30分钟,清水擦拭或冲洗干净。环境消毒使用500mg/L含氯消毒液擦拭消毒。

(四)疑似患者CT检查防控制度

1.CT室操作间物品准备

(1)诊床铺一次性大单。

(2)污染区和潜在污染区分别准备1000mg/L含氯消毒液和毛巾(宜为一次性)。

(3)污染区、潜在污染区保持清洁,减少人员流动,尽量安排一人操作。

(4)污染区和潜在污染区准备医疗废物黄色垃圾袋。

2.人员防护

(1)戴工作帽、戴口罩、穿工作服、换工作鞋,进入潜在污染区;穿隔离衣或一级防护服、戴护目镜或防护面屏、戴手套、穿鞋套,进入污染区。

(2)操作规范迅速,减少同室时间。

(3)操作完毕,在污染区摘手套(放入黄色垃圾袋)、洗手或手消毒,摘眼罩或防护面屏、放入盛放消毒液的桶中,脱隔离衣或防护衣(边脱边将污染面裹在里面,清洁面朝外,放入医疗废物垃圾袋中)、脱鞋套(放入黄色垃圾袋中)、洗手或手消毒,进入半污染区;洗手或手消毒、摘口罩(放入黄色垃圾袋中)、摘帽子(从前向后摘,放入医疗废物垃圾袋中)、洗手及手消毒、摘口罩后立即进入清洁区。

3.环境消毒

(1)污染区、潜在污染区用 1000mg/L 含氯消毒液擦拭。

(2)地面用 1000mg/L 含氯消毒液喷洒或擦拭。

(3)擦拭后用紫外线灯照射 60 分钟。紫外线灯照射要有登记表,登记紫外线灯使用时间。

(4)对新冠肺炎疑似患者要有相应消毒记录,并存留。

4.医疗废物处理

(1)黄色垃圾袋要双层封扎。在黄色垃圾袋表面用 1000mg/L 含氯消毒液喷洒。袋上标注:新冠、科室名称、日期。

(2)CT 专室工作人员在潜在污染区与物业人员交接医疗废物。物业人员不进入污染区。物业人员佩戴防护用品(口罩、手套)并及时进行手卫生。

(3)医疗废物统一由物业安排专人送到医疗废物暂存处进行交接。

(五)放射科取片机消毒制度

(1)放射科取片机每日定时消毒,专人负责。

(2)整机外侧消毒。每日工作结束后,使用 1000mg/L 含氯消毒液擦拭一次。

(3)根据机器说明书对高频接触表面消毒。屏幕和面板使用 500mg/L 含氯消毒液擦拭后静置 30 分钟后清水擦拭干净,每日 4 次。

(4)做好消毒记录,记录完整、真实,相关记录存档(见表 3-1)。

(六)自助挂号收费机消毒制度

(1)自助挂号收费机每日定时消毒。

(2)整机外侧消毒。工作结束后每日使用 1000mg/L 含氯消毒液擦拭 1 次。

(3)根据机器说明书对高频接触表面消毒。屏幕和面板使用 75%乙醇擦拭消毒,清水擦拭干净,每日 4 次。

(4)做好消毒记录,记录完整、真实,相关记录存档(见表 3-2)。

表 3-1　放射科自助取片机消毒记录表

　　在当前新冠肺炎疫情下,为保障群众生命健康安全,做好疫情防控,减少病毒的接触传播,我们每天对全部自助取片机进行多次消毒,请您放心使用。

消毒日期	屏幕消毒时间				整机消毒 (每日一次)	消毒人 签字
	第一次 (7:00~9:00)	第二次 (9:00~12:00)	第三次 (12:00~14:00)	第四次 (14:00~16:00)		

　　提示:责任人请务必按规定时间进行消毒,每次消毒后请及时在记录单签字。

表 3-2　自助挂号收费机消毒记录表

消毒日期	消毒时间				整机消毒
	第一次	第二次	第三次	第四次	
	(7:00~9:00)	(9:00~12:00)	(12:00~14:00)	(14:00~16:00)	

在当前新冠肺炎疫情下,为保障群众生命健康安全,做好疫情防控,减少病毒的接触传播,我们每天对全部自助挂号收费机进行多次消毒,请您放心使用。

提示:责任人请务必按规定时间进行消毒,每次消毒后请及时在记录单上签字。

(七)电梯消毒制度

(1)电梯轿厢内壁(包括扶手)用 1000mg/L 含氯消毒液进行擦拭消毒,每日 3 次。时间约为 7:30、11:30、16:30。

(2)电梯轿厢地面用 1000mg/L 含氯消毒液进行擦拭消毒,每日 4 次。

(3)电梯按钮用 1000mg/L 含氯消毒液擦拭,每日 4 次。如遇污染,随时擦拭。

(4)自动扶梯用 1000mg/L 含氯消毒液进行擦拭,每日 4 次。如遇污染,随时擦拭。

(八)纺织品处置制度

(1)发热门诊、隔离病房纺织品实施专人、专车、单包、单洗、单回管理,严禁与其他部门交叉,回收后的车辆进行清洗消毒。

(2)病区将纺织品撤下后立即放入水溶性包装袋盛装结扎,收集人员不清点,直接交洗涤中心,专车运送后进行洗涤,消毒后 30 分钟再清洗。

(3)车辆及外包装采用 1000mg/L 含氯消毒液喷洒或擦拭,作用 30 分钟。

(4)普通病区按日常处理。

(5)急症科、院办、医务处、护理部、感染管理科工作服每天更换,单洗、单回。

(6)回收人员要求

①运送工具专车专用,洁污分开使用。

　　②保持运送工具清洁,每日定时清洁、消毒。

　　③工作人员下临床收集及发放时,着工装、戴口罩、工作帽。收集污物时戴手套,处理完污物时及时脱去手套进行手卫生,禁止戴手套触摸其他环境。

五、疑似患者院内检验标本生物安全管理制度

　　(1)日常实施标准预防。疑似新型冠状病毒[2019-nCoV(SARI)](以下简称疑似标本)采集时按要求做好个人防护,实施三级防护。

　　(2)疑似标本采集后应立即放入有"生物危害"标识的专用标本运送容器内,运送至化验室。

　　(3)疑似标本应由指定的医务人员运送,保持运送容器外部的清洁,若有污染应及时进行消毒。容器使用后应进行消毒处置。

　　(4)检验科接收有"生物危害"标识的标本后,应指定人员进行接收及处置,工作人员需穿隔离衣,戴工作帽、医用防护口罩、手套及防护眼罩或面屏。

　　(5)疑似标本应在生物安全柜内进行预处理及检测检验。检测完毕后,经培训合格人员按照灭菌器操作规程,对疑似标本进行压力蒸汽灭菌处理后,按照感染性医疗废物回收处理。非疑似标本无须蒸汽灭菌处理,按照感染性医疗废物回收处理即可。

　　(6)标本操作后应对生物安全柜进行有效消毒,使用 1000mg/L 含氯消毒液进行擦拭消毒,作用 30 分钟。

　　(7)操作完成摘去手套后应进行手卫生。

　　(8)检验室应对标本接收人员、运送人员、标本名称、检查项目、检查时间等内容进行登记,以备追溯。

　　(9)保持室内通风及环境物体表面的清洁,使用 1000mg/L 含氯消毒液进行物体表面的擦拭消毒,作用 30 分钟,每日两次。

六、医疗废物处置制度

(一)日常医疗废物的管理

　　依据《医疗废物管理条例》和《医疗废物分类目录》的规定,及时收集各部门的医疗废物,并按照类别分置于防渗漏、防锐器穿透的专用包装物或者密闭的容器内。

(二)三个疫点(发热门诊、隔离病房及 CT 专室)医疗废物管理

　　(1)该区域产生的垃圾均按医疗废物处置,使用带有医疗废物警示标识的黄色垃圾袋盛放医疗废物。损伤性医疗废物使用专用利器盒收集。

　　(2)该区域产生的垃圾应及时进行收集,当医疗废物达到专用包装或容器的 3/4 时,应当将专用包装袋或容器严密封口。

　　(3)结扎后的垃圾袋表面使用 1000mg/L 含氯消毒液进行喷洒消毒。运出污染区时,再套一层垃圾袋,双层结扎,并在袋外标注医疗废物的产生科室、日期、类别,注明"新冠"二字。

(4)盛放医疗垃圾的容器应该有盖,并保持密闭状态。利器盒使用后将盒盖扣紧密封,防止盒盖脱开、洒落物品。

(5)使用专用运送工具运送,并每日进行清洗消毒,保持运送工具的清洁,防止对环境的污染。

(6)在收集时,医疗废物专职收集人员不进入该区域,应由该区物业人员或工作人员送至出口交给收集人员,并实行双签字。

(7)医疗废物专职收集人员在收集医疗废物的过程中要做好个人防护,穿工作服,戴口罩、帽子、手套,一旦有疫情,根据疫情性质做好相应防护。

(8)强化手卫生意识,处置污物时戴手套,处置后脱去手套立即进行手卫生处置(洗手或手消毒),严禁戴污染手套接触环境。

七、患者及家属管理制度

(一)新冠肺炎疫情期间病区取消探视告知书

尊敬的先生/女士:

新型冠状病毒感染的肺炎防控期间,鉴于您有可能暴露于这种病毒之下,为保护您及周围接触者的健康安全,现取消病区家属探视,建议微信视频探视,有需求随时与病区电话联系。要求住院患者全部佩戴口罩,每日测体温。

感谢您的配合!

(二)产科陪伴家属管理制度

鉴于新冠肺炎疫情防控形势严峻,为加强疫情防控管理,减少交叉感染,对家属进行严格管控,保护广大孕产妇及新生儿安全,制订其相关管理制度。

(1)住院期间仅允许1名家属(丈夫)陪伴,陪伴家属身体状况良好,住院期间一律谢绝探视。

(2)孕产妇及家属请佩戴好口罩来院,配合医院测量体温,进行手消毒后方可进入病区。自觉做好个人防护措施。

(3)再次询问产妇及家属流行病学史。

(4)为方便孕产妇及家属就餐,减少家属在病区内出入流动,医院可为家属提供刷卡配餐服务。

(5)住院或陪护期间,请不要在病房外走廊、电梯间、楼梯间逗留。

(三)疑似患者隔离医学观察告知书

尊敬的先生/女士:

新型冠状病毒感染的肺炎是由一种新型冠状病毒引起的发热呼吸道疾病。鉴于您有可能暴露于这种病毒,为保护您及周围接触者的健康安全,根据《中华人民共和国传染病防治法》及其《实施办法》的规定,我们将对您实施进一步的检验,需要采血及进行咽拭子标本采集,该检测周期大概需要3天。请配合医务人员每日进行健康监测。

　　若您出现发热(腋温≥37.3℃)、咳嗽、气促等急性呼吸道症状,请立即与我们联系。

　　在此期间,我们将由专业的医护人员对您进行 24 小时的诊疗和护理,同时负责对您生活上的照顾,一日三餐及饮水我们会给您送到床前。如果有什么其他需要,请及时与我们医护人员沟通,我们在情况允许的范围内,会尽量满足您的合理要求。

　　感谢您的配合!

第三节　护理与感染防控流程

一、防护用品使用流程

(一)医用外科口罩佩戴和摘除流程(图 3-2 和图 3-3)

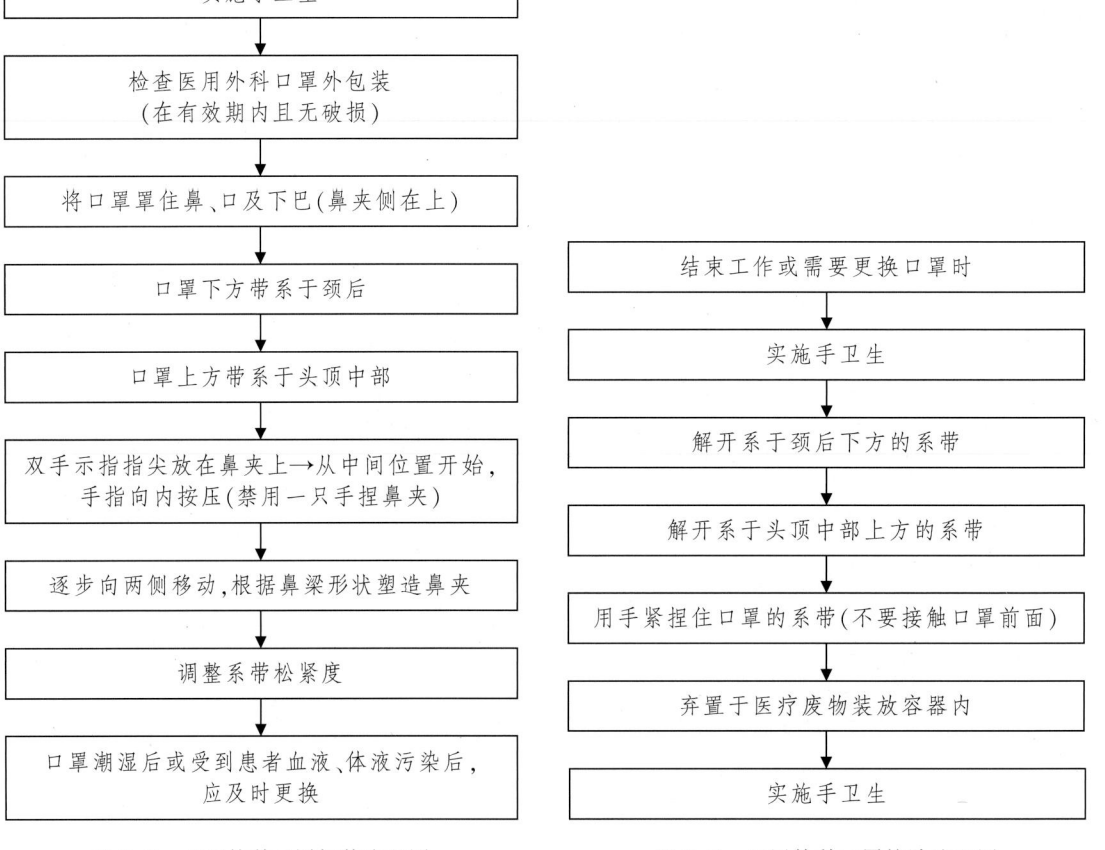

图 3-2　医用外科口罩佩戴流程图　　　　图 3-3　医用外科口罩摘除流程图

(二)医用防护口罩佩戴和摘除流程(图 3-4 和图 3-5)

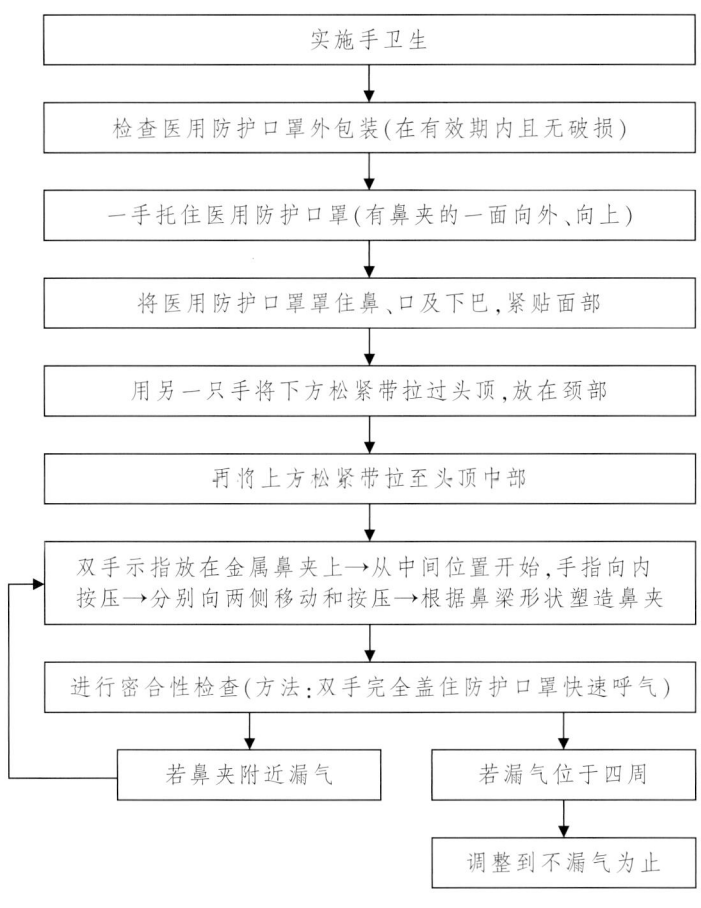

图 3-4　医用防护口罩佩戴流程图

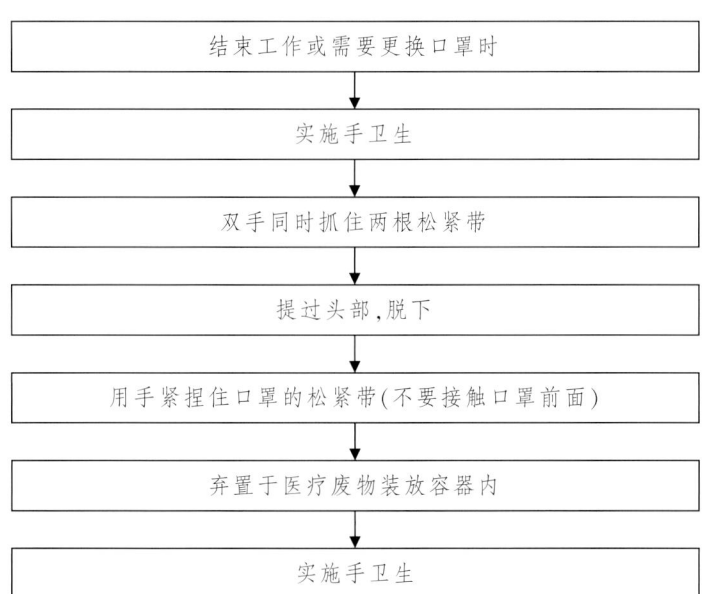

图 3-5　医用防护口罩摘除流程图

(三)一次性隔离衣穿脱流程(图3-6和图3-7)

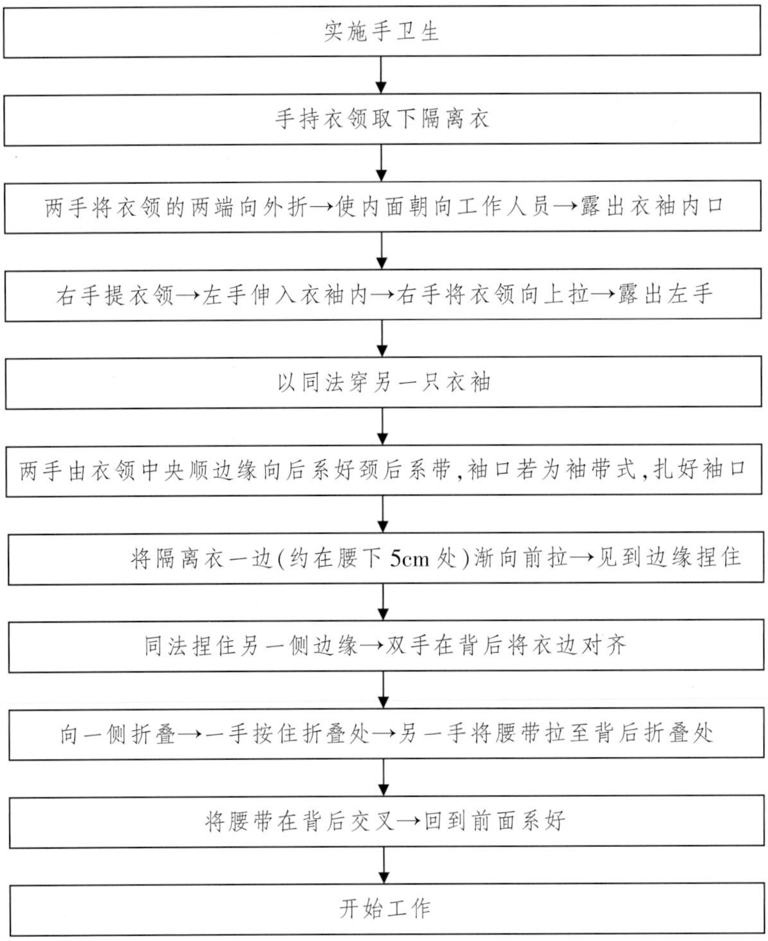

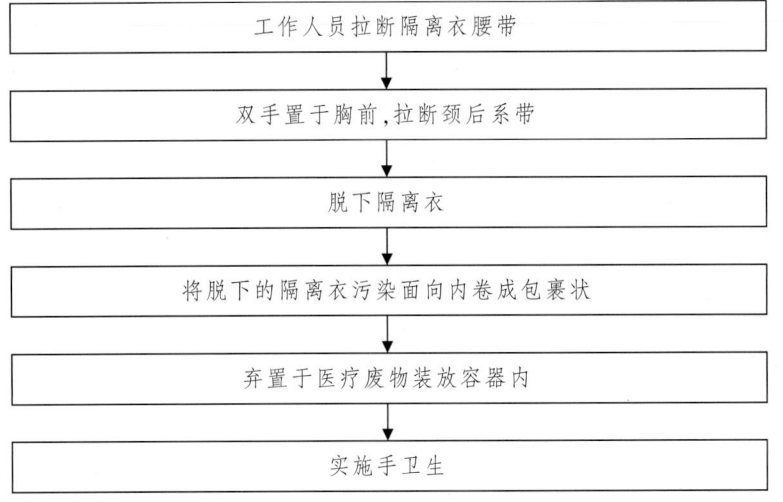

实施手卫生

手持衣领取下隔离衣

两手将衣领的两端向外折→使内面朝向工作人员→露出衣袖内口

右手提衣领→左手伸入衣袖内→右手将衣领向上拉→露出左手

以同法穿另一只衣袖

两手由衣领中央顺边缘向后系好颈后系带,袖口若为袖带式,扎好袖口

将隔离衣一边(约在腰下5cm处)渐向前拉→见到边缘捏住

同法捏住另一侧边缘→双手在背后将衣边对齐

向一侧折叠→一手按住折叠处→另一手将腰带拉至背后折叠处

将腰带在背后交叉→回到前面系好

开始工作

图3-6 穿一次性隔离衣流程图

工作人员拉断隔离衣腰带

双手置于胸前,拉断颈后系带

脱下隔离衣

将脱下的隔离衣污染面向内卷成包裹状

弃置于医疗废物装放容器内

实施手卫生

图3-7 脱一次性隔离衣流程图

(四)隔离病区防护用品穿脱流程(图 3-8 和图 3-9)

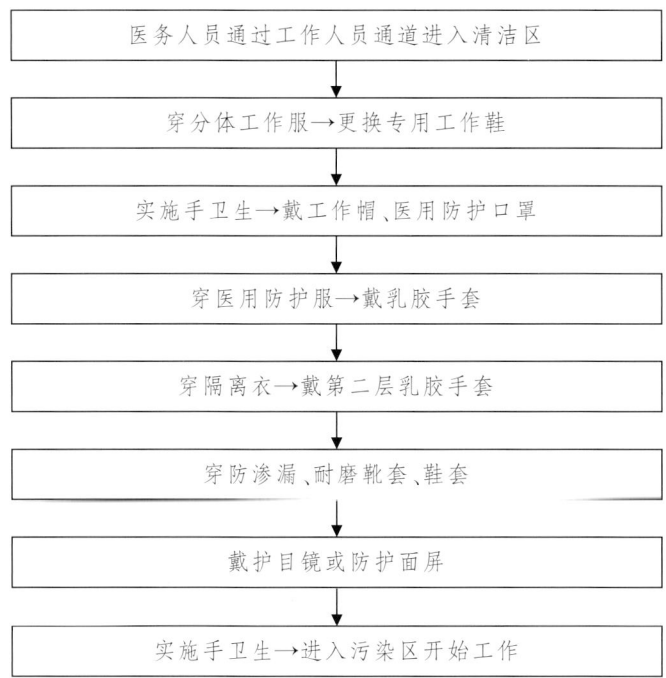

图 3-8 隔离病区穿防护用品流程图

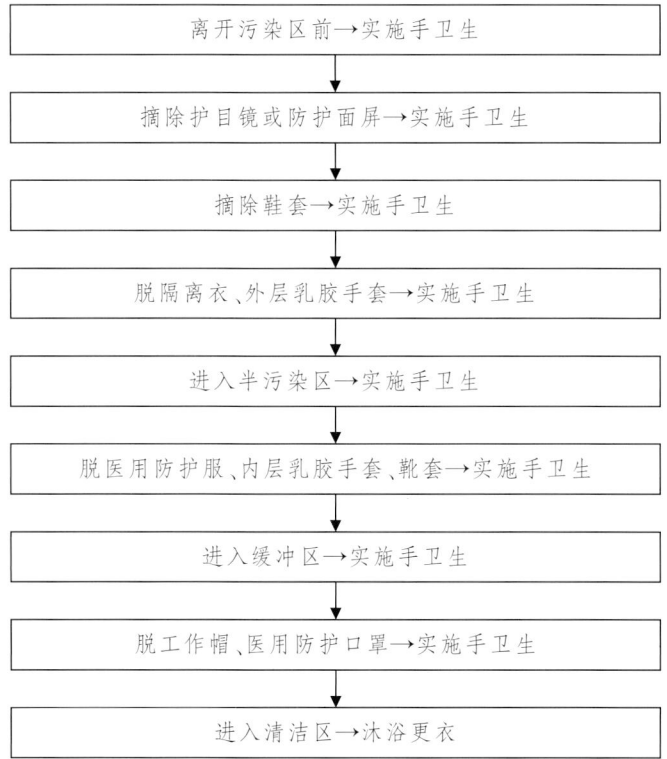

图 3-9 隔离病区脱防护用品流程图

（五）可复用护目镜/防护面屏清洁消毒流程（图 3-10）

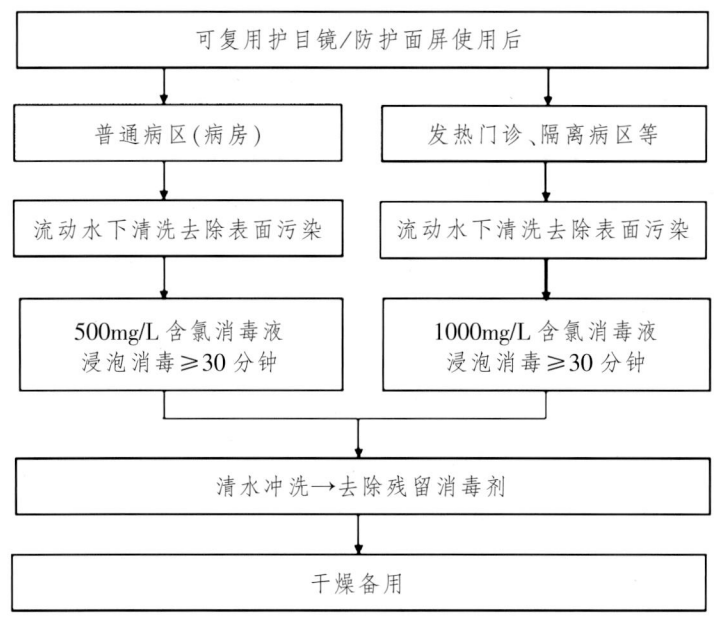

图 3-10　可复用护目镜/防护面屏清洁消毒流程图

二、就诊管理流程（图 3-11 至图 3-16）

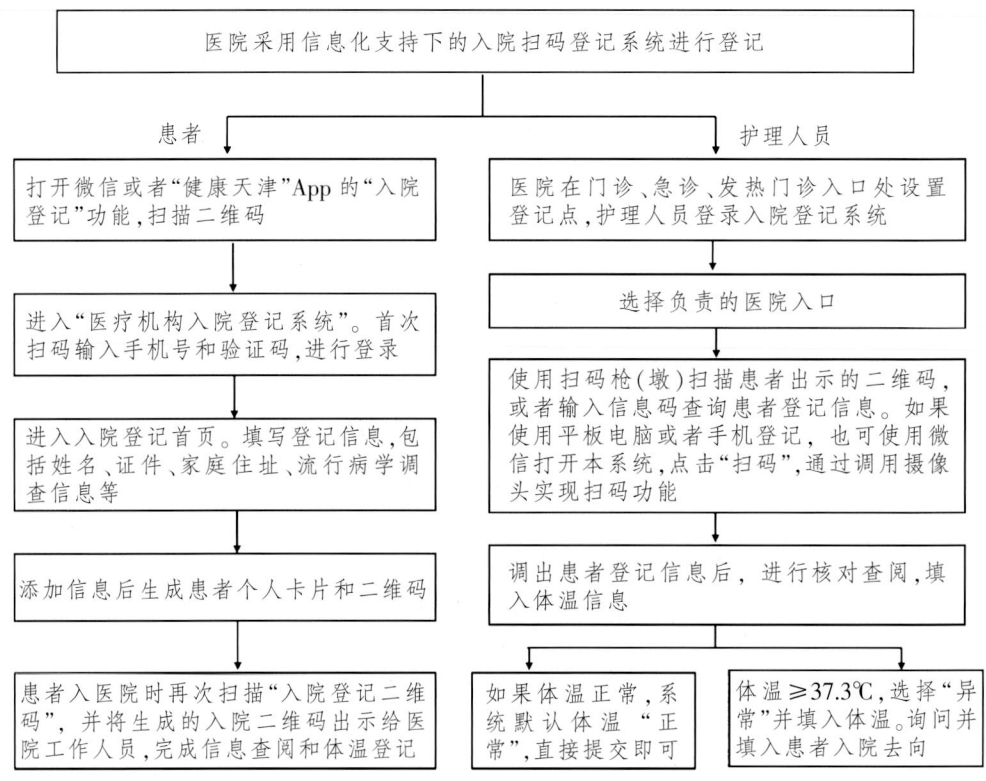

图 3-11　信息化支持下的入院扫码登记流程图

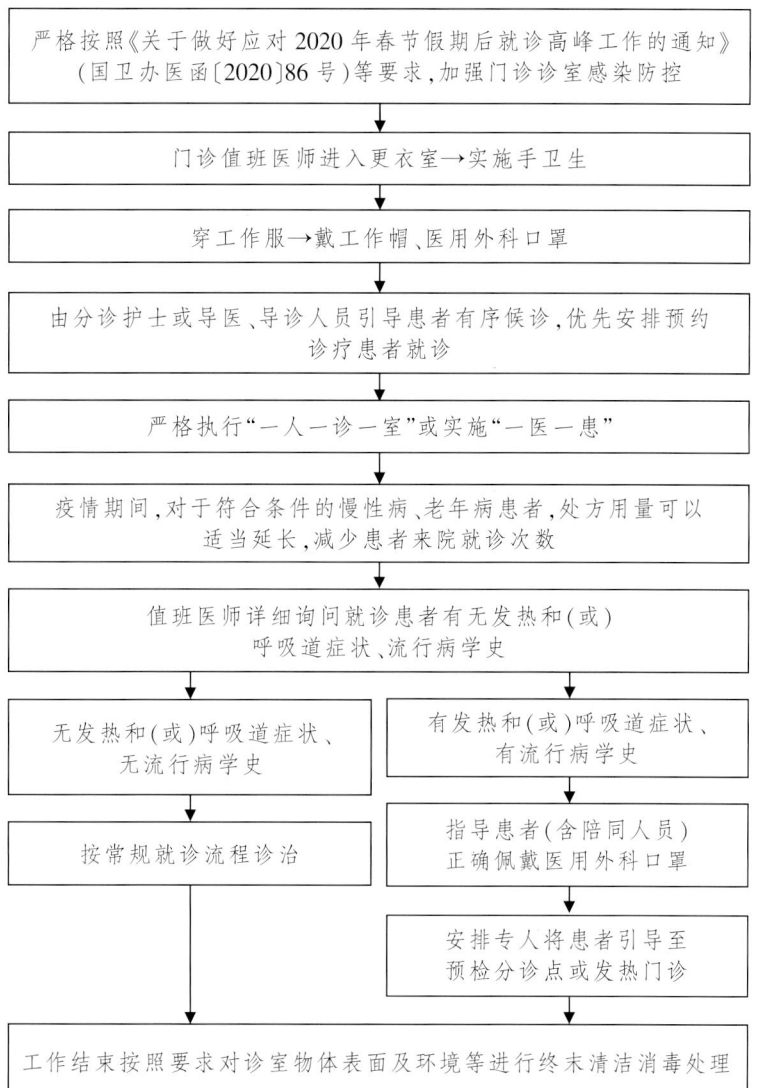

严格按照《关于做好应对 2020 年春节假期后就诊高峰工作的通知》（国卫办医函〔2020〕86 号）等要求，加强门诊诊室感染防控

门诊值班医师进入更衣室→实施手卫生

穿工作服→戴工作帽、医用外科口罩

由分诊护士或导医、导诊人员引导患者有序候诊，优先安排预约诊疗患者就诊

严格执行"一人一诊一室"或实施"一医一患"

疫情期间，对于符合条件的慢性病、老年病患者，处方用量可以适当延长，减少患者来院就诊次数

值班医师详细询问就诊患者有无发热和（或）呼吸道症状、流行病学史

无发热和（或）呼吸道症状、无流行病学史

有发热和（或）呼吸道症状、有流行病学史

按常规就诊流程诊治

指导患者（含陪同人员）正确佩戴医用外科口罩

安排专人将患者引导至预检分诊点或发热门诊

工作结束按照要求对诊室物体表面及环境等进行终末清洁消毒处理

图 3-12　门诊诊室感染防控流程图

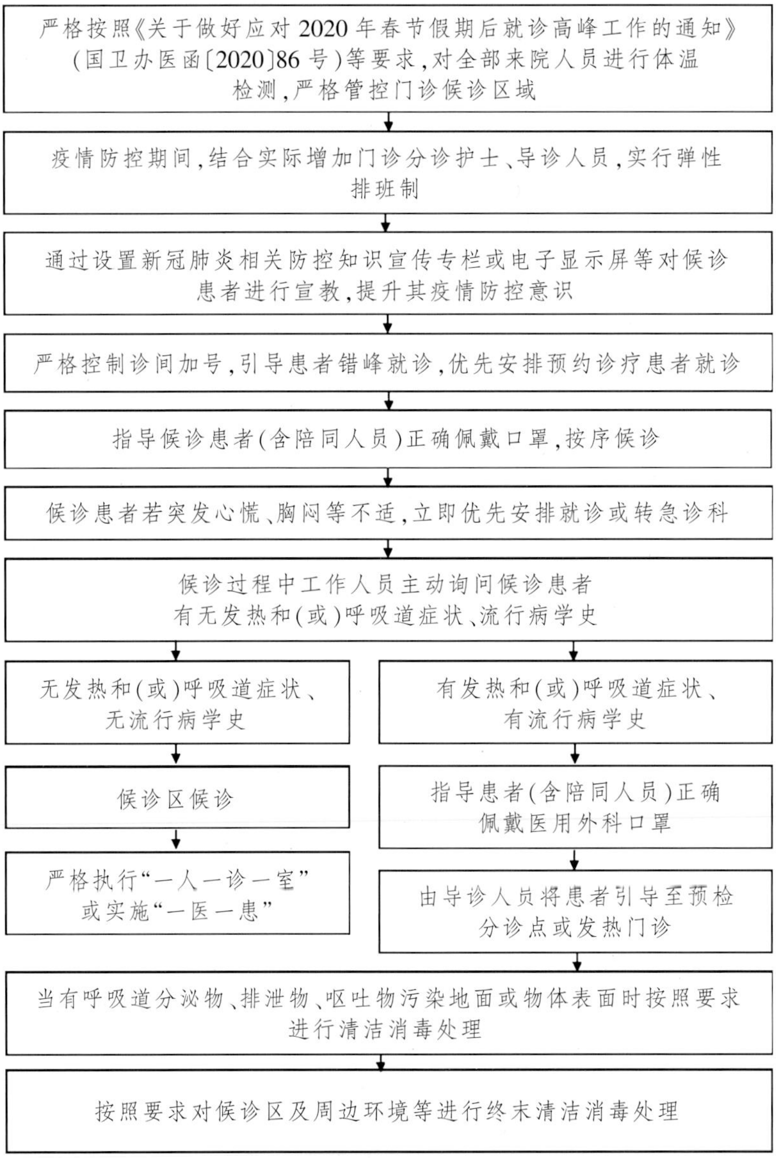

严格按照《关于做好应对 2020 年春节假期后就诊高峰工作的通知》（国卫办医函〔2020〕86 号）等要求，对全部来院人员进行体温检测，严格管控门诊候诊区域

↓

疫情防控期间，结合实际增加门诊分诊护士、导诊人员，实行弹性排班制

↓

通过设置新冠肺炎相关防控知识宣传专栏或电子显示屏等对候诊患者进行宣教，提升其疫情防控意识

↓

严格控制诊间加号，引导患者错峰就诊，优先安排预约诊疗患者就诊

↓

指导候诊患者（含陪同人员）正确佩戴口罩，按序候诊

↓

候诊患者若突发心慌、胸闷等不适，立即优先安排就诊或转急诊科

↓

候诊过程中工作人员主动询问候诊患者有无发热和（或）呼吸道症状、流行病学史

无发热和（或）呼吸道症状、无流行病学史	有发热和（或）呼吸道症状、有流行病学史
候诊区候诊	指导患者（含陪同人员）正确佩戴医用外科口罩
严格执行"一人一诊一室"或实施"一医一患"	由导诊人员将患者引导至预检分诊点或发热门诊

↓

当有呼吸道分泌物、排泄物、呕吐物污染地面或物体表面时按照要求进行清洁消毒处理

↓

按照要求对候诊区及周边环境等进行终末清洁消毒处理

图 3-13　门诊候诊患者感染防控流程图

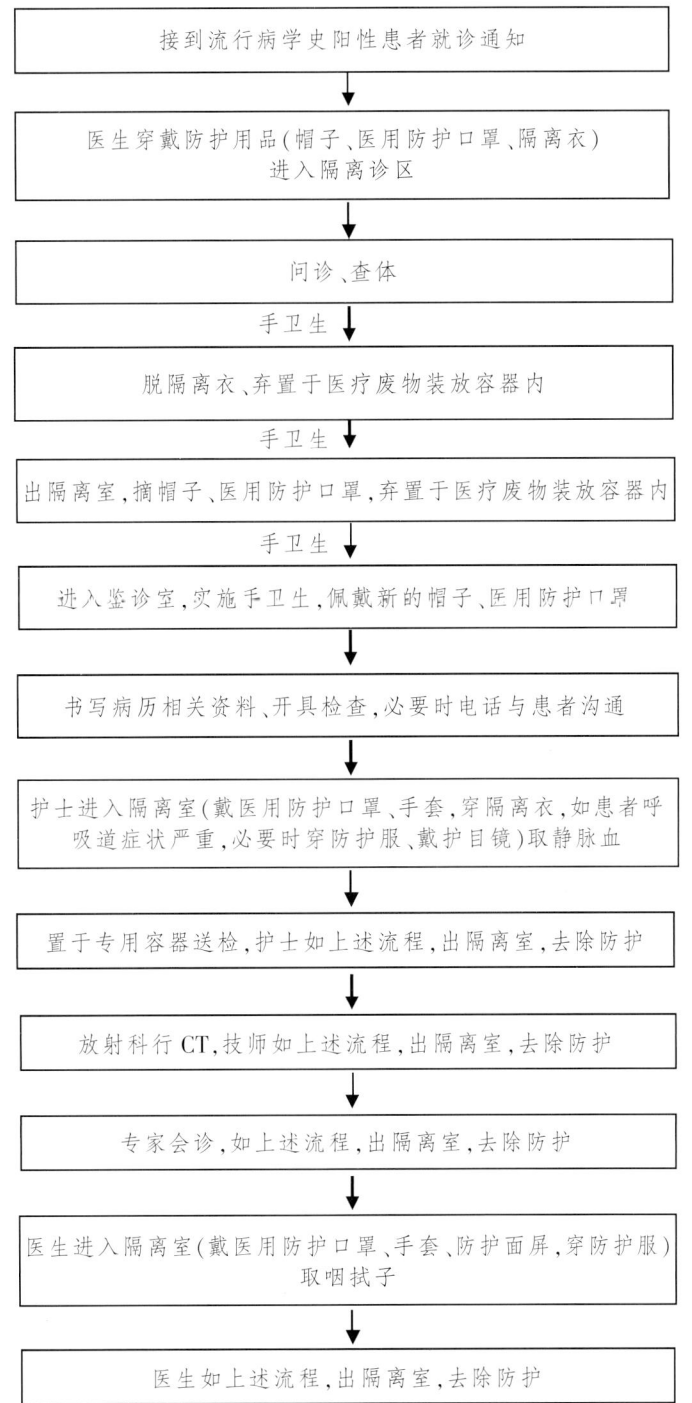

图 3-14　隔离诊室诊疗流程图

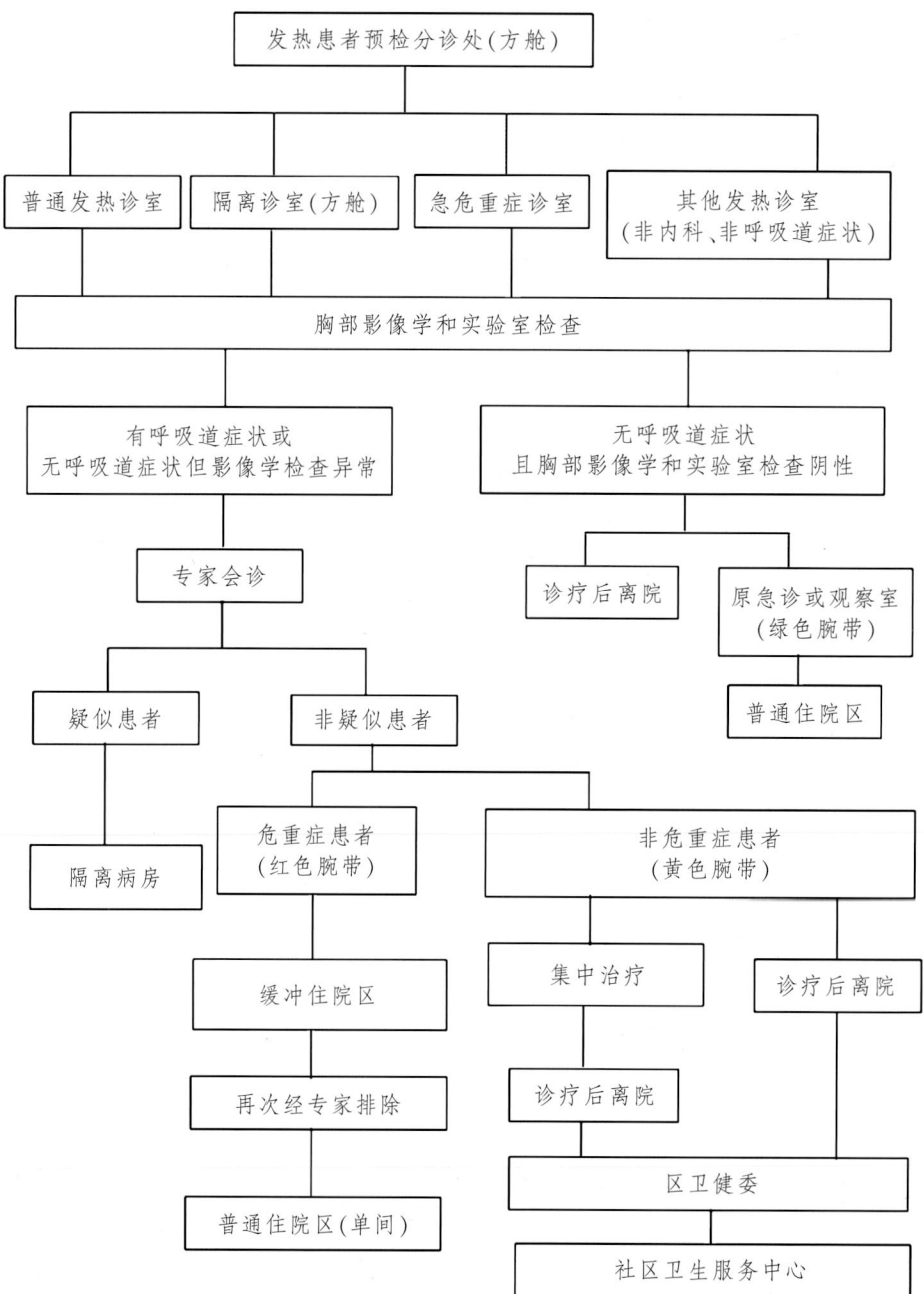

图 3-15　发热和(或)呼吸道症状患者接诊流程图

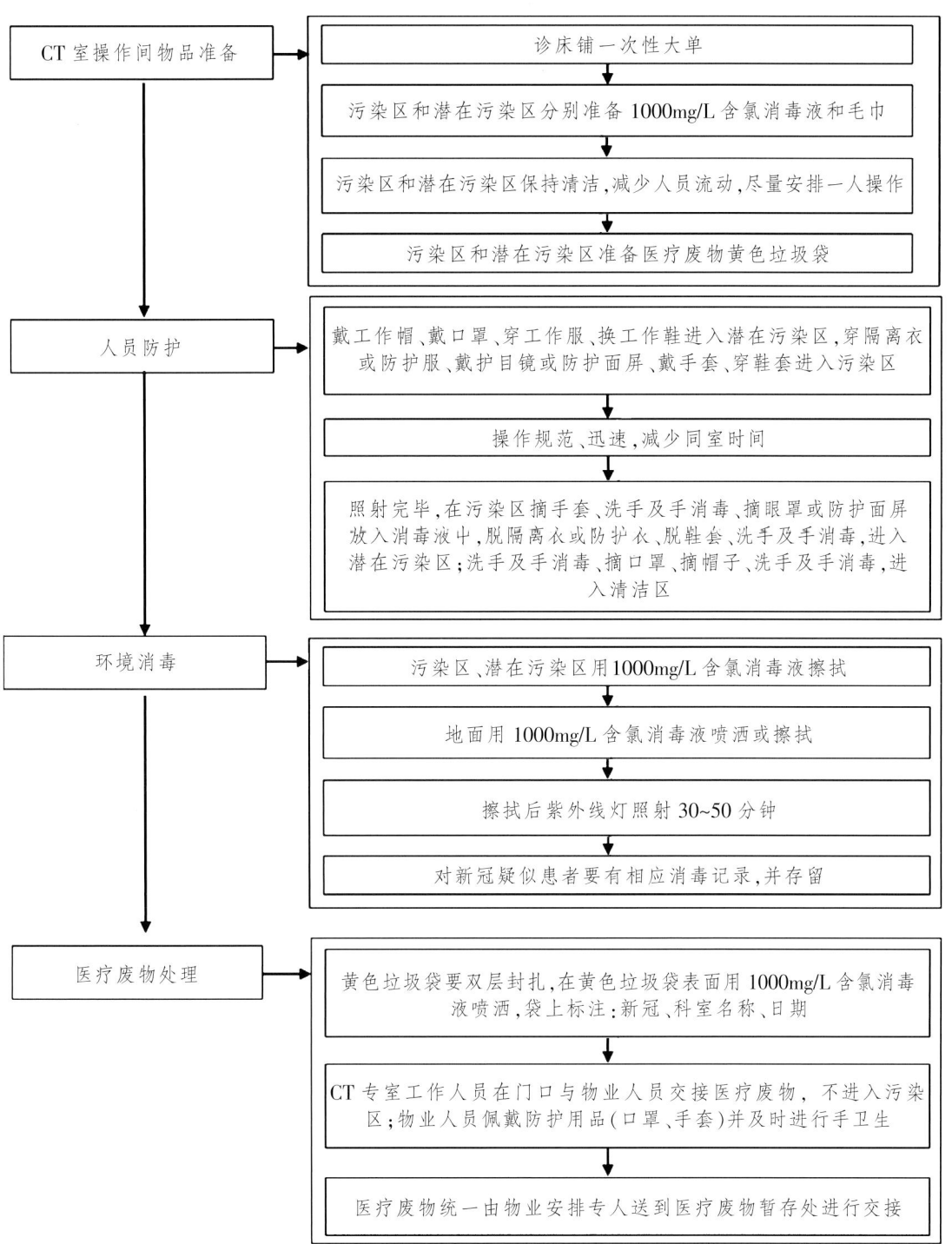

图 3-16　疑似患者 CT 检查防控流程图

三、住院管理流程(图 3-17 至图 3-25)

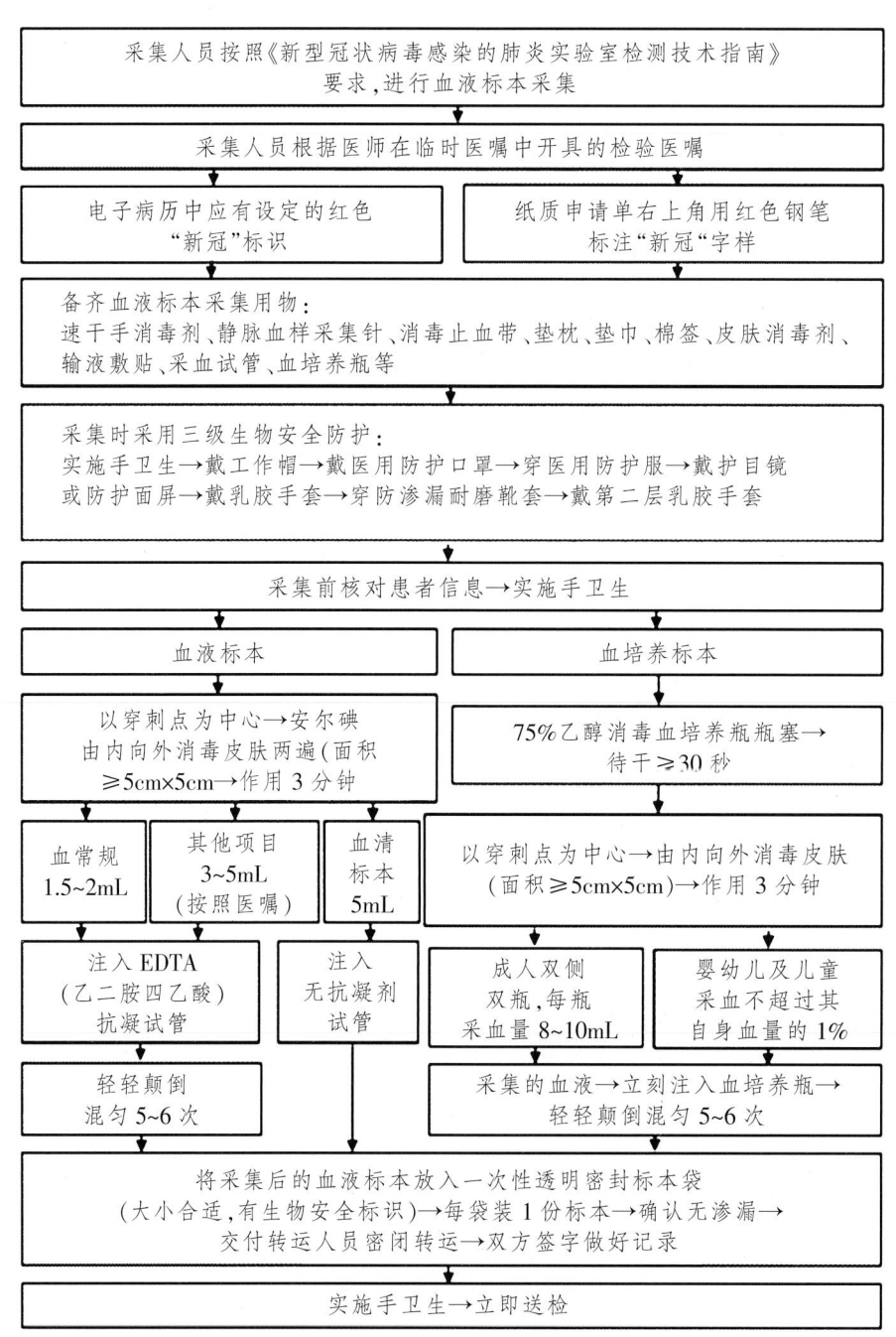

图 3-17　医务人员采集血液标本感染防控流程图

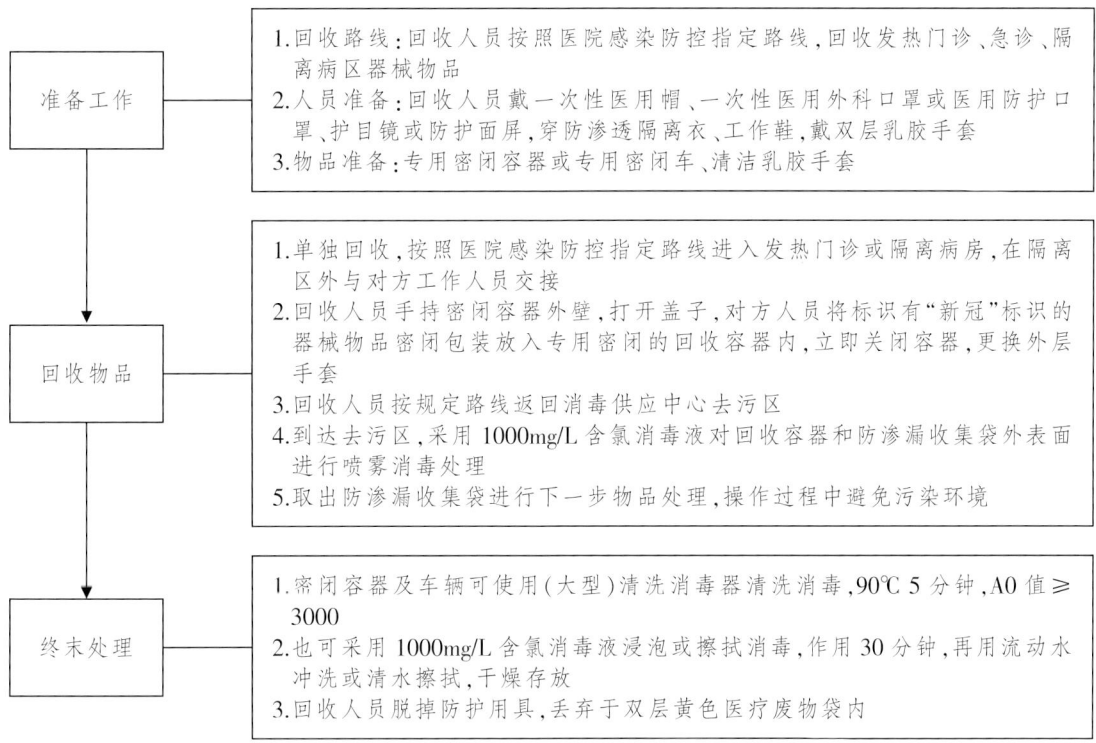

图 3-18　疑似患者复用医疗器械器具和物品回收流程图

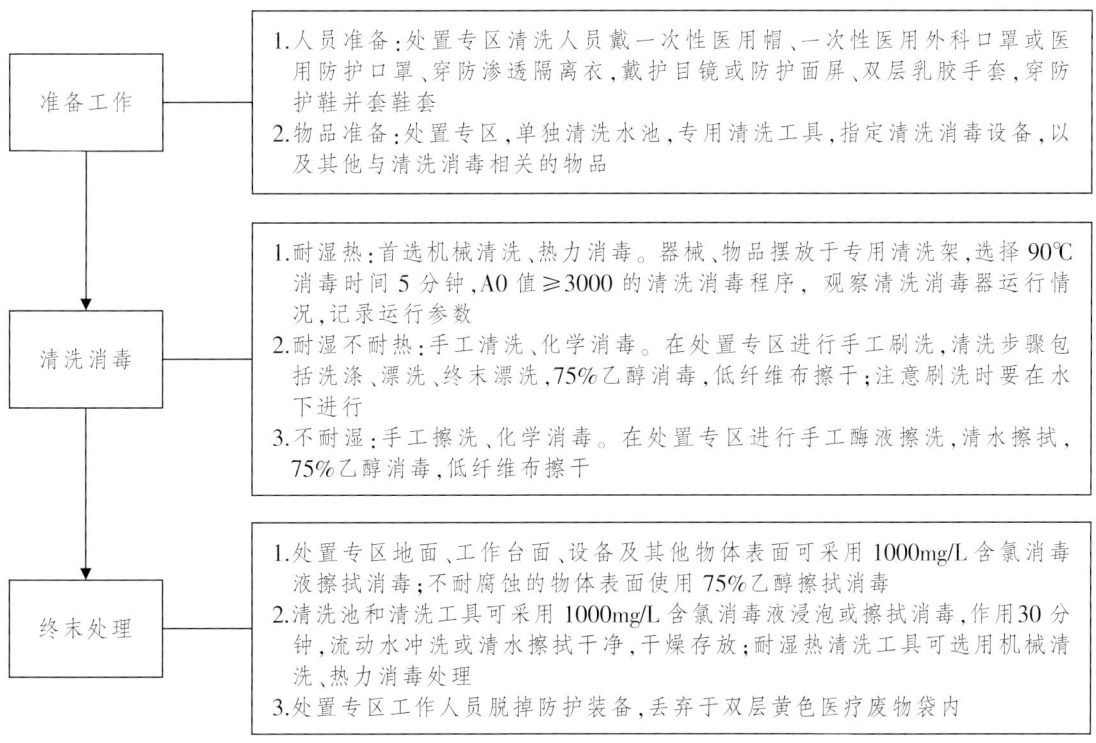

图 3-19　疑似患者复用医疗器械、器具和物品清洗消毒流程图

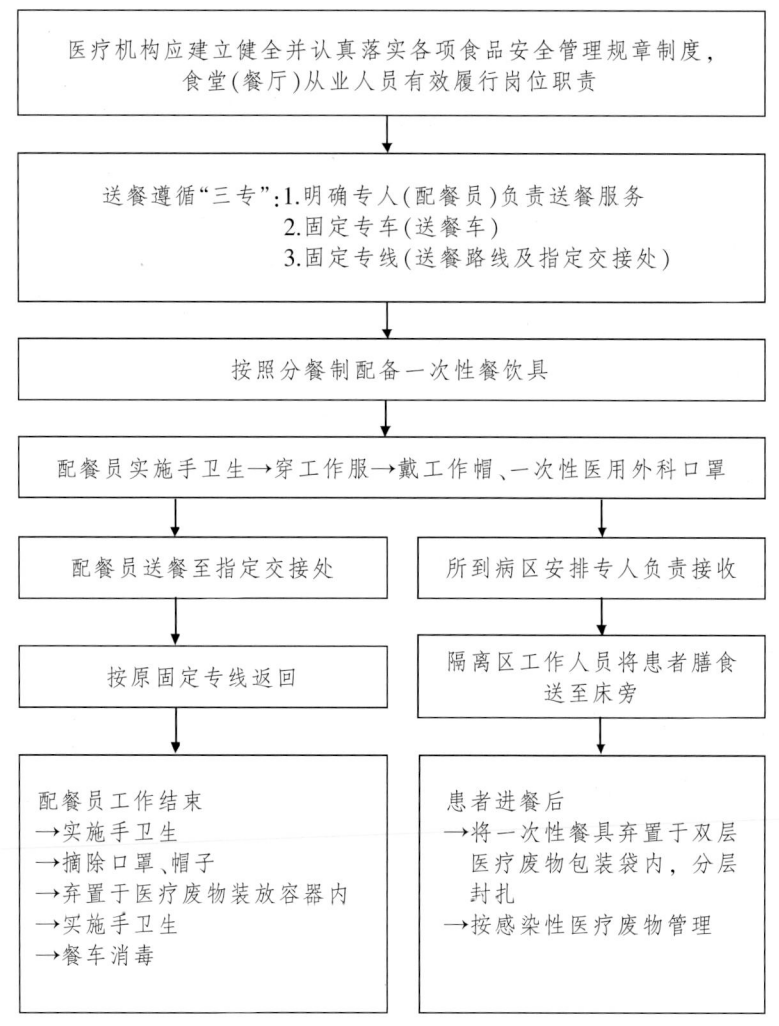

图 3-20 疑似患者送餐流程图

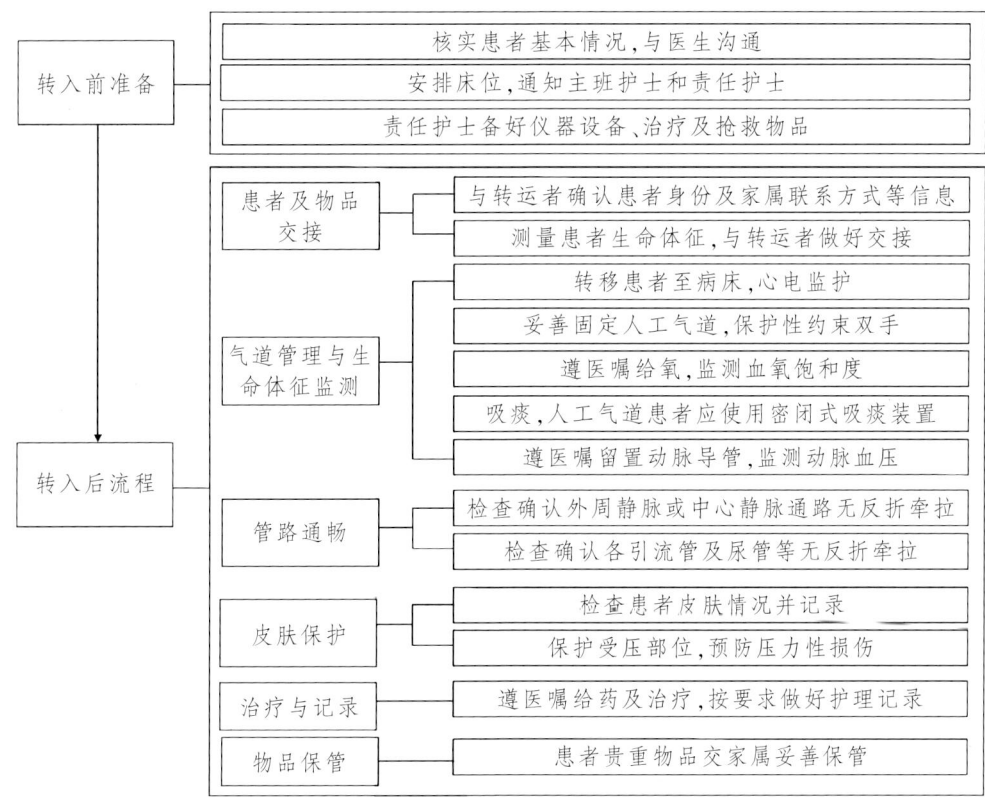

图 3-21　危重症患者转入 ICU 护理流程图

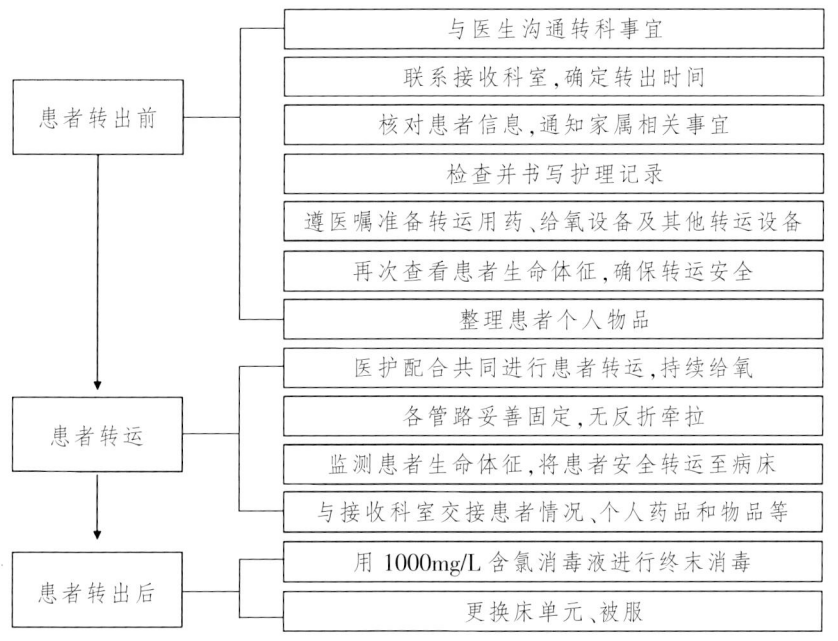

图 3-22　危重症患者转出 ICU 护理流程图

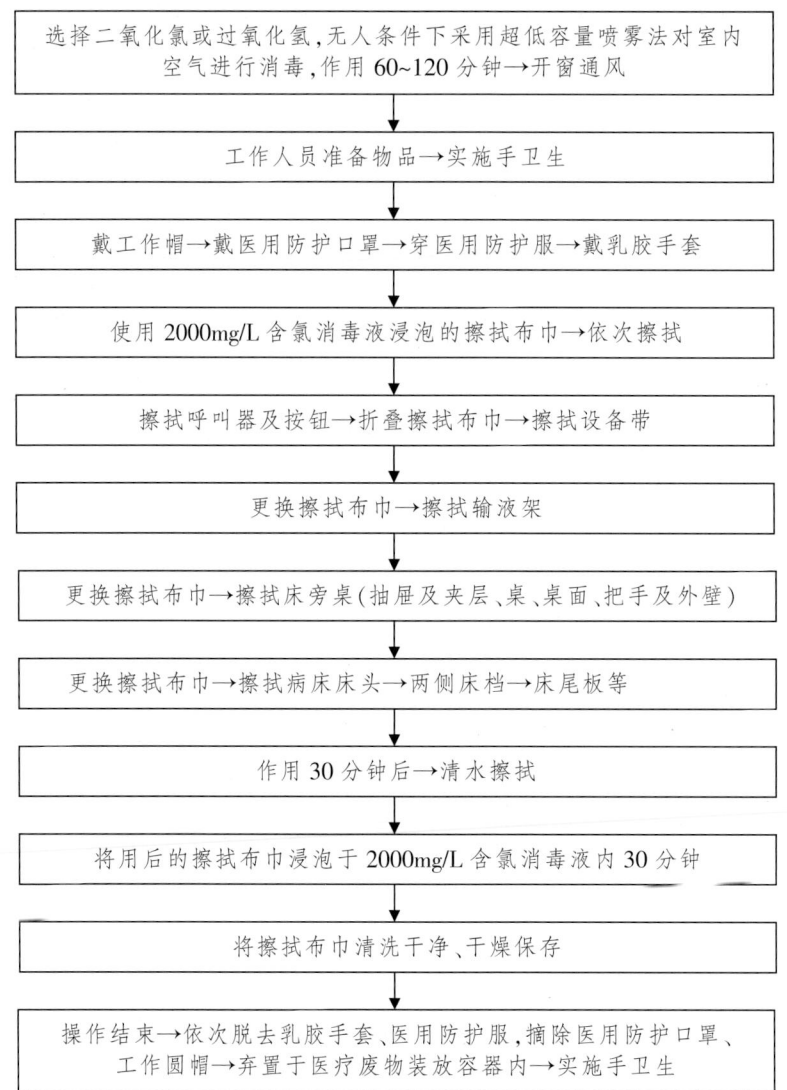

选择二氧化氯或过氧化氢,无人条件下采用超低容量喷雾法对室内空气进行消毒,作用 60~120 分钟→开窗通风

工作人员准备物品→实施手卫生

戴工作帽→戴医用防护口罩→穿医用防护服→戴乳胶手套

使用 2000mg/L 含氯消毒液浸泡的擦拭布巾→依次擦拭

擦拭呼叫器及按钮→折叠擦拭布巾→擦拭设备带

更换擦拭布巾→擦拭输液架

更换擦拭布巾→擦拭床旁桌(抽屉及夹层、桌、桌面、把手及外壁)

更换擦拭布巾→擦拭病床床头→两侧床档→床尾板等

作用 30 分钟后→清水擦拭

将用后的擦拭布巾浸泡于 2000mg/L 含氯消毒液内 30 分钟

将擦拭布巾清洗干净、干燥保存

操作结束→依次脱去乳胶手套、医用防护服,摘除医用防护口罩、工作圆帽→弃置于医疗废物装放容器内→实施手卫生

图 3-23　出院患者床单元终末清洁消毒流程图

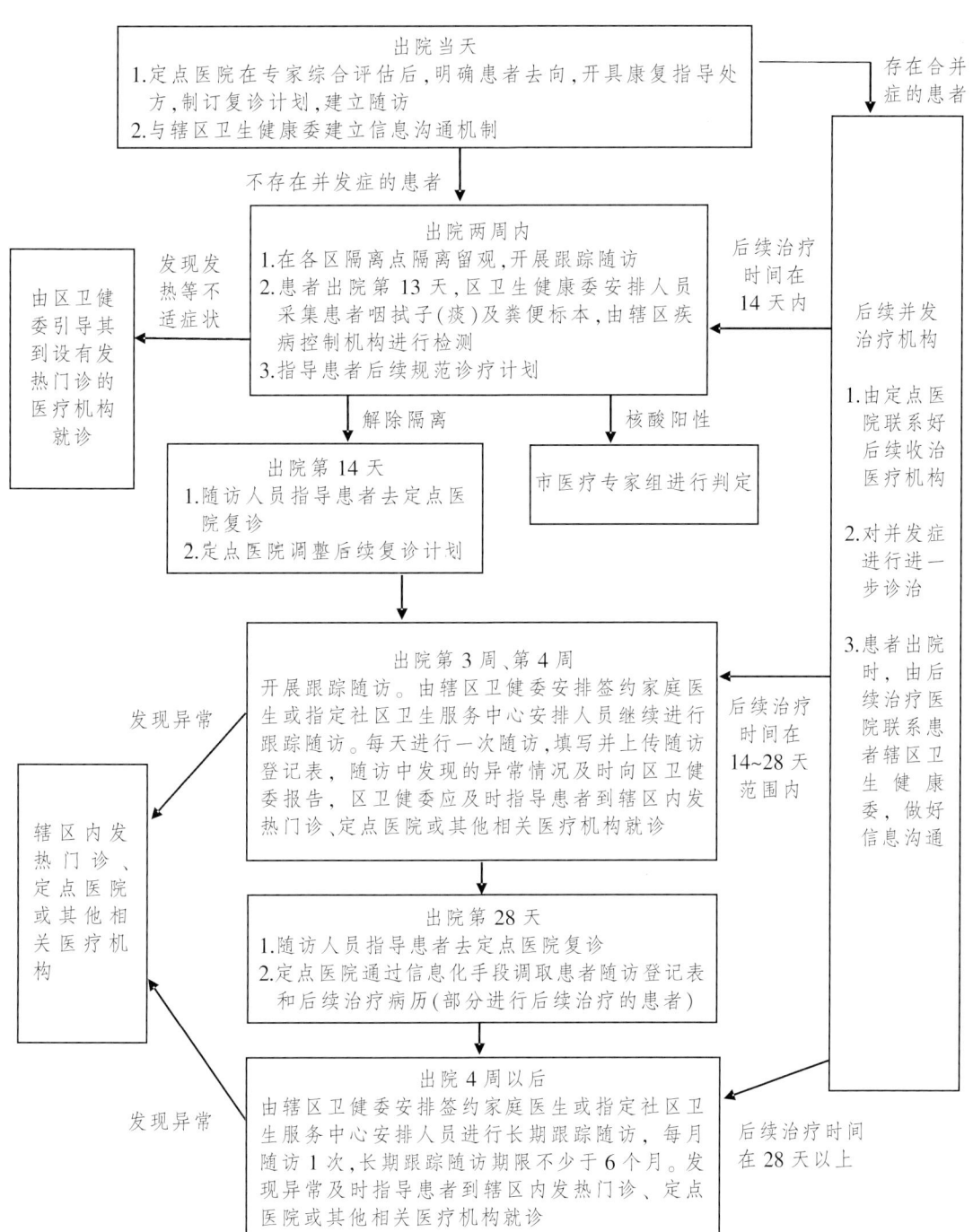

图 3-24 患者出院随访工作流程图

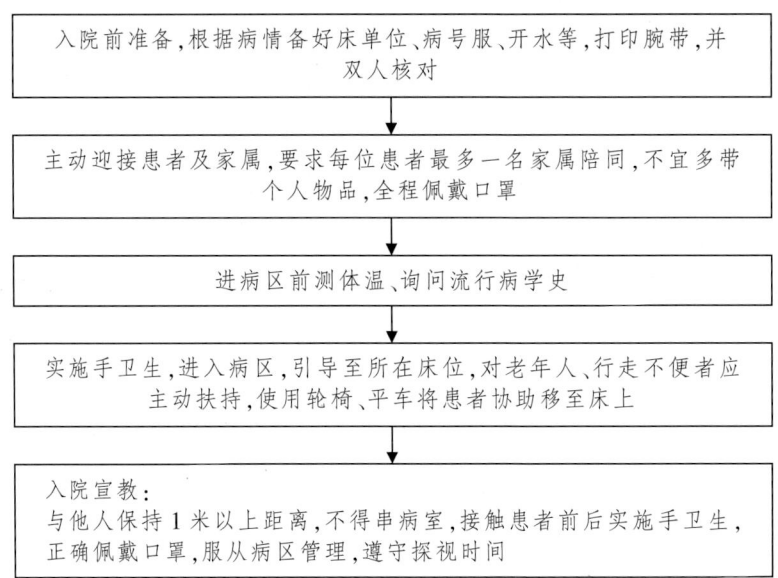

图 3-25　普通病区复医后入院流程图

第四节　新冠肺炎患者护理要点

新冠肺炎主要通过呼吸道飞沫和接触传播,具有类型复杂、传染性强、人群普遍易感等特点,对临床护理工作提出了更高的要求。为做好新冠肺炎救治与护理,保障患者安全,从学术角度为临床一线护理工作者总结管理经验与护理方法,制订了新冠肺炎患者护理要点总则、轻型和普通型患者护理要点、重型和危重型患者护理要点,为新冠肺炎患者提供人性化、专业化、整体化的护理服务。

一、新冠肺炎患者护理要点总则

(一)病区布局与环境清洁消毒

1.病区布局
要设立相对独立区域,分为清洁区、潜在污染区和污染区,设立两通道和三区之间的缓冲间。各区之间界线清楚,标志明显。

2.病区空气
病房应保持良好通风环境。每日通风 2~3 次,每次不少于 30 分钟。室内空气消毒在无人条件下,可选择过氧乙酸,过氧化氢和二氧化氯等消毒液,采用超低容量喷雾法进行消毒。有条件的医疗机构可配备循环风空气消毒设备(医用)进行空气消毒。

3.物体表面、地面、空气消毒

物体表面可选择用 1000mg/L 含氯消毒液或 500mg/L 二氧化氯消毒液，采用擦拭或浸泡消毒方法。地面可用 1000mg/L 含氯消毒液擦拭或喷洒消毒。

(二)感染防护与管理

1.医务人员防护

(1)严格执行《医务人员手卫生规范》(WS/T 313–2019)。

(2)实施分级防护。参照《天津市卫生健康委员会关于印发医疗机构内新型冠状病毒感染的肺炎防护用品选择使用指南(暂行)的通知》(津卫医政〔2020〕78 号)和《天津市药品监督管理局 天津市卫生健康委员会关于修订新冠肺炎疫情防控期间防控用品查验使用有关问题的通知》(津药监械管〔2020〕3 号)执行。

(3)静脉注射使用留置针或安全型留置针,避免发生针刺伤。

2.住院患者防护

(1)疑似病例或确诊病例应分区域安置。谢绝探视。

(2)若病情允许,患者住院期间佩戴医用外科口罩。

(3)严格患者呼吸道分泌物、排泄物、呕吐物等处理。大量污染物用含吸水成分的消毒粉、漂白粉或一次性吸水材料完全覆盖后,浇上足量的 5000~10 000mg/L 含氯消毒液,作用 30 分钟以上,清除干净。清除过程中避免接触污染物。患者的排泄物、分泌物、呕吐物等应有专门容器收集,用 20 000mg/L 含氯消毒液,按粪、药比 1:2 的比例浸泡消毒两小时。

(三)生命体征监测与护理

(1)严密监测患者生命体征变化。重点监测体温,呼吸节律、频率和深度及血氧饱和度等。

(2)发热患者根据医嘱给予退热处理。

(3)使用退热药物后应密切监测体温变化和出汗情况。

(4)使用无创呼吸机辅助通气患者,应按医嘱调节吸气压力、呼气压力和吸氧浓度等参数。

(5)行气管插管或气管切开需建立人工气道的患者,护理人员需在实施三级防护措施下,采用密闭式吸痰,做好人工气道管理。

(四)心理评估与支持

每日对患者进行心理评估,评估患者认知改变、情绪反应和行为变化等。推荐使用抑郁量表和广泛焦虑量表(见表 3–3 至表 3–6),筛选高危人群,采取针对性措施。

(五)标本采集与管理

(1)根据医嘱,以标准操作流程正确采集患者呼吸道分泌物及血标本。

(2)严格设置专人、专用工具和流程,转运患者标本,并做记录。

(3)医疗废物严格按规定处理,使用双层包装,包装外应有明确标识并及时密封,规范处置。患者生活垃圾按医疗废物处理。

(六)病情观察与护理

(1)观察患者意识及全身症状,如全身肌肉疼痛、乏力、食欲下降等。

(2)观察患者咳嗽、咳痰、胸闷、呼吸困难及发绀情况。

(3)遵医嘱实施氧疗,并观察治疗效果。氧疗装置专人专用,防止交叉感染。

(4)重症患者记录 24 小时出入量,观察呕吐物及大便次数、性质和量等。

(5)遵医嘱按时、按剂量正确给药,注意观察药物不良反应。

(6)对生活不能自理的患者,做好日常护理。

(7)做好患者的健康指导,保证充分的睡眠、营养等。

(8)落实皮肤护理,做好压力性损伤的预防与护理。

(9)预防并及时发现患者并发症,遵医嘱正确实施护理措施。

(七)营养支持与管理

(1)加强营养支持,给予高热量、高蛋白、高维生素、易消化的饮食。

(2)轻症患者鼓励每日保证充足饮水量。

(3)重症患者根据医嘱给予肠内或肠外营养支持。

(八)患者转归与护理

1.出院患者健康指导

(1)公共场合佩戴口罩。

(2)勤洗手。

(3)增强免疫力,做好个人防护。

2.死亡患者尸体处理

(1)患者死亡后,要尽量减少尸体移动和搬运,由接受过培训的工作人员在严密防护下及时处理。

(2)用 3000~5000mg/L 含氯消毒液或 0.5%过氧乙酸棉球或纱布填塞患者口、鼻、耳、肛门、气管切开处等所有开放通道或创口。

(3)用浸有消毒液的双层布单包裹尸体,装入双层尸体袋中,由民政部门派专用车辆直接送至指定地点尽快火化。

二、轻型和普通型患者护理要点

(一)一般氧气吸入护理要点

(1)嘱患者取舒适卧位,解释吸氧目的、方法及注意事项。

(2)密切观察患者生命体征变化,患者出现喘憋、呼吸困难等不适时及时通知医生,遵医嘱及时调节吸氧流量。

(3)观察患者痰液性质,出现痰液干燥等情况,遵医嘱给予雾化吸入。

(4)用餐时遵医嘱由文丘里(Venturi)面罩吸氧转为鼻塞吸氧,尽量减少断氧间隔。

(5)及时识别并发症,如氧中毒、高碳酸血症、医疗器械相关压力性损伤等。

(二)心理评估与支持要点

1.隔离治疗初期

(1)可能出现的心态:麻木、否认、愤怒、恐惧、焦虑、抑郁、失望、抱怨、失眠或攻击等。

(2)干预原则:支持、安慰为主。宽容对待患者,稳定患者情绪,及早评估自杀、自伤、攻击风险。

(3)干预措施

①理解患者出现的情绪反应属于正常的应激反应,做到事先有所准备,不被患者的攻击性语言和过激行为所激怒而失去护理人员的立场。

②给予心理危机干预,解释隔离治疗的重要性和必要性,鼓励患者树立积极恢复的信心。强调隔离手段不仅是为了更好地观察、治疗患者,同时是保护亲人和社会安全的方式。

③告知目前治疗的要点和干预的有效性。

④给予与疾病相关的健康教育材料。

⑤必要时请精神科会诊。

2.隔离治疗期

(1)可能出现的心态:除上述可能出现的心态以外,还可能出现孤独感,或因对疾病的恐惧而不配合、放弃治疗,或对治疗过度乐观和期望值过高等心态。

(2)干预原则:积极沟通信息、必要时精神科会诊。

(3)干预措施

①根据患者能接受的程度,客观如实告知病情和外界疫情,使患者做到心中有数。

②协助与外界亲人沟通,转达信息。

③积极鼓励患者配合治疗的所有行为。

④尽量使环境适宜患者的治疗。

⑤必要时请精神科会诊。

3.推荐具体干预方法

(1)呼吸放松

第一步:合上双眼,用一个舒服的姿势平躺或者坐着,轻轻闭上嘴,用鼻子缓缓吸气,心里默念"吸"。吸气的时候不要让胸部感到过度的扩张和压力。

第二步:用鼻子缓缓地呼气,心里默念"呼",呼气的过程不宜过快。

第三步:在反复的呼吸过程中,尝试将注意力放在自己的呼吸上面,感受气流与鼻腔之间摩擦的感觉,以及鼻腔内温度的变化。

第四步:重复前三步,保持5~15分钟,如果在这个过程中注意力无法一直集中到呼吸上,这是很正常的,不必勉强去做或为此自责。

(2)身体减压。通过改变身体的姿势给自己减压放松,例如:做手指操、颈部操等。通过读书、看娱乐节目、听音乐、绘画等转移注意力。

(3)建立人际连接。采用电话、短信、微信或视频方式加强与亲友的交流。尽可能找谈得来的人交流,找能谈私人话题的人交流。与人交流即是释放,是最有效的舒缓情绪的方式,也是最重要的维持情感联系的方式。

三、重型和危重型患者护理要点

(一)主动温湿化高流量氧疗(HFNC)护理要点

(1)治疗前向患者做好解释工作,使患者明确治疗目的,消除紧张、恐惧等情绪,建议卧位或头高位(大于20°)。

(2)了解患者鼻腔通气情况,嘱患者治疗过程中尽量闭口呼吸。

(3)按要求进行氧疗的加温加湿,保证患者吸入的舒适性。

(4)治疗过程中严格控制吸氧浓度和时间,严密监测生命体征变化,尤其注意血氧饱和度,并做好交接班。

(5)保证高流量氧疗管路的通畅,防止管路的牵拉、打折、移位。

(6)治疗过程中鼓励患者自主咳嗽,教会患者正确的咳嗽、咳痰方法。

(7)如遇高流量氧疗与无创机械通气或普通面罩吸氧两种治疗方法更替时,尽量减少断氧间隔。

(8)如遇气管切开接高流量氧疗时,注意观察痰液颜色、性质、量,及时吸痰保证气道通畅。

(9)及时处理机器报警,保障患者安全。

(二)无创机械通气护理要点

(1)上机前做好患者的配合方法及注意事项的指导,消除紧张情绪,选择合适的面罩并做好颜面部及耳郭的保护。

(2)密切观察患者意识、面色、自主咳痰能力、生命体征等,尤其是血氧饱和度、呼吸情况,嘱患者闭口呼吸,指导患者如何与呼吸机同步。

(3)动态关注呼吸机参数,如吸气压、呼吸频率、漏气量等,及时处理呼吸机报警。

(4)及时调整呼吸机面罩与面部的贴合情况,头带松紧适宜。

(5)鼓励自主咳痰,协助患者保持气道通畅,必要时予以吸痰。

(6)饮食需少量多餐,防止无创机械通气过程中胃内容物反流、误吸的风险。

(7)保持气道充分湿化,密切观察湿化水的使用量,及时倾倒冷凝水。

(8)定期监测血气分析结果,遵医嘱调节呼吸机参数。

(9)做好并发症的观察和护理,如误吸、胃胀气、颜面部压力性损伤、结膜炎、口干等。

(10)加强患者心理护理,做好解释工作,必要时通知医生给予药物干预。

(三)有创机械通气护理要点

(1)评估气管插管的外露刻度,观察气管插管固定是否牢固及口腔情况,定时进行口腔护理。

(2)密切观察呼吸机各项参数及生命体征变化,及时处理呼吸机报警,发现问题及时报告医生。

(3)保持呼吸道通畅,定时翻身、拍背,适时吸痰。

(4)保持气囊压力在 25~30cmH$_2$O(1cmH$_2$O=0.098kPa),做好交接班。

(5)正确连接囊上吸引装置,保持压力在 100~150mmHg(1mmHg=0.133kPa),并观察分泌物的颜色、性质、量。

(6)保持气道充分湿化,密切观察湿化温度、湿化水用量,及时添加湿化水及倾倒呼吸机集水杯冷凝水。

(7)密切观察呼吸机管路是否通畅,防止打折或受压及管路脱出等意外发生。

(8)严格落实预防呼吸机相关性肺炎的集束化护理措施。

(9)加强患者心理护理,做好解释工作,必要时通知医生给予药物干预。

(四)气管切开护理要点

1.气管切开接呼吸机辅助呼吸患者

(1)气管切开术后两日内密切关注气管切开伤口有无渗血、渗液及皮下气肿、气胸等并发症发生,及时通知医生。

(2)取半卧位,保证呼吸道通畅,定时翻身、拍背,适时吸痰,观察痰液的颜色、性质和量。

(3)密切观察呼吸机各项参数及生命体征变化,发现问题及时通知医生。

(4)切口敷料保持清洁、干燥,每日两次换药,敷料如有污染随时更换。

(5)保持气囊压力在 25~30cmH$_2$O,做好交接班。

(6)正确连接囊上吸引装置,保持压力在 100~150mmHg,并观察分泌物的颜色、性质、量。

(7)保持气道充分湿化,密切观察湿化温度、湿化水用量,及时添加湿化水及倾倒呼吸机集水杯冷凝水。

(8)保持寸带松紧度适宜,如有污染随时更换,做好颈项部皮肤保护。

(9)防止气切套管与呼吸机管路的牵拉及呼吸机管路打折、移位等。

2.普通气管切开氧疗患者

(1)取舒适体位,保证呼吸道通畅,定时翻身、拍背,适时吸痰,观察痰液的颜色、性质和量。

(2)密切观察患者的生命体征变化,尤其是血氧饱和度、呼吸情况。

(3)正确安装加温加湿装置,检查装置连接的紧密性,根据病情遵医嘱及时调节吸氧浓度并严格做好交接班。

(4)动态观察加温加湿装置的工作状态,及时处理报警。

(5)密切观察湿化水的使用量,如有冷凝水应及时倾倒。

(6)遵医嘱调节气囊压力在15~20cmH₂O。

(五)心理评估与支持要点

1.隔离治疗初期

(1)可能出现的心态:麻木、否认、愤怒、恐惧、焦虑、抑郁、失望、抱怨、失眠或攻击等。

(2)干预原则:支持、安慰为主。宽容对待患者,稳定患者情绪,及早评估自杀、自伤、攻击风险。

(3)干预措施

①理解患者出现的情绪反应属于正常的应激反应,做到事先有所准备,不被患者的攻击性语言和过激行为所激怒而失去护理人员的立场。

②给予心理危机干预,解释隔离治疗的重要性和必要性,鼓励患者树立积极恢复的信心。强调隔离手段不仅是为了更好地观察、治疗患者,同时是保护亲人和社会安全的方式。

③告知目前治疗的要点和干预的有效性。

④给予与疾病相关的健康教育材料。

⑤必要时请精神科会诊。

2.隔离治疗期

(1)可能出现的心态:濒死感、恐慌、绝望等。

(2)干预原则:安抚、镇静,注意情感交流,增强治疗信心。

(3)干预措施:安抚、镇定的同时,加强原发病的治疗,减轻症状。

表3-3　抑郁量表

问题:在过去两周内,有多少时候您受到以下任何问题困扰?	0=完全不会	1=有几天	2=一半以上的天数	3=几乎每天
1.感觉紧张、焦虑或急切	0	1	2	3
2.不能够停止或控制担忧	0	1	2	3
3.对各种各样的事情担忧过多	0	1	2	3
4.很难放松下来	0	1	2	3
5.由于不安而无法静坐	0	1	2	3
6.变得容易烦恼或急躁	0	1	2	3
7.感到似乎将有可怕的事情发生而害怕	0	1	2	3

表 3-4　抑郁量表评分规则及治疗建议

分值	结果分析	治疗建议
0~4	没有抑郁	无
5~9	轻度抑郁	观察等待:随访时复查
10~14	中度抑郁	制订治疗计划,考虑心理咨询,随访和(或)药物治疗
15~19	中至重度抑郁	积极药物治疗和(或)心理治疗
20~27	重度抑郁	立即首先选择药物治疗,若严重损伤或对治疗无效,建议转移至精神疾病专科,进行心理治疗和(或)综合治疗

表 3-5　广泛焦虑量表

问题:在过去两周内,有多少时候您受到以下任何问题困扰?	0=完全不会	1=有几天	2=一半以上的天数	3=几乎每天
1.做事时提不起劲或没有兴趣	0	1	2	3
2.感到心情低落、沮丧或绝望	0	1	2	3
3.入睡困难、睡不安稳或睡眠过多	0	1	2	3
4.感觉疲倦或没有活力	0	1	2	3
5.食欲不振或吃太多	0	1	2	3
6.觉得自己很糟,或觉得自己很失败,或让自己或家人失望	0	1	2	3
7.对事物专注有困难,例如,阅读报纸或看电视时,不能集中注意力	0	1	2	3
8.动作或说话速度缓慢到别人已经觉察或正好相反,烦躁或坐立不安、动来动去的情况更胜于平常	0	1	2	3
9.有生不如死或用某种方式伤害自己的念头	0	1	2	3

表 3-6　广泛焦虑量表评分规则及治疗建议

分值	结果分析	治疗建议
0~4	没有焦虑	无
5~9	轻度焦虑	观察等待:及时随访
10~14	中度焦虑	制订治疗计划,考虑心理咨询,随访和(或)药物治疗
15~21	重度焦虑	积极药物治疗和(或)心理治疗

第五节　护理与感染防控应急预案

一、病房发现疑似患者应急预案

(1)发现新冠肺炎疑似患者,在第一时间内通知医务处、护理部、感染管理科等有关部门。

(2)立即采取相应的隔离措施,将患者转入隔离病区进行单间隔离。如患者不具备转入隔离病区条件,应就地隔离,将同病室人员转出。

(3)同病室患者就地进行单间医学观察,严禁探视。

(4)与患者密切接触的医护人员进行单间集中医学观察。

(5)护理疑似患者的人员按照一线科室防护级别进行防护。

(6)及时向隔离病房做好患者病历及其他药物、物品的交接。

(7)患者产生的垃圾均按感染性医疗废物处理。外面标注"新冠"字样,转交给物业人员时,应对外层使用1000mg/L含氯消毒液进行喷洒。

(8)患者转出后,应严格按照《新型冠状病毒肺炎防控方案》进行终末消毒处理。

二、疑似患者突发病情变化应急预案

(1)新冠肺炎疑似患者突发病情变化,立即判断并采取相应护理措施,同时通知医生。

(2)立即准备好抢救物品、药品及所有可能使用的防护用品。

(3)在防护下积极配合医生对患者进行抢救。

(4)可能进行产生气溶胶的操作时,应采取最高级别防护。

(5)按照标准操作流程进行操作。

(6)及时通知患者家属,由医生向其家属告知病情变化,并做好家属安抚工作。

(7)根据患者病情具体情况进行相应的风险评估,给予相应的护理措施。

(8)及时通知护理部、医务处等相关部门。

三、疑似患者自行离院应急预案

(1)密切观察和了解疑似患者的心理动态,对出现情绪波动人员进行心理疏导。

(2)及时识别新冠肺炎疑似患者可能出现自行离院的迹象,采取有效措施,减少患者自行离院情况,保障患者安全。

(3)疑似患者所有外出检查均应有专人防护后护送。提前与相关科室电话沟通,缩短外出时间。

(4)发现新冠肺炎疑似患者自行离院,应立即上报保卫处。

(5)尽可能提供患者相关资料,协助疾控中心人员查找患者去向。

(6)患者返回后,应立即通知相关部门。

(7)认真记录患者外出路径及接触人员,协助疾控中心进行流行病学调查。

四、疑似患者发生心理问题应急预案

(1)及时评估,识别新冠肺炎疑似患者可能出现的心理状况,如侥幸心理、躲避治疗、怕被歧视、焦躁等。

(2)指导患者正常作息,保证饮食和睡眠。

(3)指导患者进行自我情绪调节,放松减压,如呼吸放松、身体减压等,减少应激。

(4)鼓励患者建立人际连接,使用电话、短信、微信或视频方式加强与亲友的交流。与人交流即是释放,是最有效的舒缓情绪的方式,也是最重要的维持情感联系的方式。

(5)当患者仍无法缓解负面情绪,内心充满恐惧和焦虑,并且影响睡眠和饮食时,协助患者寻求专业指导。

五、医护人员发生意外暴露应急预案

(1)医护人员要增强安全防护意识,在进行医疗操作时要遵守操作规程,做好标准预防,加强防护,防止意外暴露。

(2)规范使用个人防护装备。接触或可能接触新冠肺炎疑似患者和感染者、污染物(血液、体液、分泌物、呕吐物和排泄物等)及其污染的物品或环境表面的所有人员均应做好个人防护。

(3)加强手卫生。无明显污染物时,应使用速干手消毒液。有肉眼可见污染物时,应使用洗手液在流动水下洗手,然后使用速干手消毒液。在日常工作中应严格采取手卫生措施,尤其是戴手套和穿个人防护装备前,对患者进行无菌操作前,有可能接触患者血液、体液及其污染的物品或污染的环境表面之后,脱去个人防护装备的过程中,需特别注意执行手卫生措施。

(4)规范脱掉防护装备防止暴露。

(5)医护人员在进行医疗操作时,应特别注意防止意外暴露。如不慎发生意外暴露,立即上报护理部、感染管理科。

六、疑似患者就诊流程及防控应急演练方案

为提高我院医护人员对新型冠状病毒感染性疾病的认识,掌握其就诊流程及防控措施,做到早发现、早报告、早诊断、早治疗,避免漏诊,故组织本次新冠肺炎疑似患者就诊流程及防控模拟演练。

(一)地点

门诊鉴诊分诊处、急诊鉴诊分诊处、发热隔离诊室、检验科、放射科。

(二)参加人员

护理部、感染管理科、医务处、门诊办公室、预防保健科、门急诊鉴诊分诊医务人员,物资处、发热诊室医务人员,检验科专职人员,会诊专家等人员。

(三)内容与步骤

场景 1 门、急诊鉴诊分诊处演练内容

演员扮成发热患者(体温 37.5℃、两周内曾去武汉旅游回津)到门诊预检分诊处咨询就诊科室。

1.考察以下内容

(1)分诊护士是否戴一次性外科口罩。

(2)护士是否询问症状体征和流行病学相关内容,并发放一次性外科口罩。

(3)如果测试体温,对使用过的体温计处置是否合规。

(4)对患者基本情况进行登记,内容是否齐全。

(5)是否电话通知发热门诊预检分诊人员做好相应准备,并引领该患者到发热隔离诊室。

2.提问

(1)新冠肺炎观察病例的流行病学史:发病前两周内有无武汉市旅游史或武汉市相关市场,特别是农贸市场直接或间接接触史;是否有聚集性发病或与确诊病例、轻症病例和无症状感染者有流行病学关联。

(2)患者使用的体温计处置:将体温计放入 1000mg/L 含氯消毒液浸泡 30 分钟。

场景 2 发热隔离诊室演练内容(接诊、采血、影像)

1.考察以下内容

(1)发热预检分诊人员接到电话后隔离诊室及防护用品的准备情况。

(2)接诊医务人员防护着装(工作服、佩戴医用防护口罩和一次性帽子)是否合规。

(3)接诊医生对患者进一步问诊并进行信息登记手续是否齐全。

(4)护士采集血标本时,防护着装是否合规(穿工作服、戴手套、佩戴医用防护口罩和一次性帽子,可能受到患者血液、体液、分泌物等物质喷溅时穿隔离衣,并佩戴护目镜或防护面屏)。

(5)护士标本采集后是否立即放入有"生物危害"标识的专用标本运送容器内进行运送,保持容器外部的清洁。

(6)护士采血后医疗废物处理是否合规,脱下手套是否立即洗手。

(7)护士是否提前电话通知检验科(急诊检验)做好接收标本的准备,并通知指定的运送标本医务人员运送。

(8)接诊医生是否通知放射科进行床旁胸片检查。

(9)放射人员防护着装(工作服、手套、佩戴医用防护口罩和一次性帽子)是否合规。

(10)胸片背板是否套一次性塑料袋。

(11)背板使用后,应由一名室外人员将袋内背板取出,塑料袋是否按医疗废物处置。

(12)放射人员脱去手套后是否立即洗手。

场景 3　观察病例院内上报演练内容(血常规结果回报提示病毒感染,胸片提示肺炎)

1.考察以下内容

(1)由接诊医生上报科室领导,科室领导上报预防保健科(工作日)或总值班(节假日)。

(2)由预防保健科上报医务处、护理部、感染管理科。

(3)医务处组织院内医疗救治专家会诊。

(4)预防保健科上报区疾控中心,医务处报应急办。

2.提问

新型冠状病毒观察病例的标准:①具备流行病学史(发病前两周内有武汉市旅游史或武汉市相关市场,特别是农贸市场直接或间接接触史;有聚集性发病或与确诊病例、轻症病例和无症状感染者有流行病学关联)。②患者临床一般表现为发热;具有肺炎的影像学特征;发病早期白细胞总数正常或减少,或者淋巴细胞计数减少;经过规范抗菌药物治疗 3 天,病情无明显改善或进行性加重。

场景 4　发热隔离诊室演练内容(病原学采集)

1.考察以下内容

(1)医生进行咽拭子采集。防护着装操作流程是否合规(穿工作服、隔离衣,戴手套、医用防护口罩、一次性帽子,并佩戴护目镜或防护面屏)。

(2)咽拭子标本采集后是否立即放入有"生物危害"标识的专用标本运送容器内待 CDC 取样,保持容器外部的清洁。

(3)医生采集标本后脱隔离衣及手卫生是否符合要求。

场景 5　检验科接收及处置标本演练内容

1.考察以下内容

(1)标本是否由指定的医务人员运送,保持运送容器外部的清洁,若有污染应及时进行消毒。

(2)标本运送至检验科后,由运送人员打开容器,是否由检验科指定人员取出。

(3)标本取出后,容器是否由运送人员送回隔离诊室进行消毒处置。

(4)检验科指定处置人员防护是否规范(需穿隔离衣、戴医用防护口罩、一次性帽子、手套,必要时佩戴护目镜或防护面屏)。标本尽可能在生物安全柜内进行检验,操作后应对生物安全柜进行有效消毒。

2.提问

对发热隔离诊室运送的标本检测完毕后,标本如何处置。

场景 6　根据上级指示转运确诊患者到定点医院演练内容

1.考察以下内容

(1)陪同运送人员防护着装(工作服、医用防护服、手套、医用防护口罩、一次性帽子)。

(2)转运患者至指定 120 救护车的院内路径是否熟悉,必要时进行院内沿途群众疏散。

2.提问

(1)环境消毒处置:诊治完毕后用 1000mg/L 含氯消毒液擦拭物体表面,包括诊床、诊椅、工作台、输液架、门把手、电话、水龙头等。开窗通风,紫外线照射消毒 60 分钟。

(2)医疗用品的处置:患者使用过的医疗用品一用一消毒,体温计使用后用 1000mg/L 含氯消毒液浸泡 30 分钟;听诊器、血压表等物品,每次使用后用 1000mg/L 含氯消毒液擦拭消毒;患者使用的被套撤下后立即放入水溶性包装袋盛装结扎,收集人员不清点,直接交洗涤中心专车运送后进行洗涤,消毒后 30 分钟再清洗。

(3)一次性物品的处置:使用后按医疗垃圾分类、收集,应双袋、双扎密闭运送,并签字。

(4)患者的排泄物管理:排泄物应用 5000~10 000mg/L 含氯消毒液作用 30 分钟以上,清除干净。

最后进行现场评估与演练总结。

第六节 新冠肺炎防控质量控制

质量是安全的基石。质量管理除了通过结局来对质量的优劣做一个判断以外,更重要的是需要前瞻性预防。而预防的要点来自与结果密切关联的结构面和过程面因素,并对其进行质量控制。新冠肺炎作为传染性极强的呼吸系统疾病,防控措施落实的质量控制是新冠肺炎疫情防控工作的核心内容,是保证医患安全的关键环节。医疗机构应注重对质量控制进行系统化设计,逐步建立精准化、操作性强的新冠肺炎防控措施落实质量控制管理体系,控制疫情传播,切实维护人民群众生命安全和身体健康,维护社会稳定。

紧密围绕"严把质量关口"原则,制订护理部督导检查表、住院病房督导检查表、环境消毒落实督导检查表、医疗废物处置落实督导检查表、重点点位督导检查表、医护人员健康监测表等,涉及以下督查内容。

(1)是否落实医务人员的各类规范及防护标准。

(2)是否做好对医务人员、门诊患者、住院患者、探视人员等的疫情防控监测和告知工作。

(3)是否做好重点点位、病区等场所的消毒隔离工作以及公用医疗设备的消毒工作,并由专人负责消毒、记录。

(4)是否针对人员的疫情相关流行病学接触史情况,按照医院相关规定严格管理。

(5)是否合理处置医疗废物。

一、护理部新冠肺炎防控质量控制(表 3-7)

表 3-7　护理部督导检查表

病区	在岗护士人数	病区物体表面消毒情况		患者情况				家属情况				医疗垃圾分类	
						发热患者							
		是	否	总人数	有流行病史人数	人数	是否单间	进入病区人数	未测体温人数	未戴口罩人数	未行手卫生人数	是	否(存在问题)

二、住院病房新冠肺炎防控质量控制(表 3-8)

表 3-8　住院病房督导检查表

病区	患者管理									无陪伴管理						
			发热患者		外出检查			新入院		新入院家属				手术家属		固定家属
	患者人数	是否戴口罩	人数	是否单间	专用运送工具消毒	是否有陪检家属	检查后交接	是否询问有行病学史	携带物品管理	进入病区人数	是否询问流行病学史若有问题请写明	是否告知取消陪伴制度	停留时间	家属来院人数	术后回病房	患者人数	是否患者家属一一固定

三、环境消毒落实督导检查(表3-9)

表3-9　环境消毒落实督导检查表

检查项目	检查内容	是否落实	
		是	否(写明病区名称)
病房环境及物体表面消毒	1.病房、工作区、生活区物体表面、门把手等是否消毒擦拭		
	2.消毒剂是否按照浓度配制,浓度是否合格		
	3.配制消毒剂的容器是否有刻度		
	4.地面是否每天消毒		
个人防护	1.是否执行防护措施		
	2.是否戴手套前进行洗手		
	3.接触污染区后,戴手套的手是否触碰清洁区域		
	4.是否执行治疗后做手卫生		
	5.是否在接触医疗废物后做手卫生		
	6.是否用污染的手触摸自己的清洁部位		
医疗废物分类	1.医疗废物分类放置正确		
	2.盛装容器正确、清理及时		
	3.结扎及密闭性、标识正确		

四、医疗废物处置落实督导检查(表3-10)

表3-10　医疗废物处置落实督导检查表

督导点位	检查内容											问题描述
	垃圾分类	盛装容器正确	清理及时	结扎及密闭性	标识正确	消毒符号要求	盛放及运送工具清洁	运送途中无洒落	签字完善	个人防护	手卫生符合要求	
发热门诊												
隔离病房												
CT专室												
医疗暂存处												
门、急诊区域												
普通病房												
院落区域												
其他部门												

各项填写要核实清楚,为后期区疾控中心开展密接人员调查及消毒隔离做好前期准备。

四、病例报告

面对严峻的疫情形势,预防保健科立即组织科内人员 24 小时值班制,日夜待命,严格落实院内专家会诊后 2 小时内网络直报制度,形成每日交班、每日培训、每日学习的工作常态。对新冠肺炎疑似病例会诊后立即启动报告处置流程(详见图 4-1)。

(一)院内专家组会诊

新冠肺炎疑似病例到发热门诊就诊后完善相关检查,医务处组织院内专家组会诊,完善会诊单,两名专家签字同意后立即通知预防保健科领取会诊单进行病例报告流程。

(二)网络直报

预防保健科接到新冠肺炎疑似病例会诊单后上传到区疾控中心, 经其审核同意后我院方能报告, 预防保健科立即登录中国疾病预防控制信息系统 2 小时内进行网络直报。按照《新型冠状病毒肺炎防控方案》要求,传染病报告卡中病例现住址填写病例发病时的居住地,细化至村、组及社区、门牌号等可随访到病例的详细信息。在网络直报病种中选择"新型冠状病毒肺炎",并在"病例分类"中选择"疑似病例""确诊病例"或"阳性检测"进行报告,疑似病例和确诊病例的"临床严重程度"分类根据《新型冠状病毒肺炎诊疗方案》在网络直报系统的分类中选择"轻型""普通型""重型"或"危重型"进行报告。阳性检测特指无症状感染者,在"临床严重程度"中对应"无症状感染者"。如有特殊情况,需要在备注栏中说明。

五、标本采集及送检

为了便于与河东区疾控中心 24 小时沟通,随时传递病例信息,建立微信联络群,保证信息传达和反馈的及时性和准确性。疑似病例网络直报后,与河东区疾控中心确定采样时间,同时告知隔离病房医生和护士在规定时间内完成标本采集,预防保健科负责安排标本交接过程,确保标本安全交接,顺利送检。

(一)标本种类

每个病例必须采集急性期呼吸道标本(包括上呼吸道标本或下呼吸道标本),重症病例优先采集下呼吸道标本;根据临床需要可留取便标本、全血标本、血清标本。

(1)上呼吸道标本:包括鼻咽拭子、咽拭子等。

(2)下呼吸道标本:深咳痰液、肺泡灌洗液、支气管灌洗液、呼吸道吸取物等。

(3)便标本:留取粪便标本约 10g(花生大小),如果不便于留取便标本,可采集肛拭子。

(4)血液标本:尽量采集发病后 7 天内的急性期抗凝血,采集量 5mL,建议使用含有 EDTA 抗凝剂的真空采血管采集血液。

(5)血清标本:尽量采集急性期、恢复期双份血清。第一份血清应尽早(最好在发病后 7 天内)采集,第二份血清应在发病后第 3~4 周采集。采集量 5mL,建议使用无抗凝剂的真空采血管。血清标本主要用于抗体的测定,不进行核酸检测。

(二)标本采集和处理

1. 鼻咽拭子

采样人员一手轻扶被采集人员的头部,一手执拭子,拭子贴鼻孔进入,沿下鼻道的底部向后缓缓深入,由于鼻道呈弧形,不可用力过猛,以免发生外伤出血。待拭子顶端到达鼻咽腔后壁时,轻轻旋转一周(如遇反射性咳嗽,应停留片刻),然后缓缓取出拭子,将拭子头浸入含 2~3mL 病毒保存液(也可使用等渗盐溶液、组织培养液或磷酸盐缓冲液)的管中,尾部弃去,旋紧管盖。

2. 咽拭子

被采集人员先用生理盐水漱口,采样人员将拭子放入无菌生理盐水中湿润(禁止将拭子放入病毒保存液中,避免抗生素引起过敏),被采集人员头部微仰,嘴张大,并发"啊"音,露出两侧咽扁桃体,将拭子越过舌根,在被采集者两侧咽扁桃体稍微用力来回擦拭至少 3 次,然后再在咽后壁上下擦拭至少 3 次,将拭子头浸入含 2~3mL 病毒保存液(也可使用等渗盐溶液、组织培养液或磷酸盐缓冲液)的管中,尾部弃去,旋紧管盖。咽拭子也可与鼻咽拭子放置于同一管中。

3. 鼻咽抽取物或呼吸道抽取物

用与负压泵相连的收集器从鼻咽部抽取黏液或从气管抽取呼吸道分泌物。将收集器头部插入鼻腔或气管,接通负压,旋转收集器头部并缓慢退出,收集抽取的黏液,并用 3mL 采样液冲洗收集器 1 次(亦可用小儿导尿管接在 50mL 注射器上来替代收集器)。

4. 深咳痰液

要求患者深咳后,将咳出的痰液收集于含 3mL 采样液的 50mL 螺口塑料管中。如果痰液未收集于采样液中,可在检测前加入 2~3mL 采样液,或者加入痰液等体积的痰消化液。临用前将储存液以去离子水稀释至 100mL。也可以采用痰液等体积的含 1g/L 蛋白酶 K 的磷酸盐缓冲液将痰液化。

5. 支气管灌洗液

将收集器头部从鼻孔或气管插口处插入气管(约 30cm 深处),注入 5mL 生理盐水,接通负压,旋转收集器头部并缓慢退出。收集抽取的黏液,并用采样液冲洗收集器 1 次(亦可用小儿导尿管接在 50mL 注射器上来替代收集器)。

6. 肺泡灌洗液

局部麻醉后将纤维支气管镜通过口或鼻经过咽部插入右肺中叶或左肺舌段的支气管,将其顶端契入支气管分支开口,经气管活检孔缓缓加入灭菌生理盐水,每次 30~50mL,总量 100~250mL,不应超过 300mL。

7. 粪便标本

取 1mL 标本处理液,挑取黄豆粒大小便标本加至管中,轻轻吹吸 3~5 次,室温静置 10 分钟,以 8000rpm 离心 5 分钟,吸取上清液进行检测。

粪便标本处理液可自行配制:1.211g Tris,8.5g 氯化钠,1.1g 无水氯化钙或 1.47g 含结晶水的氯化钙,溶解至 800mL 去离子水中,用浓盐酸调节 pH 值为 7.5,以去离子水补充至 1000mL。

也可使用 HANK'S 液或其他等渗盐溶液、组织培养液或磷酸盐缓冲液溶解便标本制备便悬液。如患者出现腹泻症状,则留取粪便标本 3~5mL,轻轻吹打混匀后,以 8000rpm 离心 5 分钟,吸取上清液备用。

8.肛拭子

用消毒棉拭子轻轻插入肛门 3~5cm,再轻轻旋转拔出,立即放入含有 3~5mL 病毒保存液的 15mL 外螺旋盖采样管中,弃去尾部,旋紧管盖。

9.血液标本

建议使用含有 EDTA 抗凝剂的真空采血管采集血液标本 5mL,根据所选用核酸提取试剂的类型确定以全血或血浆进行核酸提取。如需分离血浆,将全血 1500~2000rpm 离心 10 分钟,收集上清液于无菌螺口塑料管中。

10.血清标本

用真空负压采血管采集血液标本 5mL,室温静置 30 分钟,1500~2000rpm 离心 10 分钟,收集血清于无菌螺口塑料管中。

(三)标本包装

(1)所有标本应放在大小适合的带螺旋盖且内有垫圈、耐冷冻的样本采集管里,拧紧。容器外注明样本编号、种类、姓名及采样日期。

(2)将密闭后的标本装入密封袋,每袋限一份标本。样本包装要求要符合《危险品航空安全运输技术细则》相应的标准。

(3)涉及外部标本运输的,应根据标本类型,按照 A 类或 B 类感染性物质进行三层包装。

(四)标本保存

用于病毒分离和核酸检测的标本应尽快进行检测,能在 24 小时内检测的标本可置于 4℃保存;24 小时内无法检测的标本则应置于-70℃或以下保存(如无-70℃保存条件,则于-20℃冰箱暂存)。血清可在 4℃存放 3 天,-20℃以下可长期保存。应设立专库或专柜单独保存标本。标本运送期间应避免反复冻融。

(五)标本交接送检

预防保健科人员与区疾控中心取样人员对接后陪同到交接地点,取样人员与隔离病房护士在清洁区进行标本交接,交接后双方在采样登记单上确认签字。标本采集后应尽快送往实验室,如果需要长途运输,建议采用干冰等制冷方式进行保存。标本采集、运送按照《病原微生物实验室生物安全管理条例》及《可感染人类的高致病性病原微生物菌(毒)种或样本运输管理规定》(卫生部第 45 号令)及其他相关要求执行。

(六)标本结果反馈

区疾控中心检测后通知预防保健科采样结果:①阴性结果,至少间隔 24 小时进行二次采样送检,高度疑似病例按照相关要求适当延长间隔时间(间隔 36 小时或 48 小时),二次采样结果仍为阴性,订正为"其他疾病";②阳性结果,及时订正疫情网报信息,按照《新型冠状病毒肺炎防控方案》要求,上报的"疑似病例",如果新型冠状病毒核酸检测阳性,及时订正为"确诊病例",对所有病例,在"临床严重程度"中,根据病情变化及时进行订正,以病例最严重的状态为其最终状态。同时预防保健科将每次采样结果及时反馈医院指挥部和隔离病房。对于每名疑似病例,每次报病和采样的关键时间节点预防保健科都要有明确记录,并对会诊单、病例信息表及采样登记单留档保存。

六、数据统计与核实

(一)前一日 0 时至 24 时院内疫情数据统计

预防保健科与医务处统一疫情数据报告标准,每日交班前核实前一日 0 时至 24 时疫情数据,医务处填写"发热、疑似及确诊患者统计汇总表",预防保健科填写"新型冠状病毒感染的肺炎个案登记表",同时与医院指挥部沟通,核实疑似病例、新增疑似病例和确诊病例的数据,保证所有信息的及时性、准确性和一致性。

(二)前一日 8 时至当日 8 时院内疫情数据统计

每日交班前,统计前一日 8 时至当日 8 时的疑似病例、新增疑似病例、确诊病例和解除病例的数据,整理核实后报告科室主任及主管院长。

(三)新冠肺炎疑似病例汇总表及各类统计表

每日更新新冠肺炎疑似病例汇总表及各类统计表,为了动态分析我院疫情形势,预防保健科将每日数据制成折线图,并且将数据按区域、性别统计,简单明了,整理核实后报告科室主任及主管院长,为院领导做决策提供有效的依据。

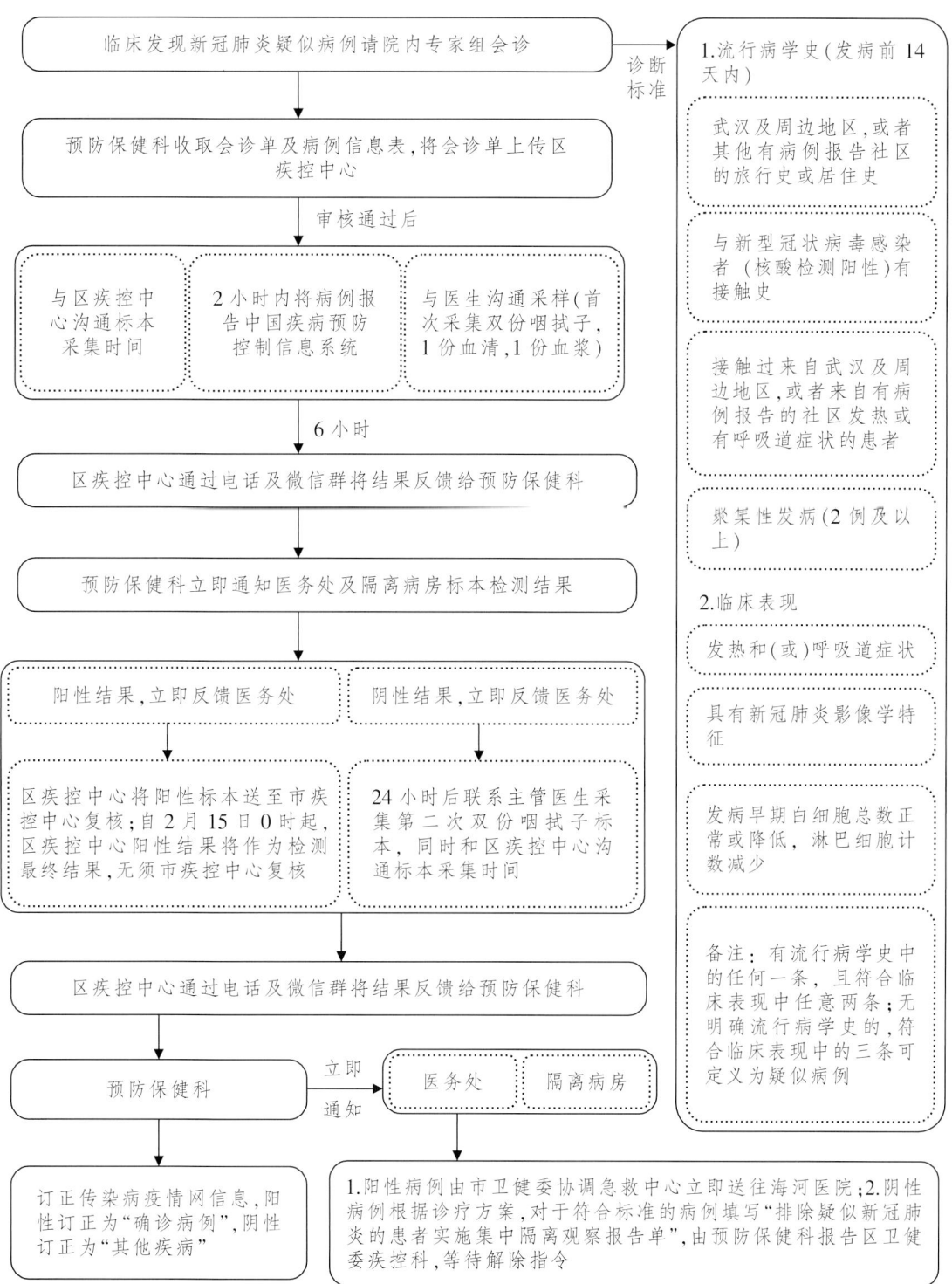

图 4-1 新冠肺炎疑似病例流行病学调查与报告流程图

第 5 章　人员管理与培训

2020年1月20日开始，国家卫健委宣布新冠肺炎为乙类传染病按照甲类管理。2020年1月24日零时起，天津市启动《天津市应对新型冠状病毒感染的肺炎应急预案》一级响应，从此时间开始，天津市出现第一例确诊患者。

面对疫情防控工作的严峻性、复杂性、紧迫性，人力资源作为医院的第一资源，是医院最核心、最重要的资源，我院面对此次突发公共卫生事件，对应急型人力资源高度重视，周密部署，从医院应急人力资源管理、效果评估、人力配置、医疗团队建设等方面，出台并执行一系列管理制度、措施流程及若干应急预案。依据罗伯特·希斯的危机管理4R模型，从缩减、预警、反应、恢复四个阶段，随着突发公共卫生事件响应级别逐渐递增，我院在此次新冠肺炎疫情下的人员管理与培训的覆盖人群和专业类别都在呈梯度上升。

我院在具体实操中，及时调整战时状态、战时机制、战时思维、战时方法，从快速扁平型到层层压实责任的金字塔型人员结构管理，从跨部门沟通与协作到院际驰援与帮扶，从集中作战到双线并行式运行机制，总结出一套适合我院发展的应急型人力资源保障机制。

第一节　人员管理应急方案

出现疫情后，我院高度重视，对人员的管理与调配及时做出预判，疫情工作指挥部建立了战略性的人力资源保障机制，率先制订《新冠肺炎疫情下的人员管理应急方案》，保证在人员数量、专业组合以及分布上达到最优配置，同时满足本院、分院、支援医院以及派出医疗队的需求。

新冠肺炎疫情下的人员管理应急方案

按照习近平总书记的重要指示，以及对做好防控工作的重要要求，按照上级部门统一部署，为切实做好新型冠状病毒感染的肺炎医疗救治工作，保障人民群众生命安全和身体健康，时刻绷紧思想之弦，做最充分的迎战准备，枕戈待旦，严阵以待，坚决打赢疫情防控阻击战，特制订此方案。

一、基本原则

坚持预防为主、协调配合的原则,统一指挥、分级负责,一旦发生疫情事件,最大限度地降低突发事件对人民群众生命和财产产生的危害。

二、组织领导及工作职责

(一)组织领导

组长:党委书记
副组长:副职院领导
组员:各职能处室负责人
下设办公室:人事处

(二)工作职责

(1)严控人员离津、返津管理,缩小并控制本单位突发公共卫生事件发生的人群和范围。

(2)统筹人员管理,组建应急医疗队,以便应对未来不可预期的疫情暴发。

(3)及时解读上级文件,做好绩效测算,保障突发公共卫生事件反应期间的激励机制到位。

三、具体措施

(1)春节期间,切实组织本单位医务人员做好春节应急值守工作,确保一线有足够的救治力量,同时安排足够后备力量,能够随时应对救治工作需要,确保我院医疗救治工作平稳有序。

(2)确定感染疾病科、发热门诊、急症科、重症医学科、呼吸科、高级病房等科室为重点科室,重点科室全体人员即日起不得离津。

(3)加强对医务人员的管理,全院医务人员原则上不得离津,自觉服从医院工作安排。各部门每日要在重点岗位安排充足的骨干医务人员值班,确保责任到人、措施到位、能够迅速有效处置各种医疗救治情况。

(4)根据疫情发展和防控需要,人事处将调配重点科室以外人员增强诊疗力量。通过减少诊疗组或诊疗组岗位等措施,支援一线。

(5)对已申请休假人员处理

①为保障职工的健康,人事处将逐一通知取消行程;对已出行人员进行安全提示。

②上述人员办理退票手续过程中需出具相关证明的,人事处配合完成。

③出国进修人员根据疫情发展情况及实际情况确定行程。

④已离津人员返津后需做好销假,并报告旅行史和身体情况。

⑤预防保健处确定返津人员是否需要医学观察。

第二节　人员考勤管理

为了有效预防、及时控制和消除突发公共卫生事件的危害,保障全院人员身体健康与生命安全,维护正常的工作秩序,依据《突发公共卫生事件应急条例》及国家有关规定,特制订《关于新冠肺炎疫情防控期间人员考勤及健康管理相关措施》,梳理若干相关流程。

新冠肺炎疫情下的人员考勤管理制度

应急响应期间,职工根据科室工作安排,认真落实岗位职责,不得擅离职守。各科室、各部门要严格管理、严格要求,加强检查和监督,以保证本制度的实施。

一、离津上报规定与流程

(1)应急响应期间,严格贯彻落实国家及上级部门相关文件精神。原则上不得离津时,按照国家及上级部门相关文件认真执行。

(2)做好离津人员情况登记,包括出行地点、途经地点、离津时间、返津时间、选择交通方式、是否具有相关流行病学史、接触史等信息。

(3)以科室、部门为单位,认真、如实填写"天津市第三中心医院外省市出行情况登记表",及时上报。

(4)离津人员返津后按照我院考勤管理规定及时销假,并上报身体状况。

(5)离津人员返津后是否需要进行隔离观察,严格按照国家及上级部门相关政策执行。

二、因病缺勤上报规定与流程

(1)应急响应期间,严格贯彻落实国家及上级部门相关文件精神,并认真执行。

(2)做好因病缺勤人员情况登记,包括缺勤日期、缺勤原因、身体状况等信息。

(3)以科室、部门为单位,认真、如实填写"天津市第三中心医院因病缺勤人员情况登记表",每日按时上报。

(4)如有特殊情况,严格按照国家及上级部门相关政策执行。

(5)任何科室、部门和个人不得隐瞒、缓报、谎报或授意他人隐瞒、缓报、谎报。如出现上述情况,依法依纪依规予以追究问责。

新冠肺炎疫情防控期间人员考勤及健康管理相关措施

为贯彻落实好新冠肺炎疫情防控各项工作要求,推动稳步有序复工复产,特制订本措施。

一、请销假相关规定及流程

(1)所有人员休假必须办理请销假手续,经批准后方可休假。

(2)请假审批权限:中层及以上干部请假,由主管部门及主管院长审批,人事处备案。非中层人员请假 3 天(含)以内且不出天津市的,由科室负责人批准;请假超过 3 天或出天津市的,由科室负责人及主管部门审批,人事处备案。

(3)休假结束需及时进行销假。

(4)因故需延长休假的,应提前办理延长休假手续,经批准方可延长休假。

二、健康状况报告相关规定

(1)各科室、部门要做好本科室、部门人员及所辖外包公司、外派人员的健康情况登记,每天汇总员工健康状况(表 5-1 和表 5-2),以科室、部门为单位于每日下午 4 点前将人员健康情况上报至人事处。

(2)员工健康状况出现异常,如出现发热、呼吸道等症状时,应第一时间前往发热门诊就诊,并以科室、部门为单位,认真、如实填写"天津市第三中心医院工作人员健康情况登记表(试行)(表 5-3)、"天津市第三中心医院第三方工作人员健康情况登记表(试行)"(表 5-4),及时向人事处上报。

三、返津员工健康管理相关规定

(1)各科室、部门要切实掌握员工流动情况,做好离津人员情况登记,包括出行地点、途经地点、离津时间、返津时间、选择交通方式、是否具有相关流行病学史、接触史等信息。

(2)以科室、部门为单位,认真、如实填写"天津市第三中心医院离津/到访高危地区人员情况登记表(试行)"(表 5-5),及时上报。

(3)离津人员均应在 OA 系统填写休假申请单,写明请假起始时间、请假事由、出行地点等信息,履行请销假手续。

(4)离津人员返津后按照我院考勤管理规定及时销假,并上报旅行史、身体状况。

(5)具备下列情况之一,应当按照要求居家观察 14 日,每日向所在科室、部门报告健康状况。在抵津 14 日内,每日早晚进行体温监测,由科室登记备案。出现发热、乏力、干咳等症状时,应当立即就诊,并如实告知旅居史。同时,本着对自己和他人健康负责的态度,应当将旅居史及时告知与自己有密切接触的人员。

①有武汉市及周边地区,或者其他有病例报告社区的旅行史或居住史。

②与新型冠状病毒感染者(核酸检测阳性者)有接触史。

③曾接触过来自武汉市及周边地区,或者来自有病例报告社区的发热或有呼吸道症状的患者。

④聚集性发病。

(6)任何科室、部门和个人不得隐瞒、缓报、谎报或授意他人隐瞒、缓报、谎报。如出现上述情况,依法依纪依规予以追究问责。

(7)除做好我院员工考勤及健康管理外,相关部门也应做好所辖外包公司、外派人员的管理。

表 5-1 天津市第三中心医院工作人员体温登记表(试行)

科室/部门名称					填表日期	
序号	工号	姓名	今日班次	上午体温(8:00)	下午体温(16:00)	备注(身体状况等)

填表人签字:　　　　　　　　　　　　　　　　负责人签字:

填表说明:
1.本表需每日认真如实填写,填好的纸质版由负责人手写签字,各科室/部门自行留档,随时备查。
2.出现异常或特殊情况及时上报。

表5-2　天津市第三中心医院第三方工作人员体温登记表(试行)

所在工作科室					填表日期		
序号	所属单位	姓名	今日班次	上午体温(8:00)	下午体温(16:00)	备注(身体状况等)	

填表人签字：　　　　　　　　所在工作科室负责人签字：

填表说明：
1.本表需每日认真如实填写,填好的纸质版由负责人手写签字,所在工作科室自行留档,随时备查。
2.出现异常或特殊情况及时上报。

表 5-3　天津市第三中心医院工作人员健康情况登记表(试行)

科室/部门名称			填表日期、时间		
科室/部门人员总数			今日存在健康异常或特殊情况	发热总人数	
今日在岗	白班总人数			其他不适/疾病总人数	
	中班总人数			特殊情况总人数	
	夜班总人数		说明:所有填报人数均填写阿拉伯数字,无写"0"。 1.人员总数=今日在岗人员总数+今日未在岗人员总数。 2.其他人数范围:病/事/产/哺乳/公派/进修/规培等人员。 3.病假人员属于其他不适或疾病人员,必须每日上报,说明中填写疾病诊断。 4.产假、哺乳假人员不属于其他不适/疾病人员。 5.特殊情况包括本人或家属处于隔离状态、共同居住亲属健康异常情况(主要指发热)。不包括援鄂、海河医院、津南医院医务人员。		
	24小时班总人数				
今日未在岗	休息人员总数				
	其他人员总数				

如存在健康异常或特殊情况,认真如实填写以下信息:					
序号	工号	姓名	是否在岗 如在岗填写班次	是否发热 如发热填写体温	其他不适/疾病及特殊情况说明	共同居住亲属健康异常情况说明
1						
2						
3						
4						
5						
6						
7						
8						
9						
10						

填表人签字:　　　　　　　　　　　　　　科室/部门负责人签字:

填表说明:
1.本表需每日认真如实填写、上报。
2.纸质版由负责人手写签字,原件由各科室/部门自行留档备查,扫描件/照片上传。
3.电子版与负责人手写签字后的纸质版扫描件/照片每日按时发送至人事处邮箱(tj3zxrsc@sina.com)。
4.如当日情况出现变化及时上报。

表5-4　天津市第三中心医院第三方工作人员健康情况登记表(试行)

所在工作科室(所属单位)		填表日期、时间	
今日在岗人员总数		今日存在健康异常人数	
今日未在岗人员总数		今日存在特殊情况人数	
如存在健康异常或特殊情况,认真如实填写以下信息:						
序号	所在工作科室	所属单位	姓名	是否在岗 如在岗填写 班次	是否发热 如发热填写 体温	情况说明
1						
2						
3						
4						
5						
6						
7						
8						
9						
10						
填表人签字:			科室/部门负责人签字:			

填表说明:
1.本表需每日认真如实填写、上报。
2.纸质版由负责人手写签字,原件由所在工作科室自行留档备查,扫描件/照片上传。
3.电子版与负责人手写签字后的纸质版扫描件/照片每日按时发送至人事处邮箱(tj3zxrsc@sina.com)。
4.如当日情况出现变化及时上报。

表 5-5　天津市第三中心医院离津/到访高危地区人员情况登记表(试行)

序号	科室	工号	姓名	出行地点(具体到省市县)	离津时间	选择交通工具类型	途经地点(具体到省市县)	返津时间	选择交通工具类型	途经地点(具体到省市县)	离津期间是否接触高危人员	备注

填表人：　　　　　　　　　　　　　　科室负责人签字：

　　各位老师,鉴于目前疫情防控需要,为确保我院职工生命安全和身体健康,现对离津/到访高危地区人员进行情况登记,请各科室必须如实填写"天津市第三中心医院离津/到访高危地区人员情况登记表",科室负责人签字后及时上报至人事处(电子版发送至 tj3zxrsc@sina.com)。

第三节 人员调配管理

战时状态、战时机制、战时思维,都对人力资源管理提出了更高的要求,为实现快速、高效组建诊疗团队,科学、合理搭配学科组合,及时、精准驰援定点医院,我院特制订《新冠肺炎疫情下的人员调配管理制度》。

新冠肺炎疫情下的人员调配管理制度

一、人力资源统筹布局

(1)合科并组,筹集人员。拟关闭高级病房、骨科一个病区、其他多诊疗组科室,调整至两个诊疗组。

(2)所有国内进修人员停止进修计划,补充各科室人员。

(3)实行科主任负责制,克服困难,按照医院统一安排派出人员。

二、组建阶梯式医疗队

(1)根据疫情防控工作安排,以医疗队为单位,整体进入一线工作。

(2)采用集中统一管理,在轮值工作期间,按照排班安排,24小时在院工作、培训、休息。

(3)轮转周期:根据工作强度,采用15天一轮换或30天一轮换。

(4)首批组建三支医疗队,常规工作时,一队工作(发热门诊),一队后备(非发热门诊),一队轮休;若患者数量激增,则采取双队工作(发热门诊),一队轮休的形式;若患者仍不断增加,则可以继续动员组队。

三、注意事项

(1)明确组织结构、岗位设置、职责分工。

(2)统一管理、集中培训,保证诊疗质量。

(3)联合多部门解决医务人员安置场地,保证医务人员安置、医院整体安全,便于处理突发事件(医务人员感染等情况)。

第四节　人员培训管理

打赢疫情防控阻击战,人员培训是医院顺利开展救治工作的重要基础。为做好抗疫一线医护人员补充、轮换的准备工作,我院高度重视,在人员培训上采取线上、线下、现场实地演练、患者模拟演练等多种形式,做到人人知晓,人人落实。

新冠肺炎疫情下的人员培训管理制度

面对此次新冠肺炎,本着"全院全员,分级分层,反复强化"的原则,加强理论知识、实战操作等方面的学习,确保"零感染",高质量完成疫情防控工作。培训内容涉及特殊时期的沟通技巧、新型冠状病毒感染的肺炎医院防控方案、医疗机构内新型冠状病毒感染预防与控制技术指南、穿脱个人防护用品等,根据相关文件精神动态更新培训内容。

一、专业知识培训

专业知识培训旨在不断提升我院发热门诊工作人员对新冠肺炎的早期鉴别、诊断、治疗、预防控制和应急处置能力,切实提高医务人员的自身防护意识和能力,确保全院医务工作者能够科学规范做好新冠肺炎的预防与救治工作。

需培训新冠肺炎诊疗方案、院内感染预防与控制技术、防护用品穿脱要点及常见误区等内容。

具体包含新冠肺炎临床路径、新冠肺炎诊疗方案、影像学病例分享、发热鉴别诊断、新型冠状病毒感染预防与控制方案、医疗机构内新型冠状病毒感染预防与控制、标本采集、相关文件规定等内容。

二、多种模式培训

针对疫情期间不能集中培训的问题,协调确定培训人员名单,多部门合作共同拍摄视频,利用企业微信平台上传文本文件、图片资料和视频教案,采用线上自学和督导学习、线上考试、线下科内培训、专家授课、现场操作培训、重点人群突击培训和专项培训等方式,分阶段、分层次、分类别进行。培训对象包括医护人员、居家学习的规培人员、援鄂突击队员、职能科室管理人员、工勤人员、外包人员,以及在外研修、对口支援和休假人员等。同时组织督导组对各科室部门进行现场随机抽问以保证学习效果。

三、强化培训措施

(1)病区实行封闭式管理,出入病区登记,严格探视制度和陪护制度。

(2)严格执行手卫生,医院、病区和公共区域出入口均设置速干手消设施并专人监督执行。

（3）加强电梯间和公共区域擦拭和消杀工作，有效切断传播途径，使疫情防控立体化、全方位，确保防控工作横向到边、纵向到底，各项措施抓实、抓细、抓落地。

第五节　人员管理相关流程

新冠肺炎疫情下的人员管理相关流程如图 5-1 至图 5-4 所示。

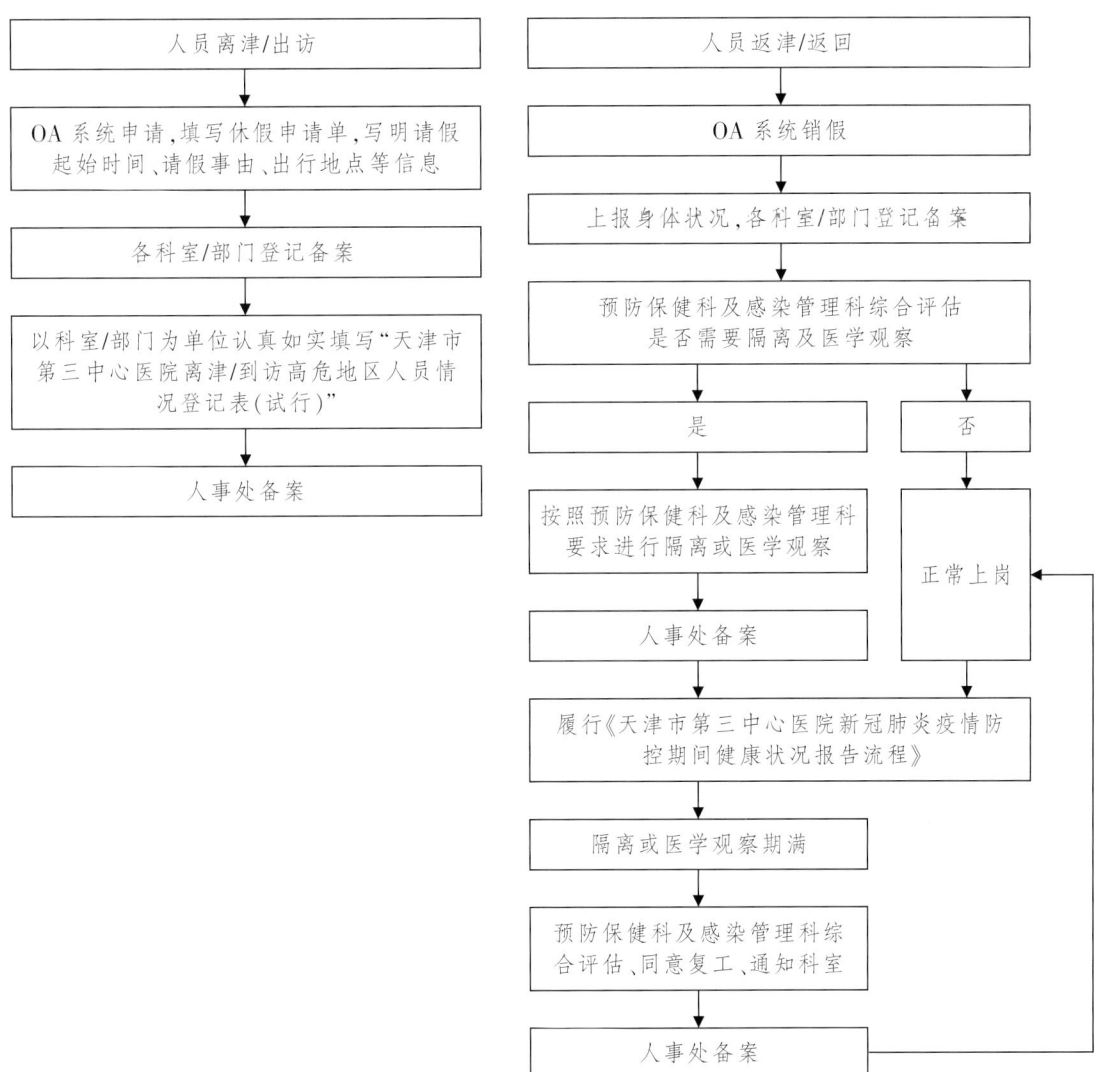

图 5-1　新冠肺炎疫情防控期间返津/到访高危地区人员健康管理流程图

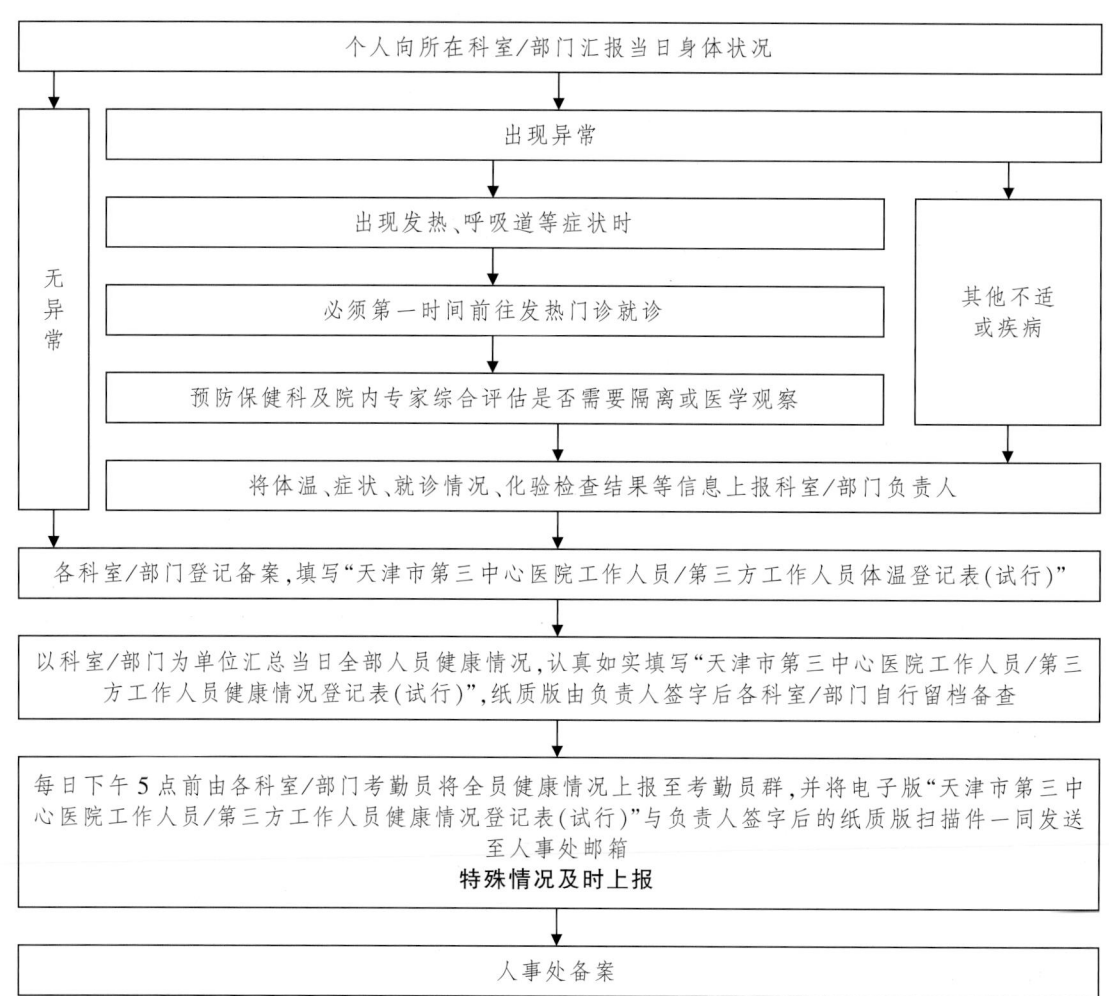

图 5-2　新冠肺炎疫情防控期间健康状况报告流程图

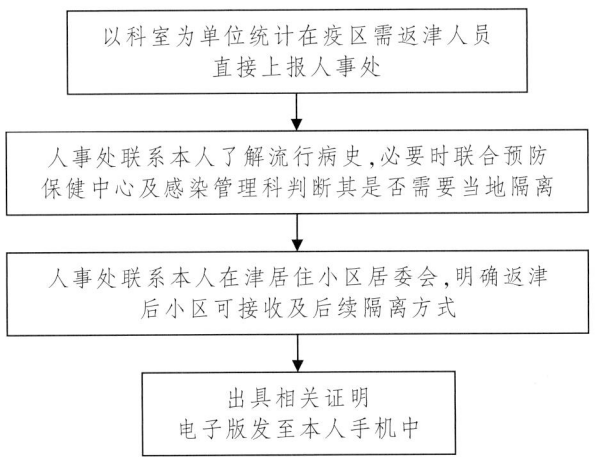

图 5-3　新冠肺炎疫区职工返津通行申请流程图

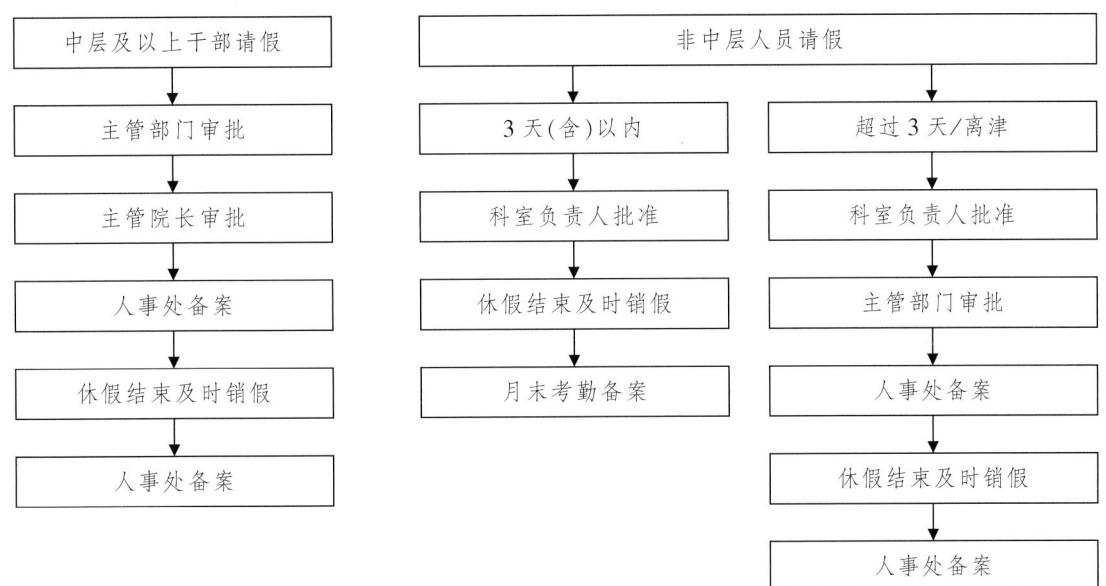

图 5-4　新冠肺炎疫情防控期间员工请销假流程图

第六节　工作补贴、生活保障管理

为做好新冠肺炎疫情防控期间我院职工的生活保障工作,同时改善一线医务人员休息条件,避免人员聚集,保证院内感染防控安全,使一线医务人员更好地投入疫情防控工作,结合医院防疫工作的实际情况,特制订《新冠肺炎疫情防控期间临时休息区管理制度(试行)》《天津市第三中心医院新冠肺炎疫情防控期间关爱职工身心健康实施方案》《天津市第三中心医院防疫期间职工心理健康明白纸》。

新冠肺炎疫情防控期间临时休息区管理制度

(1)临时休息区设置根据医院现有资源,在保证医疗用房的前提下,最大限度满足一线工作人员休息用房。

(2)临时休息区原则上只为凌晨班次人员、隔离诊室、隔离病房工作人员临时性休息使用。

(3)进入休息区的人员必须服从休息区管理人员统一管理,做好出入、健康等相关情况登记(表5-6)。

(4)休息区使用规则

①休息区供防控一线人员临时休息使用,任何人不得长时间占用休息区床位。

②休息区属于公共区域,请每位在此休息的人员爱护休息区财物,保管好个人财物。

③在此休息的人员要自觉维护休息区的卫生,按照病区的消防安全要求,不使用大功率电器、刀具等危险品。

④确保房间每日通风两次,每次通风时间不少于半小时。

⑤如一线防控人员出现或怀疑出现防护脱失等职业暴露情况,不得进入临时休息区,并必须及时上报相关部门。

表 5-6　天津市第三中心医院临时休息区住宿人员出入登记表(试行)

登记人员签字					登记日期	
序号	时间	进入/离开休息区	工号	姓名	体温	特殊情况备注(身体状况等)
1		□进入　□离开				
2		□进入　□离开				
3		□进入　□离开				
4		□进入　□离开				
5		□进入　□离开				
6		□进入　□离开				
7		□进入　□离开				
8		□进入　□离开				
9		□进入　□离开				
10		□进入　□离开				
11		□进入　□离开				
12		□进入　□离开				
13		□进入　□离开				
14		□进入　□离开				
15		□进入　□离开				
16		□进入　□离开				
17		□进入　□离开				
18		□进入　□离开				
19		□进入　□离开				
20		□进入　□离开				
21		□进入　□离开				
22		□进入　□离开				
23		□进入　□离开				
24		□进入　□离开				
25		□进入　□离开				

填表人确认签字:

填表说明:
1.本表需每日一张,如实填写,填好的纸质版请各科室/部门负责人自行留档,随时备查。
2.出现异常或特殊情况及时上报。

新冠肺炎疫情防控期间关爱职工身心健康实施方案

一、改善一线医务人员工作和休息条件

1.改造发热门诊设施设备

加强医务人员职业暴露的防护设施建设和设备配置,使收治患者的医疗卫生机构满足传染病诊疗和防控要求。按照感染防控要求,改善发热门诊诊疗流程,重点改造发热门诊诊室、更衣室。升级发热门诊信息化设备,以简化工作流程,方便诊疗工作开展,减轻一线人员的劳动强度。例如,门诊电子病历系统升级、安装隔离诊室视频会诊系统。(责任部门:医务处、护理部、总务处、信息处、设备物资处、感染管理科)

2.设立医务人员临时休息区

立足医院现有条件,改造部分病房作为一线医务人员临时休息区,为职工临时休息提供舒适环境。

设立专人管理休息区,制订休息区管理规定、休息区公约,共同维护休息区的环境卫生。加强休息区的人员流动管理,做好进出人员的体温监测。(责任部门:人事处、护理部、总务处、设备物资处、感染管理科、工会)

3.建立职业暴露职工临时医学隔离观察区

制订我院职工出现职业暴露预案,并在预案中设立医院临时医学隔离观察区,便于迅速反应,提供符合感染防控要求的场所,并明确人员管理、餐饮保障、日常生活必需品供应、心理健康支持、垃圾废物处理等各项工作的责任部门,建立多部门联动机制。(责任部门:医务处、护理部、感染管理科、总务处、信息处、设备物资处)

4.做好后勤保障

为一线医务人员提供免费餐食,结合具体劳动强度的需求,提供水果、零食、功能型饮品,保障医务人员充足的营养和饮食,并保证基本生活用品供应。(责任部门:总务处、工会)

二、维护医务人员身心健康

1.合理安排作息时间

根据疫情防控实际情况,结合每日实际工作负荷,动态调整各岗位医务人员数量,制订人员配置预案,既满足医疗服务需求,又保障医务人员休息时间,同时预防医务人员出现职业暴露后,医院可以调配预备队人员随时到岗。对一线医务人员,防控任务结束后,通过调休、轮休、补休等方式安排强制休息。(责任部门:人事处、医务处、护理部)

2.强化健康防护

尽全力配齐防护物资和防护设备,防护用品调配必须向临床一线倾斜,科学配置医院各部门的防护物资。组织做好一线医务人员健康监测,发现医务人员感染及时隔离,尽最大可能减少医务人员之间、医务人员与患者之间的交叉感染。(责任部门:设备物资处、人事处、医务处、护理部)

3.做好心理疏导

关注医院职工的心理健康状况，积极寻求心理援助措施，有针对性地开展干预和心理疏导，减轻医务人员心理压力。(责任部门:人事处、医务处、护理部)

三、落实医务人员待遇

1.给予临时性工作补助

对直接接触待排查病例或确诊病例,诊断、治疗、护理、医院感染控制、病例标本采集和病原检测等工作相关人员,按照每人每天 300 元给予补助;对参加疫情防控的其他医务人员和防疫工作者,按照每人每天 200 元给予补助。制订医院临时性工作补助发放方案。(责任部门:人事处、财务物价处)

2.奖励性绩效向一线职工倾斜

在疫情防控期间,全院奖励性绩效核算政策向支援湖北省、定点医院、本院一线职工倾斜,确保一线职工的奖励性绩效待遇。(责任部门:人事处)

四、提高卫生防疫津贴标准

发放卫生防疫津贴。进一步落实《国务院办公厅关于加强传染病防治人员安全防护的意见》(国办发〔2015〕1 号),将一线医务人员纳入补贴范围,按照国家卫生防疫津贴标准及时足额发放。具体发放标准按照市卫健委文件执行。(责任部门:人事处)

五、给予职业发展激励

1.实施职称评审倾斜

对一线医务人员,医院优先推荐职称评审。申报人员在疫情防控中的工作总结、病案报告、科研成果等可替代论文,相关经历视同完成本年度继续教育学时和 1 年基层工作经历。开辟一线医务人员职称评审绿色通道, 对获得记功及以上奖励的, 由用人单位推荐可直接申报评审正、副高级职称("以考代评"的职称系列除外),在同等条件下予以评审优先。(责任部门:人事处、科技处)

2.优先推荐人才项目

在推荐选拔百千万人才工程国家级人选、享受国务院政府特殊津贴人员以及天津市有突出贡献专家、"131"创新型人才培养工程人选、海河医学学者、天津市津门医学英才、青年医学新锐等国家级和市级人才项目人选时, 向受到省部级及以上表彰的抗疫一线医务人员予以倾斜。(责任部门:人事处、科技处)

六、加强人文关怀

1.开展慰问帮扶活动

按照市卫健委统一部署,开展对一线医务人员及其家属的慰问活动,为其提供必要的防护用品,及时帮助解决有关困难,尽量不安排双职工的医务人员同时到一线工作。对一线医务人员父母及配偶、子女在疫情防控期间需就医的,医院安排专人陪诊就医。(责任部门:工会、人事

处、医务处、护理部)

2.办理商业保险

为一线医务人员办理一份人身意外保险。(责任部门:财务物价处、人事处)

七、创造更加安全的执业环境

依法保障人身安全。严格落实国家卫生健康委员会、最高人民法院、最高人民检察院、公安部《关于做好新型冠状病毒肺炎疫情防控期间保障医务人员安全维护良好医疗秩序的通知》(国卫医函〔2020〕43号)的各项安全防范措施,加大医院安保力量投入,与公安局密切联系,完善问责机制,对发现有歧视孤立一线医务人员及其家属行为的,要及时进行批评教育,情节严重的依法予以处理。(责任部门:保卫处、人事处、医务处、护理部)

八、弘扬职业精神做好先进表彰工作

1.弘扬职业精神,做好表彰奖励

利用多种形式加大对医务人员职业精神的宣传力度,深入挖掘宣传在抗击疫情工作中做出突出贡献的医务团队和个人,共同营造尊医重卫的良好氛围。将医务人员在新冠肺炎疫情防控中的表现,作为职称评审中医德医风考核的重要内容。(责任部门:综合办公室、宣传处、人事处)

2.严格遵守党中央、国务院决策部署和市委、市政府部署要求

密切配合,全力做好一线医务人员及其家属的各项保障工作,组建专人专班,建立工作台账,以高度负责的态度、务实到位的举措,切实改善一线医务人员工作条件,关心身心健康,保障合法权益,为坚决打赢疫情防控阻击战提供有力保障。

上述措施所称一线医务人员范围为本市支援湖北医疗队人员、接收确诊和疑似病例的定点医院隔离病区的医务人员、直接参与确诊和疑似病例急救转运的医务人员、直接参与确诊和疑似病例样本采集检测和流调的医务人员、发热门诊的医务人员。

新冠肺炎疫情防疫期间职工心理健康明白纸

一、疫情之下常见的情绪反应

(1)焦虑、多疑:疫情出现后特别关注身体的各种变化,将自身各种不舒服与新冠肺炎联系起来,怀疑自己是否生病。

(2)惶恐、不安:可能出现"疑病,不敢按电梯和触摸门把手""反复洗手、消毒""不出门,更不敢去医院""感觉谁都像携带者"等行为及想法。

(3)愤怒、暴躁:在压力下变得极度敏感,有时可能因为过分敏感,因一点小事就急躁、发脾气,甚至出现冲动行为等。

(4)抑郁、悲伤:每天都十分疲劳、精神不振,也很难集中注意力去思考,还可能出现睡眠问题。

（5）恐惧、害怕：由于对疾病本身具有恐慌情绪，加上网上各种难辨真假的谣言，出现恐惧害怕的情绪。

（6）盲目乐观：抱有"疫情很遥远，不会有危险""我抵抗力强，不可能感染"的错误想法，更有甚者认为事不关己，不听朋友及家人的劝说，不做防护。

（7）孤独、寂寞：部分特殊人群，由于疫情可能导致自己孤身一人在异乡隔离，感到孤独、寂寞。

（8）冲动、激惹：许多人压抑的情绪不能释放，就可能导致一些冲动的、不理智的情绪及行为。

二、心理调适的四种方法

（1）平缓呼吸法：从吸气、屏气到呼气均默数 5 秒，吸气时通过鼻腔缓慢而充分地将空气吸到身体最深处，呼气时则通过鼻腔或口腔缓慢呼出，在此过程中可将手掌置于腹部感受其起伏变化，待完全呼出气体后可正常呼吸两次。循环上述步骤，每次可练习 3 ~ 5 分钟。

（2）肌肉放松法：可以采用平躺或端坐的姿势，可遵循自上而下、从头到脚的顺序进行放松，反之亦可。

（3）"蝴蝶拍"：可以闭上眼睛或者半合着眼，双臂交叉放在胸前，双手交替摆动，轻拍双肩，就像蝴蝶扇动翅膀一样，同时缓慢地深呼吸，体会当时的思绪及身体感受，不做任何评判，如同目送天上飘过的云朵，如此重复，直至恢复平静。

（4）保险箱技术：一种通过想象方法来完成的负性情绪处理技术。通过有意识地对内心积攒的负性情绪进行"打包封存"，从而使自我可以在较短的时间内从这些负性情绪及消极观念中解放出来。

三、我院职工的心理干预建议

（一）一线医务人员

（1）保证充分的睡眠，均衡饮食，学会自我调节。例如，多运动，深呼吸，玩一些不费脑的小游戏，洗热水澡。

（2）空余时间进行适当的肌肉放松训练，即逐步紧张及放松各个肌群，让肌肉体会紧张和放松的感觉。

（3）少看手机和新闻，保持与家人的联系，从家人的支持中汲取温暖和力量。

（二）一般医护人员

（1）规律作息，均衡营养。保证充足的睡眠，工作时要劳逸结合，每天进行适度锻炼，通过这些方式提高自身免疫力。

（2）积极调节，加强运动。通过远眺、深呼吸等方式转移注意力，也可以进行适当的运动，做一些令自己感到愉快的事情。

（3）关注自身，理性面对。积极地参加医院组织的相关培训，增加相关知识，提高自身的防护能力。利用休息时间陪伴家人，与家人和朋友聊天也能减少担心和焦虑情绪的出现。

(三)其他职员

(1)管理自身情绪,适当转移注意力。

(2)从官方渠道了解疫情信息。

(3)积极调整认知,用更多的时间与家人相处,做自己喜欢的事情。

(4)规律作息,增强体质,加强自身锻炼。

第七节　人员管理应急预案

为应对疫情防控中人员管理出现的突发情况,特制订《新冠肺炎下的人员管理若干应急预案》,其中包含出现发热员工的应急预案、抗疫一线人员突发疾病应急预案,随着工作的进展,还会进一步调整和完善应急预案。

新冠肺炎下的人员管理若干应急预案

一、出现发热员工的应急预案

(1)在每日体温检测中,科室发现此人体温异常,或有乏力、呼吸道症状,第一时间上报预防保健科、感染管理科、人事处。

(2)督促此人前往发热门诊就诊。

(3)由院内专家组综合评估是否需要隔离或医学观察。

(4)发热门诊就诊后,将体温、症状、就诊情况、化验检查结果等信息上报科室、主管部门负责人,人事处备案。

(5)若此人不需要进一步接受医学观察,待病情恢复后,返回工作岗位。

(6)若此人需要进一步接受医学观察,暂时离岗,人事处根据人员轮替计划,组织人员替补该岗位工作。

二、抗疫一线人员突发疾病应急预案

(1)因意外伤害造成不能正常工作者,人事处根据人员轮替计划,组织人员替补该岗位工作。

(2)出现突发群体性疾病,第一时间向预防保健科上报,统一处理。人事处根据人员轮替计划,整组抽调人员,替补岗位空缺。

(3)一线医务人员出现职业暴露,及时上报感染管理科、预防保健科,由院内专家组综合评估是否需要隔离或医学观察。

①若不需要进一步接受医学观察,可立即返回工作岗位。

②若需要进一步接受医学观察,人事处根据人员轮替计划,合理抽调人员,替补岗位空缺。

律制度规定执行。

新冠肺炎疫情防控捐赠物资管理及使用制度

随着新冠肺炎疫情的发展,社会各界纷纷捐款捐物,慷慨解囊,为了规范捐赠物资的管理,保证捐赠物资的合理使用,发挥捐赠物资的最大使用效率,规范捐赠物资接受、储存、发放、使用流程,制订设备物资处捐赠物资管理及使用制度,内容如下。

(1)设备物资处对捐赠物资的接受、分配、使用等情况,需做到手续完备、专人负责、账目清楚、流程便捷,保证捐赠物资管理严格规范、运行简捷高效。

(2)审计、纪检部门监督、指导捐赠物资的管理及使用。

(3)对捐赠物资有明确指定地点存放。

(4)医院由捐赠管理部门统一受理捐赠相关业务。

(5)设备物资处在收到捐赠物资时,库管员、督查员、器材科科长应按照捐赠物资交接单验收无误后,由库管员入库并建立出入库明细单及台账登记。

(6)设备物资处会计对捐赠物资进行逐项核对并登记入账。

(7)严格资质审核:红十字会收取、审核的资质存档,采购人员再次审核资质,多部门联合论证捐赠物资的发放标准和方案,设备物资处执行落实。

(8)严格按照院内感染管理科制订的《医护人员防护方案》标准发放捐赠物资。

(9)领用捐赠物资时,领用部门需填写领用单并由科室负责人签字,经器材科、医卫科负责人、设备物资处处长、主管院长三级签字审批同意签字后,库管员方可发放,并在出入库明细单上做好相关记录。

(10)设备物资处会计根据出库明细表按科室名称、物品名称、规格、单价、金额、登记出库台账。

(11)领用科室在使用捐赠物资时需做好使用记录。

新冠肺炎疫情防控应急防护物资上报数据审核管理制度

为了更好地应对新冠肺炎疫情,为了规范应急防护物资的管理,保证防护物资的合理使用,规范防护物资使用流程,按照市卫健委的统一要求,对应急防护物资储备及使用信息数据进行上报,特制订战时应急防护物资储备及使用信息数据报表审批管理制度,内容如下。

(1)数据上报组每天对应急物资数据进行统计,对数据核对无误后填报汇总表。

(2)库管员严格遵照要求发放物资,核对库存和汇总表信息,核对无误后签字确认,器材科负责人复核库存及使用量数据,审核无误后签字。

(3)数据上报组监管人员复核数据,无误后确认签字;每天监管盘库一次并记录,数据上报组负责人复核数据的口径和时限,审核无误后签字。

(4)设备物资处负责人对数据复核,审核无误后签字。

(5)汇总表经由主管院长、院长审批签字,方能上报。

(6)数据上报组按照时限、路径上报数据,并将纸质版、电子版上报文件存档留存。

新冠肺炎防控期间医疗设备消毒管理制度

一、处置原则

(1)一次性使用的医疗器具按医疗废物处置,及时放入黄色医疗废物收集袋内,双袋双扎,注明"新冠"字样及科室、日期,喷洒消毒剂密闭运送。

(2)重复使用的医疗器具、仪器设备等应一人一用一消毒,禁止交叉使用。

(3)消毒方法:首选热力消毒,不能热力消毒的可使用化学方法进行消毒或灭菌。

(4)使用后的器具、仪器设备,凡能拆卸的部件尽可能拆卸后进行消毒处置,能浸泡的浸泡,不能浸泡的可擦拭消毒。

二、化学消毒方法(表 6-1)

表 6-1　医疗设备化学消毒方法

编号	物品名称	消毒方法	备注
1	监护仪	仪器表面:75%乙醇擦拭 触摸屏:过氧化氢或双链季铵盐消毒剂擦拭	袖带及导联线更换
2	输液泵、注射泵	仪器表面:75%乙醇擦拭	
3	CT 机	仪器表面:75%乙醇或 1000mg/L 含氯消毒液擦拭后紫外线灯照射	禁止对设备进行喷雾(洒)消毒
4	超声彩色多普勒机	仪器表面:75%乙醇擦拭 探头声透镜、探头线缆、主机显示器、触摸屏:过氧化氢或双链季铵盐消毒剂擦拭	
5	呼吸机	仪器表面:75%乙醇擦拭 触摸屏:过氧化氢或双链季铵盐消毒剂擦拭 空压泵:更换滤芯 湿化器:75%乙醇或 1000mg/L 含氯消毒液擦拭 呼出阀:拆卸后 75%乙醇或 1000mg/L 含氯消毒液浸泡 过滤棉:清洗后乙醇浸泡 风扇:75%乙醇喷洒后擦拭	外部管路:一次性 流量传感器:更换 湿化罐:一次性

(待续)

表 6-1(续)

编号	物品名称	消毒方法	备注
6	无创呼吸机	仪器表面:75%乙醇擦拭 触摸屏:过氧化氢或双链季铵盐消毒剂擦拭 主机及空压泵:表面 1000mg/L 含氯消毒液擦拭后放置两周后使用 湿化器:75%乙醇或 1000mg/L 含氯消毒液擦拭 过滤棉:清洗后乙醇浸泡 风扇:75%乙醇喷洒后擦拭	外部管路:一次性 湿化罐:一次性
7	麻醉机	仪器表面:75%乙醇或 1000mg/L 含氯消毒液擦拭 内部管路:拆卸后高温消毒,或者使用复合醇消毒机 碳罐:更换	外部管路:一次性
8	血滤机	主机:75%乙醇或 1000mg/L 含氯消毒液擦拭 触摸屏:过氧化氢或双链季铵盐消毒剂擦拭	管路:一次性
9	ECMO	主机:75%乙醇或 1000mg/L 含氯消毒液擦拭 触摸屏:过氧化氢或双链季铵盐消毒剂擦拭	管路:一次性
10	电动吸引器	管路:一次性使用 吸引瓶:2000mg/L 含氯消毒液浸泡消毒 电动机:表面 1000mg/L 含氯消毒液擦拭消毒后放置两周使用	必要时均一次性使用
11	血压表	表面:75%乙醇或 1000mg/L 含氯消毒液擦拭	管路、袖带及吸引球更换
12	实验室检验设备	仪器表面:75%乙醇或 1000mg/L 含氯消毒液擦拭 触摸屏:过氧化氢或双链季铵盐消毒剂擦拭 生物安全柜:75%乙醇或 1000mg/L 含氯消毒液擦拭	符合生物安全管理要求

新冠肺炎疫情防控棉织品处置制度

为了更好地落实应对新冠肺炎疫情联防联控机制,在新冠肺炎疫情期间管理好棉织品,保障棉织品的发放安全,严控棉织品的清洁消毒,切断病毒从棉织品间传播的途径,保证医务人员及患者的身体健康,特制订《新冠肺炎疫情防控棉织品处置制度》,内容如下。

(1)发热门诊、隔离病房棉织品实施专人、专车、单包、单洗、单回管理,严禁与其他部门交叉,回收后的车辆进行清洗消毒。

按照隔离病房的设置,与病区护士长沟通,随时电话通知,设专人收集。

①单包:病区将棉织品撤下后立即放入一次性水溶性袋中密闭后标记处理,收集人员在运出病区前对外包装袋进行喷洒消毒,不清点,直接交洗涤中心蓝色专车运送。

②车辆及外包装消毒:1000mg/L 含氯消毒液喷洒或擦拭,作用 15 分钟。

③洗衣公司对"一次性水溶性袋"中的织物,按照要求做单独处理。

(2)普通病区按日常处理。

(3)急诊科、医务处、护理部、感染管理科等高风险科室的工作服每天更换,单洗、单回。

(4)回收人员要求

①运送工具专车专用,洁污分开使用。

运送工具进入工作间时用1000mg/L含氯消毒液湿巾消毒车轮。

②保持运送工具清洁,每日定期清洁、消毒。

③工作人员到临床收集及发放棉织品时,着工装,戴口罩、工作帽。收集污物时戴手套,处理完污物时及时脱去手套进行手卫生,禁止戴手套触摸其他环境。

新冠肺炎疫情防控外包公司人员管理制度

为应对来势凶猛的新冠肺炎疫情,保护工作人员,做好消毒处理,防止交叉感染,确保医务人员"零感染",特对新冠肺炎疫情期间提供液氧、洗衣外包和物资配送等服务的公司人员做出以下管理规定。

(1)外包公司人员接受公司及医院主管部门的双重管理。外包公司向医院承诺疫情期间保证对医院的服务质量,同时严格管理工作人员,认真执行医院主管部门要求的各项防控措施。

(2)在新冠状肺炎疫情期间,严格控制提供液氧、洗衣外包和物资配送等服务的公司人员进出医院的频次。液氧配送,每4日配送一次;洗衣配送,每日配送两次,污衣和洁净衣各一次;物资配送平台,每日配送一次。

(3)对进入我院的外包人员每天进行体温监测,体温正常者方可进入工作区,并对体温测量结果做记录。

(4)对外包人员进行流行病学调查,对有疫区接触史或确诊病例接触史的人员及时登记,上报主管部门。

(5)外包公司的所有工作人员,按照医院的要求,穿工作服并戴口罩,工作后及时洗手。

(6)每天对工作区域进行物体表面消毒,地面进行擦拭,门把手、工具车进行消毒。用1000mg/L含氯消毒液擦拭。

(7)工作人员禁止戴手套触摸其他环境。

第二节　设备物资相关流程

新冠肺炎疫情防控设备物资相关工作流程如图6-1至图6-13。

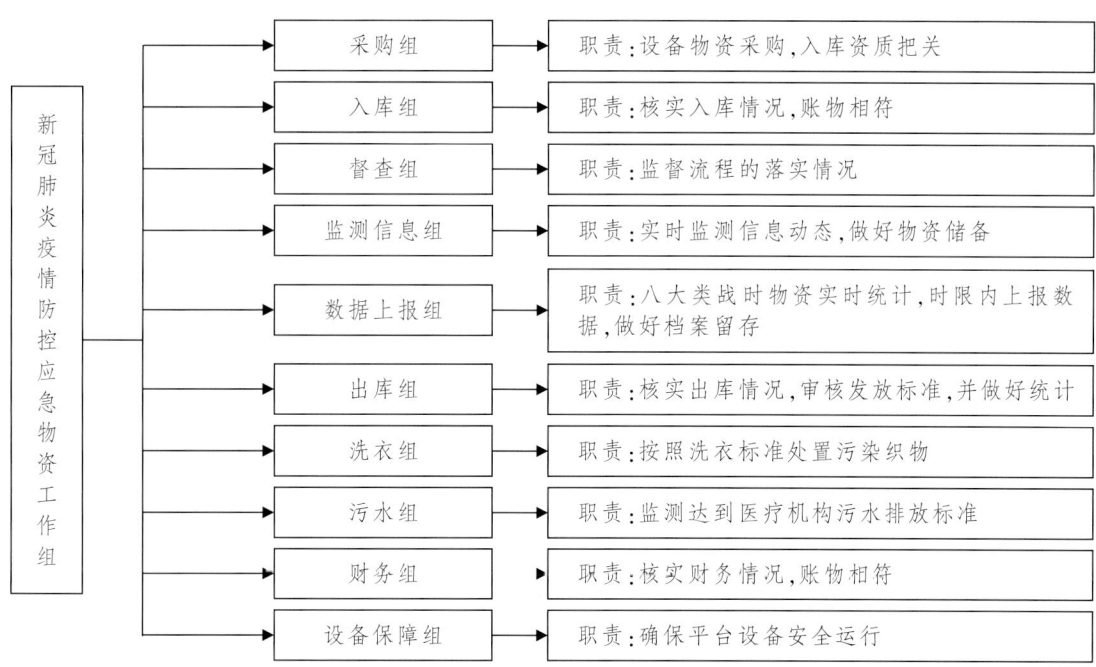

图 6-1　新冠肺炎疫情防控应急物资工作组架构图

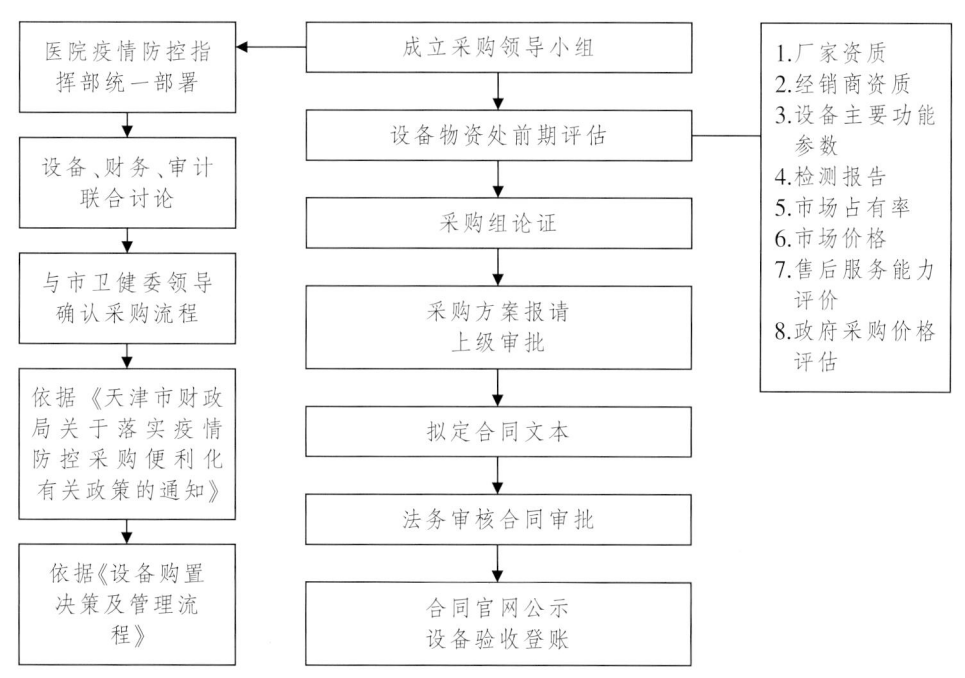

图 6-2　新冠肺炎疫情防控设备物资紧急采购流程图

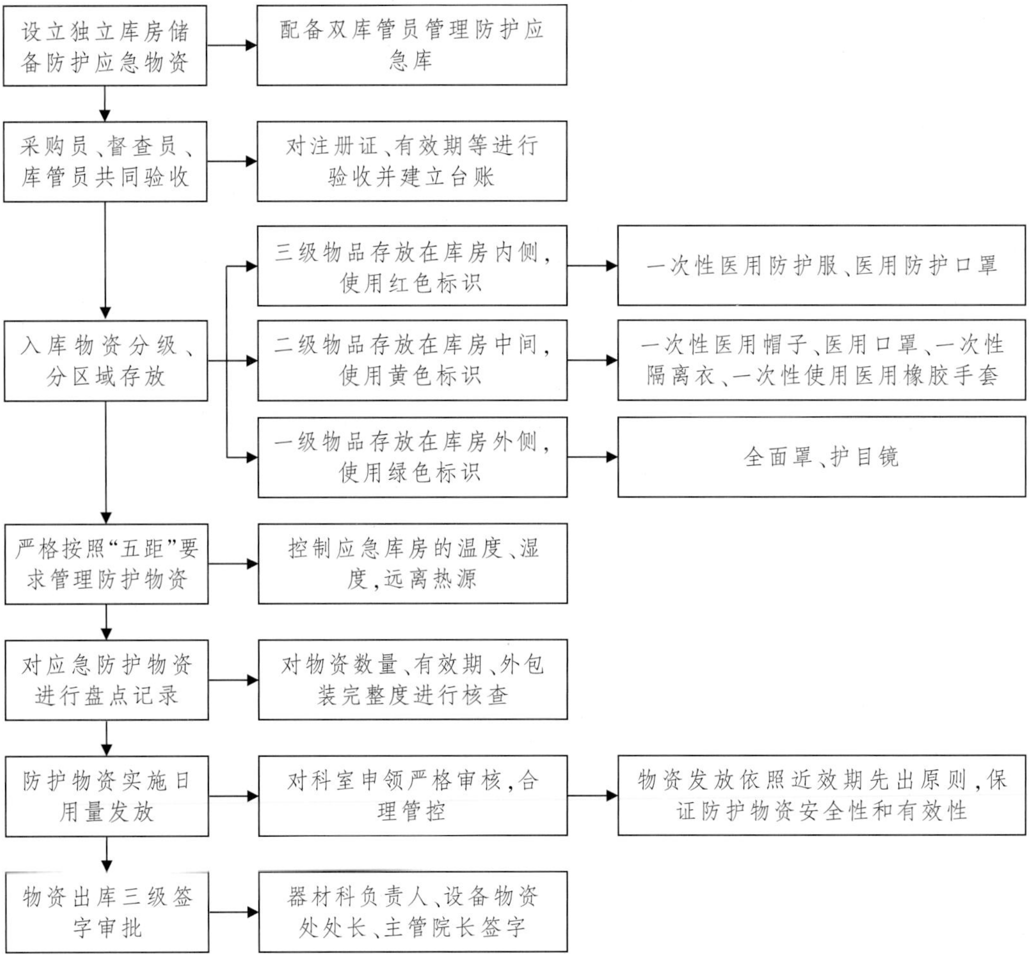

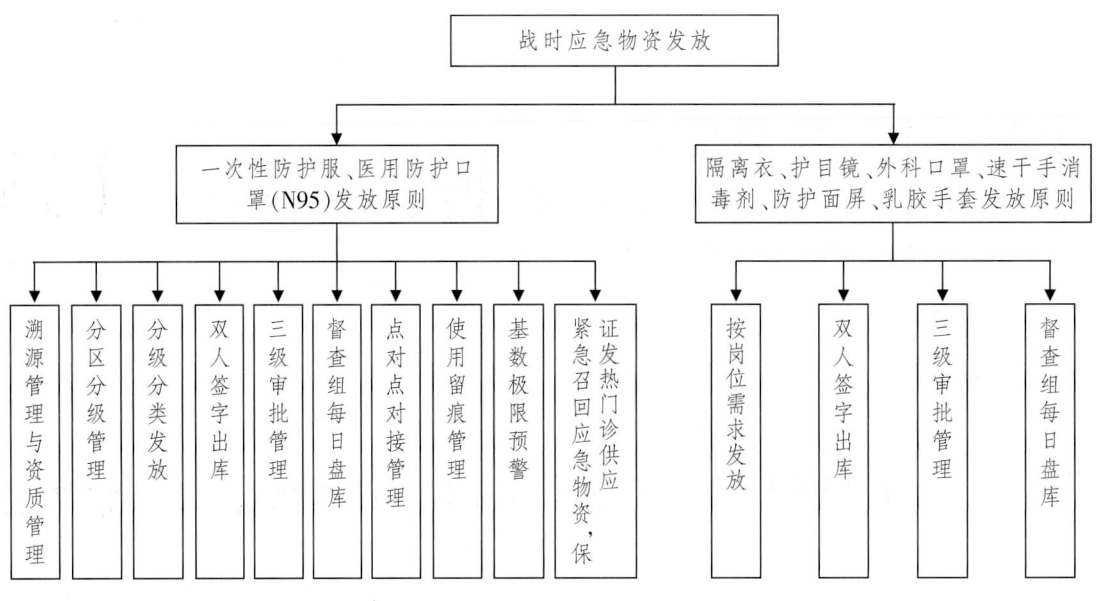

```
设立独立库房储     →    配备双库管员管理防护应
备防护应急物资            急库

采购员、督查员、     →    对注册证、有效期等进行
库管员共同验收            验收并建立台账

                        三级物品存放在库房内侧，  →  一次性医用防护服、医用防护口罩
                        使用红色标识

入库物资分级、   →   二级物品存放在库房中间，  →  一次性医用帽子、医用口罩、一次性
分区域存放            使用黄色标识                   隔离衣、一次性使用医用橡胶手套

                        一级物品存放在库房外侧，  →  全面罩、护目镜
                        使用绿色标识

严格按照"五距"要  →   控制应急库房的温度、湿
求管理防护物资          度，远离热源

对应急防护物   →   对物资数量、有效期、外包
资进行盘点记录        装完整度进行核查

防护物资实施日  →  对科室申领严格审核，合  →  物资发放依照近效期先出原则，保
用量发放            理管控                      证防护物资安全性和有效性

物资出库三级签  →  器材科负责人、设备物资
字审批             处处长、主管院长签字
```

图 6-3 新冠肺炎疫情防控防护物资应急库管理流程图

```
                         战时应急物资发放

        一次性防护服、医用防护口                隔离衣、护目镜、外科口罩、速干手消
        罩(N95)发放原则                        毒剂、防护面屏、乳胶手套发放原则

溯源管理与资质管理  分区分级管理  分级分类发放  双人签字出库  三级审批管理  督查组每日盘库  点对点对接管理  使用留痕管理  基数极限预警  紧急召回应急物资，保证发热门诊应供应      按岗位需求发放  双人签字出库  三级审批管理  督查组每日盘库
```

图 6-4 新冠肺炎疫情防控应急物资发放流程图

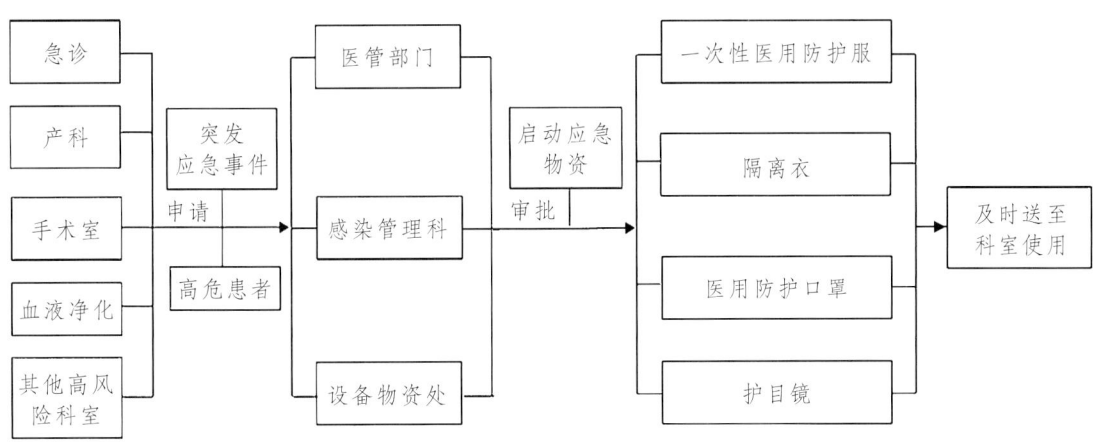

图 6-5 新冠肺炎疫情防控高风险科室突发事件防护物资应急启动流程图

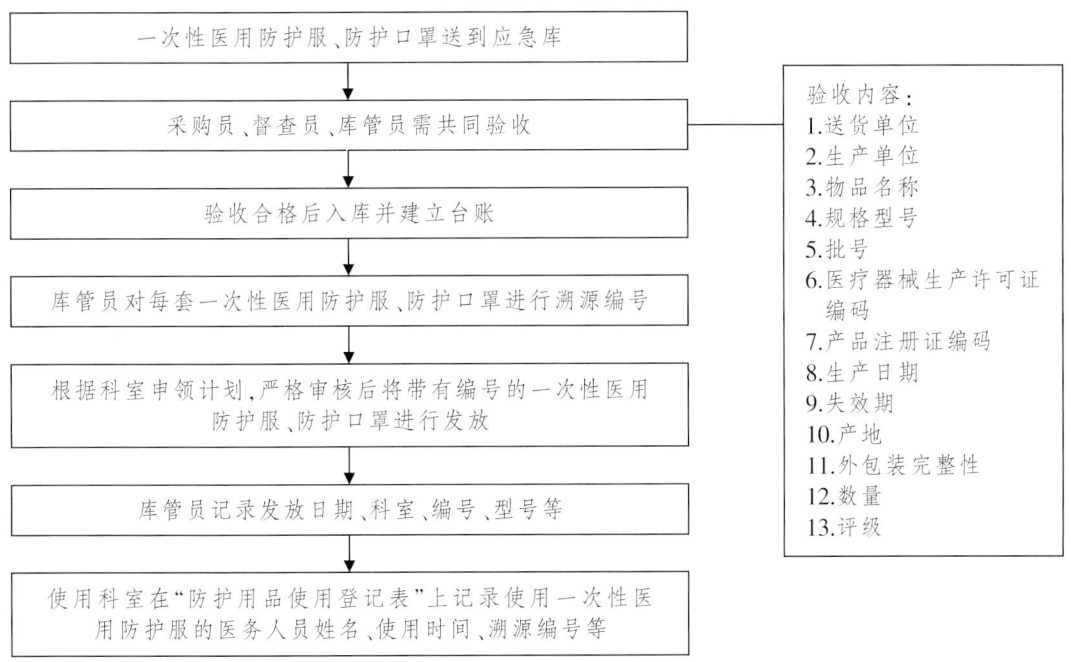

图 6-6 新冠肺炎疫情防控一次性医用防护服、防护口罩溯源管理流程图

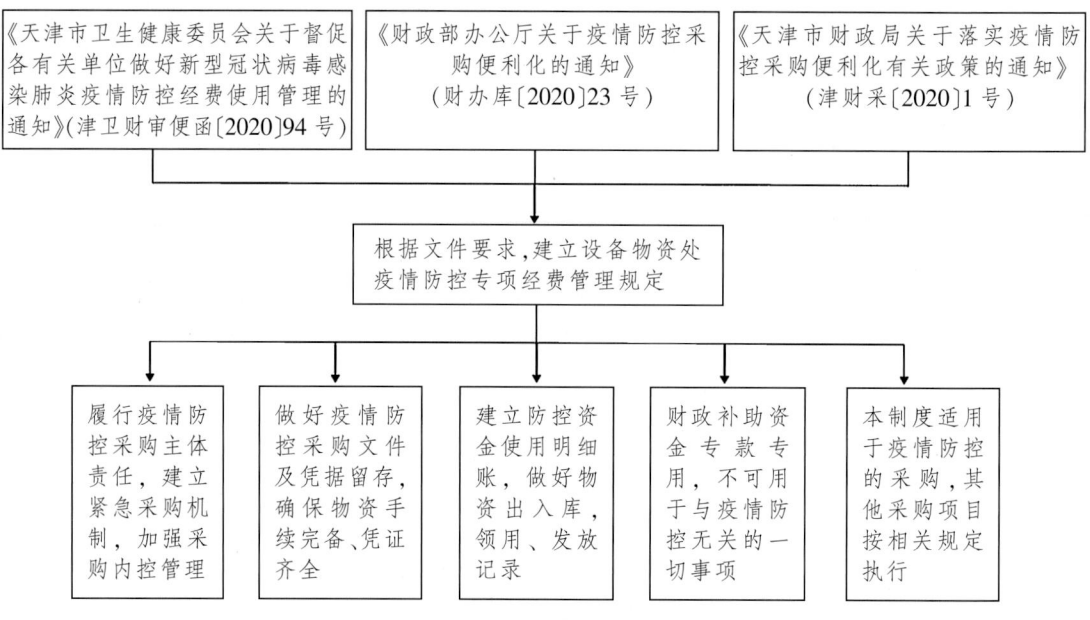

图 6-7 新冠肺炎疫情防控专项经费采购使用管理流程

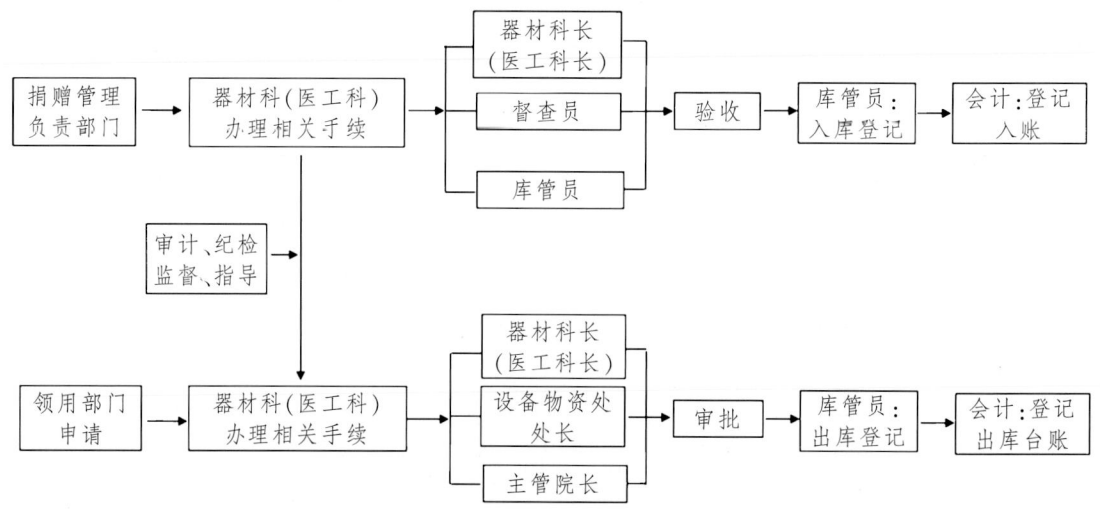

图 6-8 新冠肺炎疫情防控捐赠物资管理及使用流程图

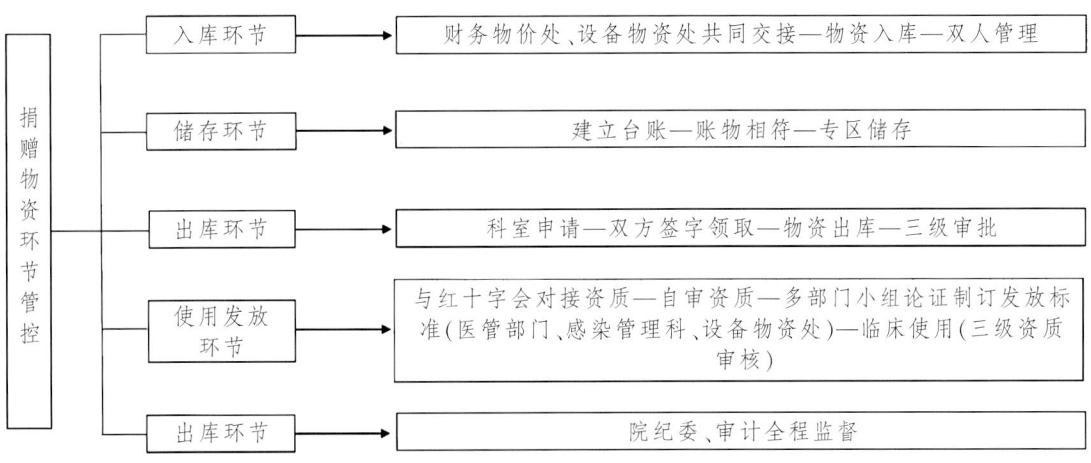

图 6-9　新冠肺炎疫情防控捐赠物资各环节管理流程图

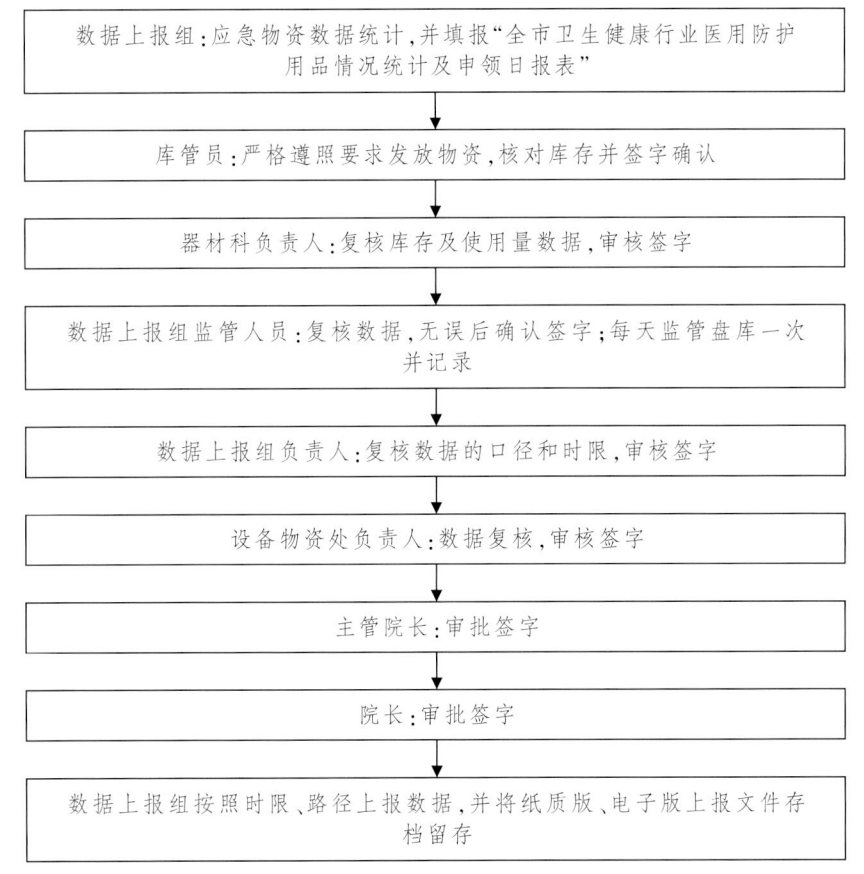

图 6-10　新冠肺炎疫情防控应急防护物资上报数据审核管理流程图

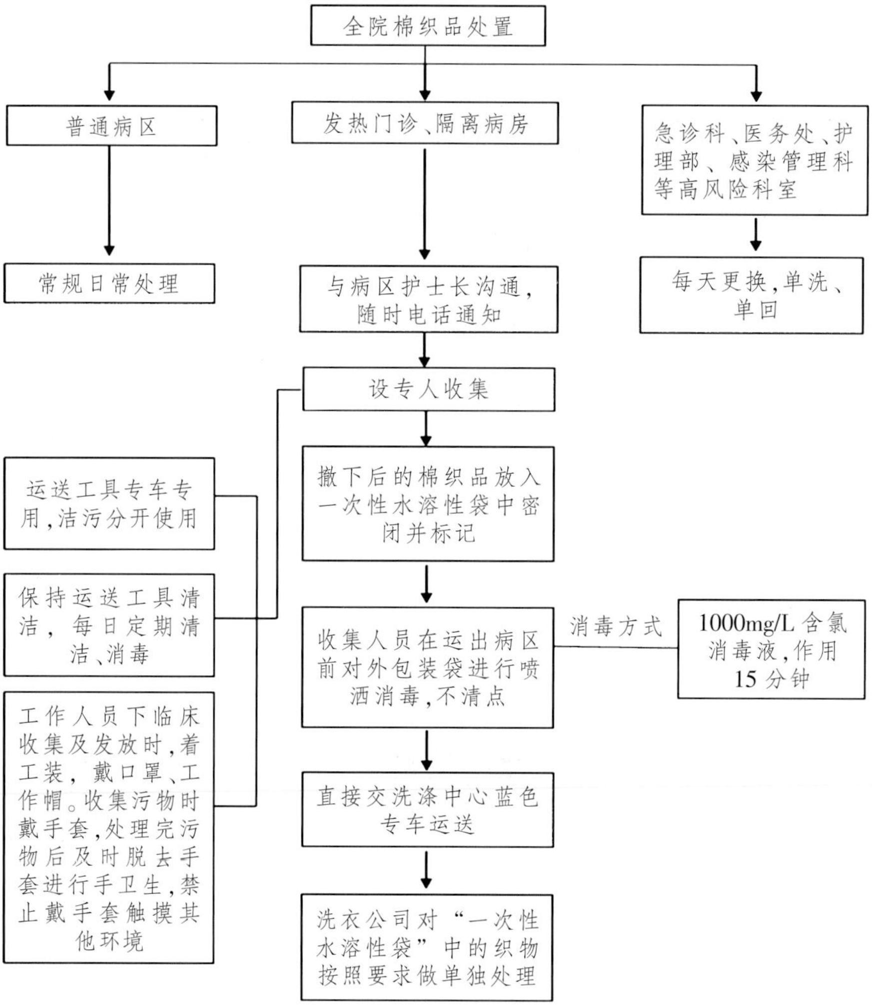

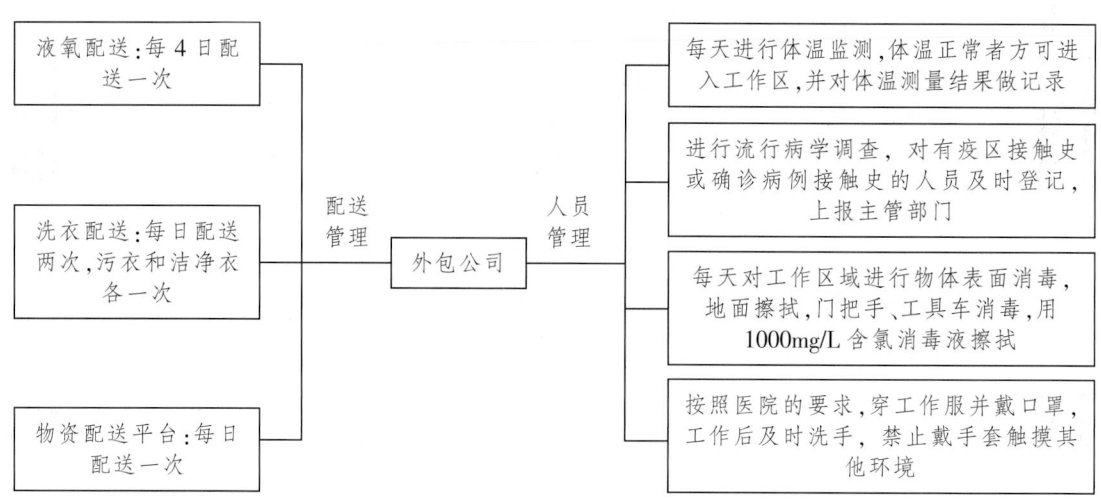

图 6-11　新冠肺炎疫情防控棉织品处置制度流程图

图 6-12　新冠肺炎疫情防控外包公司人员管理制度流程图

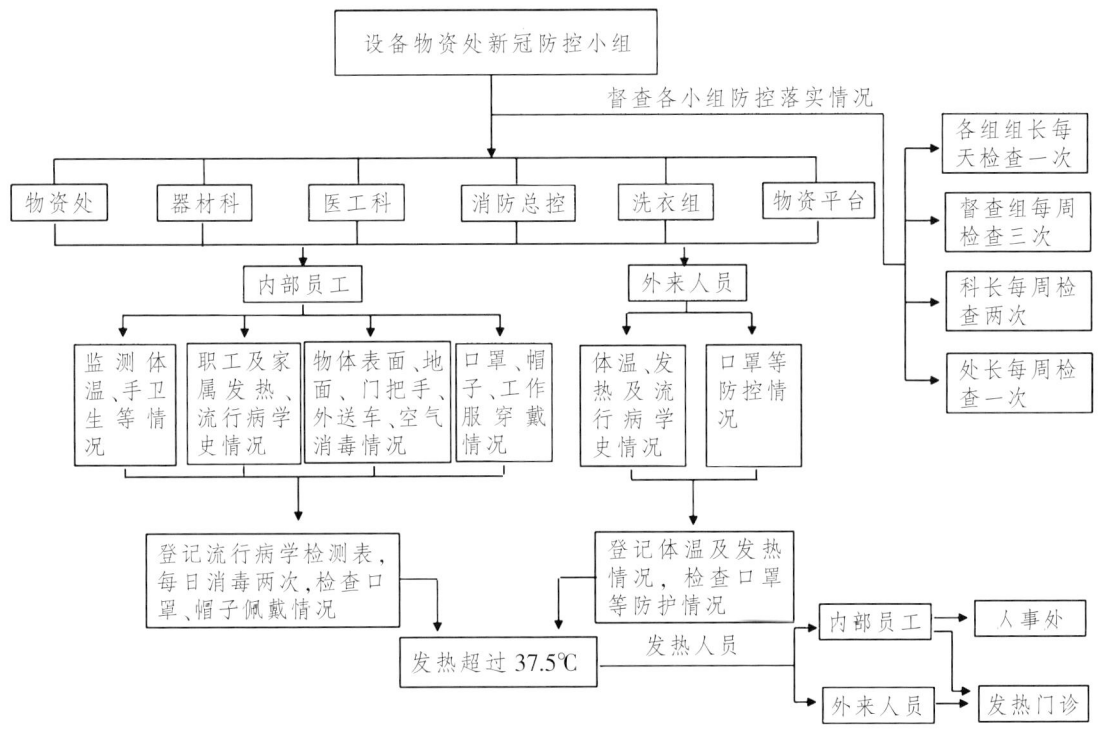

图 6-13 新冠肺炎疫情防控设备物资处体温检测自查网络化管理流程图

第三节 后勤保障管理

新冠肺炎疫情防控后勤应急工作制度

　　为做好新冠肺炎疫情防控工作,总务处在原有职能基础上,按照医院疫情救治和防控指挥部总体要求和工作重点,启动战时状态,调整后勤应急工作方案,做到响应迅速、统筹及时、协调周到,全力做好应对新冠肺炎疫情后勤保障工作。

　　(1)处室内部成立防控工作组,在处长领导下统筹协调落实总务领域防控工作,同时针对涉及领域多、人员复杂等情况,分为物业消杀、餐饮服务、基建维修三个小组,由管理干部分工督促指导各领域防控工作,要求各负其责、协同合作、周密高效地完成好各项工作任务。

　　(2)物业消杀组主要由分管负责人、行政管理人员、物业保洁公司项目经理、项目主管等组成,在院感防控小组的指导下,负责切实落实医疗废物处置、院内环境消毒等工作。要求把握重点,加强食堂、电梯、发热门诊、隔离病区等重点区域的消杀工作。

(3)餐饮服务组由餐饮科、外包餐饮服务公司项目经理组成,负责职工餐饮服务保障,特别是保障重点区域(发热门诊、急诊科、隔离病房等)医务人员送餐服务、特殊岗位医务人员餐饮补充,根据疫情调整供餐方式等。

(4)基建维修组由组长牵头,由行政管理干部、水电维修班组等组成,负责根据疫情需要快速完成硬件环境改造、诊疗布局调整、紧急安装和维护设施等工作。

(5)保持报修电话畅通,工作人员24小时值班,强化巡查,加强水电管路的监管和运行监测,及时处理重点区域的水电应急维修,切实保障关键部位水电正常安全运行。

(6)电梯维保人员24小时保障在岗,及时处置电梯故障,保障电梯正常安全运行,接到电梯困人救援通知后,在做好防护的前提下,及时赶往现场采取可行的救援措施,保证乘客和自身安全。

(7)根据疫情制订和实施电梯运行调整方案。

(8)加强外包服务人员健康管理,包括物业保洁公司保洁员、餐饮公司配送人员、电梯维保人员等,按照规范进行体温监测、医学观察,建立健康档案。

新冠肺炎疫情期间院内环境消毒管理制度

按照医院感染管理科具体要求,根据医疗操作可能传播的风险,做好手卫生、病区管理、环境通风、物体表面的清洁消毒等感染防控工作,有效阻断疫情传播。新冠肺炎疫情期间执行下列管理制度。

(1)门诊大厅地面每日闭诊后用含氯消毒液喷洒,密闭15分钟后擦拭。

(2)所有区域门帘用含氯消毒液喷洒后擦拭,每日三次。

(3)所有区域物体表面用含氯消毒液擦拭,每日两次。

(4)所有区域垃圾桶每日用含氯消毒液喷洒或擦拭消毒,每日两次。

(5)普通区域地面用含氯消毒液擦拭后用清水擦拭,每日两次。

(6)加强电梯消毒管理

①对电梯轿厢、轿门、层门、按钮、地面等部位进行定期消毒,特别是人体接触的地方,尤其是轿厢内和外呼面板上的按钮、扶梯的扶手带等。

②由电梯管理员进行消毒操作,操作时应确认电梯的应急救援设施及通风设备是否处于有效状态。

③对重点区域和隔离区域独立设置一部专用电梯,专门供确诊、疑似人员等乘坐。确诊病例乘坐电梯后,由感染管理科进行终末消毒。

④消毒时做好自我防护,包括戴口罩、防护眼镜及手套,工作结束时及时进行清洗、消毒,每次消毒后记录消毒时间。

(7)严格洁具分区使用,加强洁具消毒,保持干燥。

新冠肺炎疫情期间物业保洁人员管理制度

新冠肺炎疫情期间,外包物业保洁公司要强化意识,落实主体责任,全力配合院方做好疫情期间的防控与管理工作,针对疫情期间保洁人员管理,制订以下管理制度。

(1)不允许无故脱岗、突然辞职,若有违反者,加大扣罚力度。

(2)严禁物业人员在疫情期间以讹传讹,做到不信谣、不传谣。

(3)从疫情高发区或外地返津人员,自行居家隔离 14 天,经公司认可后可正常上班,若有隐瞒情况者立即辞退,并移交相关机构。

(4)重点区域物业人员必须按照防控工作要求,经过院内感染防控培训,佩戴相应的防护设施,做好个人防护,严防院内感染。

(5)重点区域工作的物业人员,工作流程及消毒方案必须严格按照院感防控小组要求执行,对于缺乏意识、缺乏责任心的物业人员,予以辞退。

(6)普通区域工作的物业人员,消毒工作要严格按照院内感染防控要求执行。

(7)疫情期间严禁物业人员捡拾各种可回收垃圾,坚决避免发生院内感染的风险,一旦违规,予以处罚或辞退。

新冠肺炎疫情防控期间对施工人员管理制度

(1)对进出医院的外来施工人员进行疫情相关知识宣传教育培训工作。

(2)对来自疫区的施工人员,按要求自最后一次接触相关人员之日或抵达项目所在地起,居家或观察隔离规定天数,身体未出现相关症状后,方可返岗。

(3)对进出医院的外来施工人员进行登记和体温检测工作。

(4)督促外来施工现场人员按要求佩戴口罩、勤洗手。

(5)室内施工场地等人员密集的地方应开窗通风,保持室内空气流通。

(6)督促外来施工现场人员做好食品安全工作,实行分餐、错时用餐等措施。

(7)督促施工现场做好环境卫生工作。

新冠肺炎疫情期间医疗废物管理制度

依据《医疗废物管理条例》(国务院第 380 号令)、《医疗废物分类目录》(卫医发〔2003〕287 号)、《关于做好新型冠状病毒感染的肺炎疫情期间医疗机构医疗废物管理的工作通知》(国卫办医函 81 号),按照医院感染管理科制订的制度,对新冠肺炎疫情下医疗废物管理制订以下管理要求。

(1)发热门诊、隔离病房(区)为防控重点区域(以下简称“重点区域”),该区域所产生的废弃物,包括医疗废物和生活垃圾,均按照医疗废物进行分类收集。

（2）重点区域固定保洁员应及时收集医疗废物并放到指定污物桶内，由专人收集转运，收集台账登记类别、数量，并有科室护士、转运员签字或盖章。

（3）重点区域产生的医疗废物必须双袋双扎，使用含氯消毒液喷洒消毒，每个包装袋、利器盒应粘贴标签并注明日期、产生科室及注明"新冠"字样。

（4）重点区域产生的医疗废物，专职转运人员必须按指定路线转运至院内医疗废物暂存地点，并与暂存处专职管理人员进行交接，填写交接记录。

（5）重点区域产生的医疗废物必须放在暂存处指定转移桶内，建立疫情相关的医疗废物转移台账。暂存处专职管理人员与市医疗废物集中处置中心运输人员在"危险废物转移联单""相关疫情医疗废物转移台账"双签字确认。登记资料保存3年。

（6）专人负责对医疗废物转运工具每日两次进行消毒，登记消毒记录。

（7）专人负责对医疗废物重点转运路线每日两次进行消毒，登记消毒记录。

（8）增加对医疗废物暂存处的消杀频次，严格落实消杀记录。对不同区域的消毒剂配比值，依据院内感染防控要求严格执行。

（9）医疗废物的收集、运送、贮存、处置各环节均应采取有效措施，防止医疗废物流失、泄漏、扩散。

（10）接触医疗废物的相关人员必须做好个人防护，防护标准严格按院感防控小组要求执行，杜绝在任何环节出现交叉感染情况发生。

重点区域医疗废物转运路线及流程见图6-14。

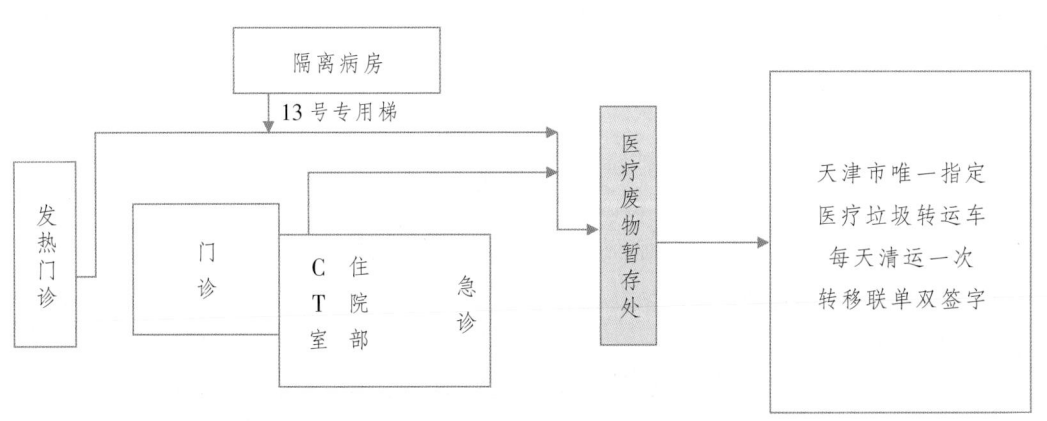

图6-14　重点区域医疗废物转运路线及流程图

新冠肺炎疫情防控污水处理值班人员个人安全防护管理制度

为了有效应对目前我国发生的新冠肺炎疫情，规范医疗污水应急处理、杀菌消毒的要求，保护生态环境和人体健康，根据《新型冠状病毒污染的医疗污水应急处理技术方案(试行)》版本，编制《新冠肺炎疫情防控污水处理值班人员个人安全防护管理制度》。

(1)污水处理设备机房内应保持干燥、通风，不能采用自然通风的，应采用机械通风。

(2)操作人员在进行操作、维修、验水工作时，应穿隔离衣、戴橡皮手套、口罩和护目镜。

(3)污水处理设备的操作应严格按照操作规程正确操作，不可随意改变操作顺序，避免引起设备损坏或危及人身安全。

(4)如果消毒药粉落到皮肤上，应立即用水冲洗，如有水疱出现，要去临床科室治疗。眼睛被灼伤时，立即用大量的流水冲洗，注意避免水流直射眼球，同时不要揉眼睛，严重时立即送临床科室治疗。

(5)如室内硫化氢浓度超标，操作人员应立即离开房间，佩戴防毒面具后进入室内，打开门窗通风换气。

(6)避免接触污水，如不慎接触，立即用肥皂反复洗净被污染的皮肤及手部。

(7)每日按规定对值班室进行消毒。

新冠肺炎疫情期间电梯运行调整制度

根据新冠肺炎疫情需要，减少人员密集，避免造成交叉感染，配合诊疗布局调整，依据实际情况制订以下电梯运行方案并动态调整。

(1)按照污染分区走向及时调整电梯运行。

(2)对隔离病房(区)独立设置一部专用电梯，专门供确诊病例、疑似病例、观察病例等人员乘坐。

(3)根据隔离病房(区)和缓冲病房结构调整，及时调试更新电梯运行停靠楼层。

(4)根据需要停闭和开放有关区域电梯运行。

新冠肺炎疫情防控污水处理站质量控制制度

为了有效应对目前我国发生的新冠肺炎疫情，规范医疗污水应急处理、杀菌消毒的要求，保护生态环境和人体健康，根据《新型冠状病毒污染的医疗污水应急处理技术方案(试行)》版本，编制《新冠肺炎疫情防控污水站处理质量控制制度》。

(1)在岗值班人员根据用水量及疫情防控期间标准，将投药量改为24瓶/天，保证活性氧数值达到1.3以上。观察调节泵运行情况，做好药粉出入库记录。白天每小时对活性氧数值进行检测，并做好检测记录。每天按照规范要求清理格栅内漂浮物。

(2)班组长每天对活性氧值指标进行检查。检查运行记录书写情况,监督投药量是否准确,查看设备运转情况。

(3)科长每周不定期抽查,对活性氧值指标进行检查。检查运行记录书写情况,监督投药量是否准确,查看设备运转情况。

(4)处长每月不定期抽查,对活性氧值指标进行检查。检查运行记录书写情况,监督投药量是否准确,查看设备运转情况。

(5)每月取水样送检验科检验大肠杆菌数值,每季度请第三方进行污水质量检测。

(6)值班人员对每次检测、检查结果连续2小时数值超出检测标准的,应及时上报班长并处理;连续4小时数值不合格,班长应向科长上报;连续6小时数值不合格,科长应向处长上报并采取相应措施,保证污水处理达标排放。

(7)每月定期召开质量安全会议,查找工作隐患,提高工作水平。

新冠肺炎疫情期间供餐和送餐管理制度

依据《中华人民共和国食品安全法》《中华人民共和国食品安全法实施条例》,新冠肺炎疫情期间全力保障职工供餐质量,严格落实食堂卫生防疫各项要求,制订以下制度。

一、供餐企业管理

(1)严格执行市场委对餐饮"八严格"规定。

(2)供餐企业必须提供符合实际并可行的《非正常供餐时间临时保障应急预案》。

二、供餐和送餐管理

(1)根据疫情进展需要,减少人员聚集,调整取餐方式,快速分散取餐人员,避免聚集。

(2)每天专人专线为发热门诊、隔离病房(区)等重点区域送餐,根据实际情况增加需求配置。

三、严格消毒管理

确保餐饮用具清洗消毒,每天对保洁设施和就餐场所按照院感防控小组要求进行消毒,保持加工场所和就餐场所空气流通。

四、现场人员健康管理

(1)现场外地返津从业人员必须按照疫情防控相关要求实行居家隔离,隔离期结束后没有异常方可安排上班。

(2)认真准确填写"食堂现场人员登记表",如有变化及时更新。

(3)对现场人员进行防疫知识培训,使其具备防护意识和技能,并配备必要的防护用品,确保餐饮从业人员安全、卫生。

(4)建立健康档案,现场所有人员必须严格执行每日晨检测量体温上岗制度,并做好记录。问询家属是否有发热症状；从业人员是否有乏力、发热、咳嗽、腹泻等症状，以及有碍食品安全病症的，应立即上报并调离工作岗位。

（5）从业人员应穿工作服、戴工作帽、口罩上岗，及时更换口罩。餐前、便后、接触垃圾后等暂时离开再返岗前，均要采用六步洗手法清洁手部。

五、外来人员管理

非就餐时段实行封闭管理，无关人员严禁进入食堂区域，如因工作需要进入，应严格执行"外来人员登记表"，合格后方可进入。

职工食堂非正常供餐时间临时保障应急预案

依据疫情防控工作需求，做好职工特别是发热门诊、隔离病房（区）医务人员正常供餐时段以外临时突发供餐保证工作，制订如下应急方案。

（1）根据临时储备需求，储备食品（方便餐）品种暂定为：方便面、火腿肠、面包、自制面食、独立包装咸鸭蛋、榨菜、酸奶等。

（2）安排项目管理人员 24 小时手机待机，保持通讯顺畅，确保随时到场，保证后勤临时供应。

（3）确保供餐形式。

①临时现场就餐（提供冲泡热水及一次性就餐餐具、餐盒）。

②临时配餐保证（根据需求，配送方便餐至各所需科室）。

新冠肺炎疫情防控负压泵房值班人员个人安全防护应急预案

为贯彻落实上级相关部门对新冠肺炎疫情防控工作做的重要指示精神，《关于全面紧急排查定点收治医院真空泵排气口位置的通知》（国卫办医函〔2020〕104 号）要求，以及《医用气体工程技术规范》第 4.4.4.4 条文件要求，制订我院负压泵房值班人员个人安全防护应急预案。

（1）值班人员在进行巡视、维修工作时，应穿隔离衣、戴橡胶手套、口罩、护目镜、防护帽。值班人员清洁水箱时，如不慎接触循环水，应立即用肥皂反复洗净被污染的皮肤及手部。

（2）在巡视中如果发现排气连接管路破裂、老化现象，应立即上报气体组组长并联系维修人员及时维修，维修期间加强通风换气。

（3）出现上述意外情况时及时上报上级领导，事后做好相关记录。

新冠肺炎疫情防控污水处理及负压泵房相关防控流程见图 6-15 至图 6-17。

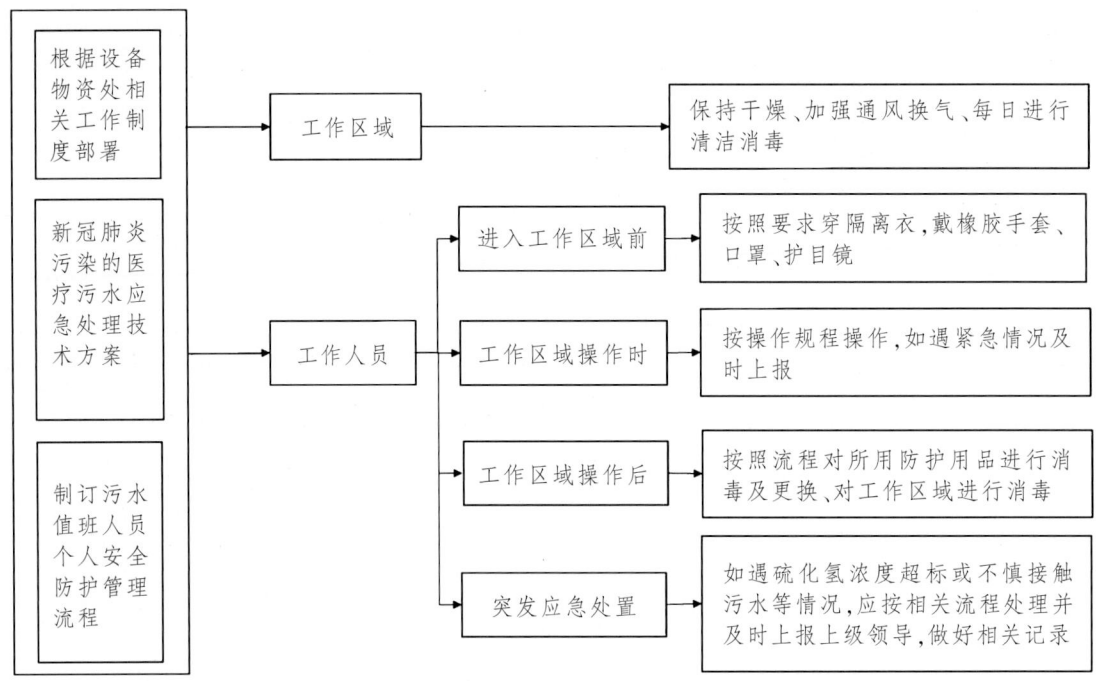

图 6-15 新冠肺炎疫情防控污水处理值班人员个人安全防护管理流程图

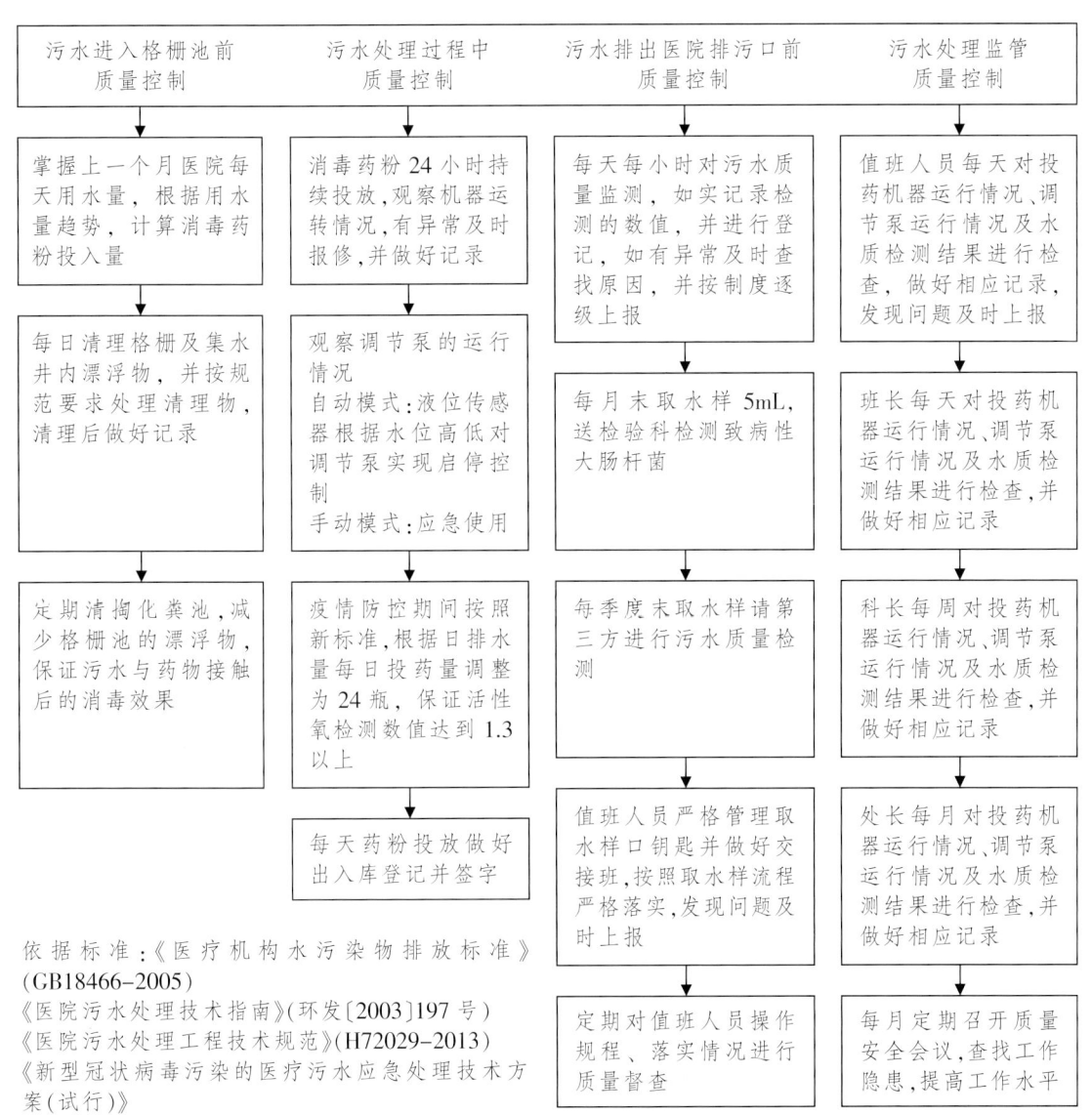

污水进入格栅池前质量控制	污水处理过程中质量控制	污水排出医院排污口前质量控制	污水处理监管质量控制
掌握上一个月医院每天用水量，根据用水量趋势，计算消毒药粉投入量	消毒药粉24小时持续投放，观察机器运转情况，有异常及时报修，并做好记录	每天每小时对污水质量监测，如实记录检测的数值，并进行登记，如有异常及时查找原因，并按制度逐级上报	值班人员每天对投药机器运行情况、调节泵运行情况及水质检测结果进行检查，做好相应记录，发现问题及时上报
每日清理格栅及集水井内漂浮物，并按规范要求处理清理物，清理后做好记录	观察调节泵的运行情况 自动模式：液位传感器根据水位高低对调节泵实现启停控制 手动模式：应急使用	每月末取水样5mL，送检验科检测致病性大肠杆菌	班长每天对投药机器运行情况、调节泵运行情况及水质检测结果进行检查，并做好相应记录
定期清掏化粪池，减少格栅池的漂浮物，保证污水与药物接触后的消毒效果	疫情防控期间按照新标准，根据日排水量每日投药量调整为24瓶，保证活性氧检测数值达到1.3以上	每季度末取水样请第三方进行污水质量检测	科长每周对投药机器运行情况、调节泵运行情况及水质检测结果进行检查，并做好相应记录
	每天药粉投放做好出入库登记并签字	值班人员严格管理取水样口钥匙并做好交接班，按照取水样流程严格落实，发现问题及时上报	处长每月对投药机器运行情况、调节泵运行情况及水质检测结果进行检查，并做好相应记录
		定期对值班人员操作规程、落实情况进行质量督查	每月定期召开质量安全会议，查找工作隐患，提高工作水平

依据标准：《医疗机构水污染物排放标准》（GB18466-2005）
《医院污水处理技术指南》(环发〔2003〕197号)
《医院污水处理工程技术规范》(H72029-2013)
《新型冠状病毒污染的医疗污水应急处理技术方案(试行)》

图6-16 新冠肺炎疫情防控污水处理站质量控制流程图

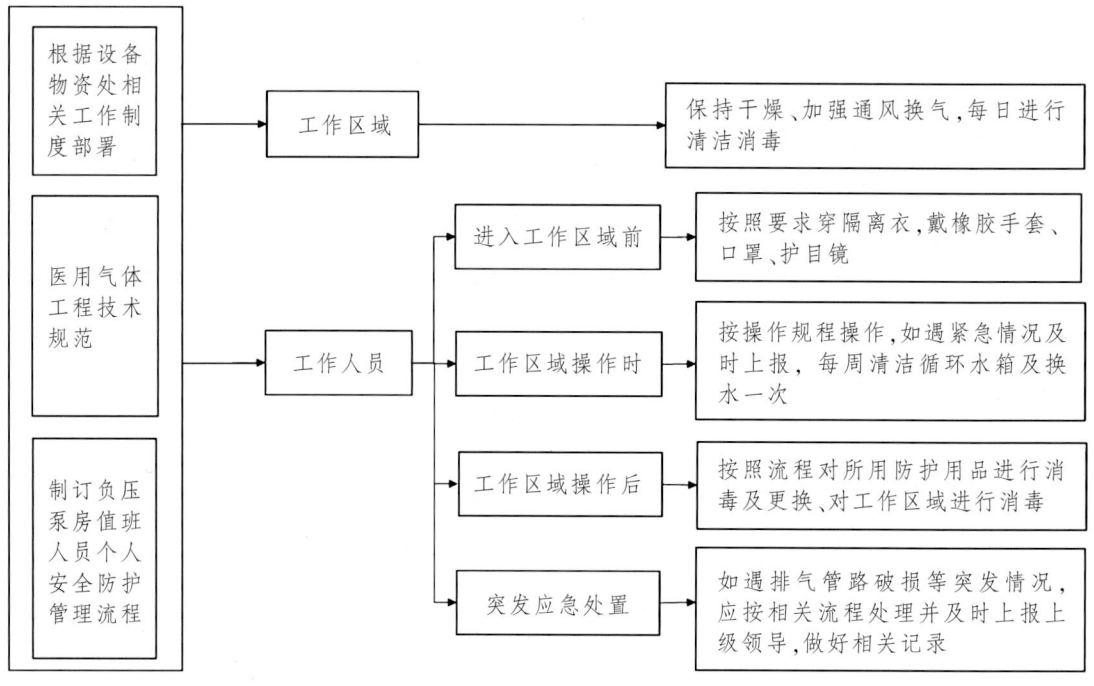

图 6-17　新冠肺炎疫情防控负压泵房值班人员个人安全防护管理流程图

第四节　安保体系建设

新冠肺炎防疫期保卫督查岗制度

一、督查职责

按照医院新冠肺炎救治与防控指挥部的统一部署和要求,加强保卫督查岗力量,按照巡视重点要求,进行下属部门的督查。负责统一汇总本处室职工体温测试情况,汇总当日各岗位情况并记录保存,于次日晨交班会上汇报。对发现的问题及时整改,并关注问题完善改进情况。

二、督查人员

督查人员由处室领导带领各区域负责人进行巡视。

三、督查内容

(1)医院门诊入口应控制分流,人与人之间应该保持 1 米间距,尽可能减少人员聚集情况,主动帮助来院患者扫码、指引方向,减少滞留现象。

(2)发热门诊保证 24 小时人员在岗,必须配备 N95 口罩、防护镜、帽子,着警用装备上岗。如发热门诊内有警情,着规定隔离装备,第一时间介入处置。

(3)住院部取消探视制度,对来访人员进行测温、扫码登记、核实,特殊情况联系病区,得到允许后方可进入。

(4)住院部后门管理要严密,进入者严格排查、测温,联系护理部登记后方可进入。

(5)后楼住院部安保人员应严格遵守疫情期间隔离病区管理制度,保证 24 小时在岗,配合医护人员做好确诊和疑似患者的转运工作。

(6)每日早 7 点在地下停车场负一层设专人对本院职工及外来送货人员进行测温登记,如发现发热情况,及时上报,登记联系其科室领导。

(7)对进入医院的车辆应逐一询问排查,如车内有发热患者,指引其到指定发热车辆停放处。

(8)急诊保证 24 小时人员在岗,必须配备 N95 口罩、防护镜、帽子,并每小时对急诊各诊区巡视一次,如遇突发事件应第一时间处置。

(9)各岗位安保人员在岗期间要根据岗位情况做好个人防护工作,在岗期间要佩戴好口罩及防护设备,禁止佩戴不符合防护规定的口罩。保持 24 小时战备状态,不允许睡岗、空岗等现象的发生。

(10)疫情期间安保公司人员要遵守《疫情期间安保人员体温测量制度》,每日由当班班长组织两次体温测量工作,并将测量实际数字填写至"安保人员体温测量登记表"。

(11)疫情期间安保公司人员应如实填写人员健康情况表,安保公司如有人员更换,应首先上报保卫处,确认人员健康状况良好后方可上岗。禁止人员离津或与外地来津人员接触,如不慎接触者应立即上报并做好相关筛查工作,隔离后方能上岗。

新型冠状病毒感染的肺炎疫情防控安全保卫应急预案

按照市卫健委、第三中心医院新冠肺炎防治工作领导小组相关部署要求,制订本预案,以积极应对此次疫情防控期间突发的安全保卫事件。

一、成立疫情防控期间安全保卫事件处置组

组织架构

组长:分管院领导

副组长:保卫处处长

组员:保卫处成员

二、工作职责

(1)制订新冠肺炎疫情防控安全保卫应急处置方案,梳理各项工作流程,建立切实可行的防控机制。

(2)配合完成体温监测工作。配合护理部在门诊、急诊、住院部等重要医疗出入通道设置专人专岗,对每一名进入医院的人员进行测量,防止发热患者进入,并将其引导至发热诊区就诊。每日对行政人员进行体温监测。

(3)监控中心利用监控系统(专门设定四镜头合一屏)24 小时实时监控发热门诊及隔离病房就医秩序。同时,每日拨打发热门诊电话,告知医护人员若发生安全保卫紧急事件,立即联动监控中心。

(4)设置急诊、发热门诊 24 小时值班岗位,加快轮换频率,保障岗位执勤状态。在发热门诊、隔离病房外围加强安保巡逻,巡逻时间由每小时巡查调整为每半小时巡查。

(5)配合医护人员,对确诊的隔离病房患者转运实行加强监管。

(6)明确安全防线,有效拦截留观患者、疑似患者的无故离院,积极处置,保护医护安全。

(7)对保卫部门工作人员、外包公司工作人员进行相关突发事件培训及演练,适时邀请感染管理科进行预防新型冠状病毒的培训,培训率达到 100%。

(8)根据不同岗位、不同防护等级,配备相应的防护服、口罩、防护帽、防护手套、防护镜等防护用具。

三、对突发安全保卫事件的应急响应流程

保卫处对发热门诊和隔离病房的患者进行深入分析和研判,对可能发生的安全保卫事件进行及时有效的处置。

如患者心理恐慌、情绪激动、不配合医护人员治疗、与医护人员发生冲突,应急队员在做好个人防护措施后,及时进行有效制止。

如患者恐惧隔离、不遵守相关规定、擅自离开发热门诊或隔离病房,医护人员通知监控中心,由监控中心统一依次调动发热门诊或隔离病房区域值班岗(第一梯队)、增派应急队员(第二梯队)及驻院民警(非工作时间拨打 110 报警)。第一梯队第一时间进行劝说,第二梯队佩戴防护器具,使用 1.5 米警用抓捕器进行拦截。如患者仍拒不配合,警医联动,交由公安部门依法依规处置(详见图 6-18)。

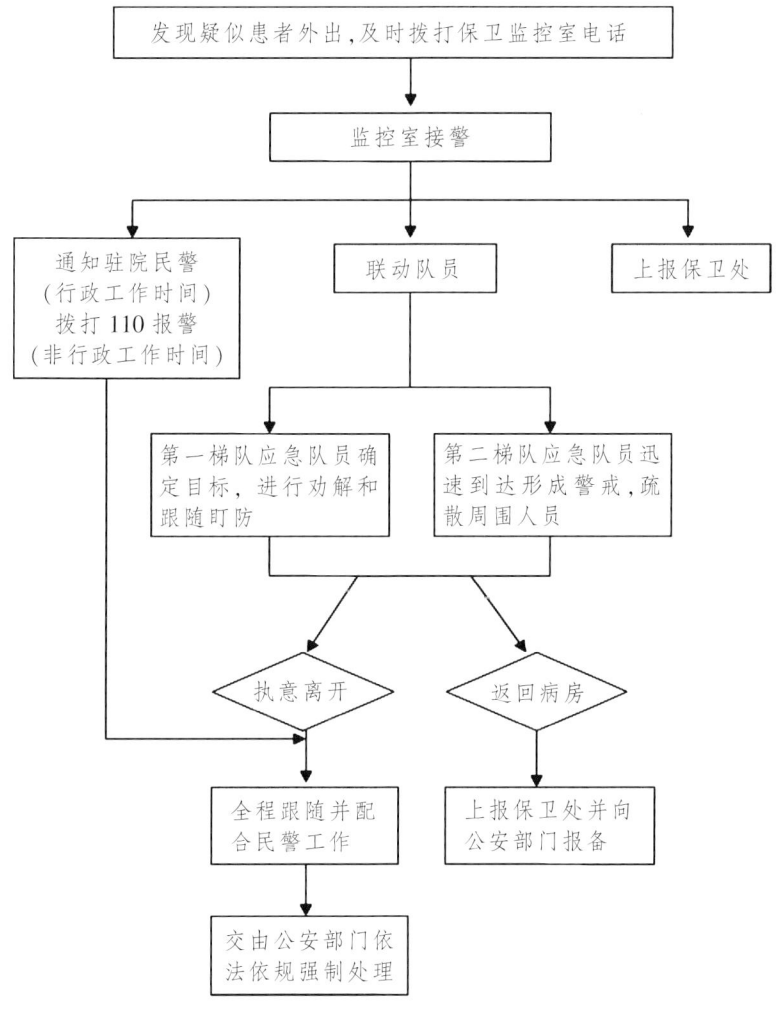

图 6-18 疑似患者擅自外出处置流程图

第五节 财务管理

新冠肺炎疫情防控资金使用管理制度

为做好新冠肺炎疫情防控工作,依照《关于进一步做好新型冠状病毒感染肺炎疫情防控经费保障工作的通知》(财办〔2020〕7 号)、《天津市新型冠状病毒感染的肺炎疫情防控资金保障管理办法》(津新冠防指〔2020〕17 号)等文件政策要求,结合我院实际工作情况,为保证我院疫情防控资金使用合理合规,特制订本制度。

一、防控资金适用范围及使用原则

(1)本办法所称新冠肺炎疫情防控资金(以下简称"防控资金"),是指中央和市级财政等安排用于新冠肺炎的预防、疫情发生后的应急处置、医疗救治工作等方面的资金及其他资金。

(2)防控资金的使用遵循专款专用的原则。

二、防控资金申请

财务物价处每日汇集人事处、总务处、设备物资处等相关职能处室执行疫情防控任务时所需资金,包括防疫人员临时性工作补助、改扩建、改造、急需设备购置、防护设备及物资购置、急需物资储备、患者救治等费用,汇总后经财务物价处负责人及主管院领导审批后上报市卫健委。

三、防控资金拨付

市财政局预拨付一定额度的资金,划入医院零余额账户或基本账户,待疫情处置工作结束后据实结算。

四、防控资金使用(图6-19)

(1)防控资金主要用于保障新冠肺炎疫情防控和患者救治,包括防疫人员临时性工作补助、防护设备购置、物资配备、维修改造、患者救治等。严禁使用防控资金超标准装修改造或购置与疫情防控工作无关的物资、设备等。

(2)医院加强防控资金管理,确保资金使用合理规范,专款专用。

(3)防控资金在使用过程中,以保质保量完成防控任务为前提,缩短资金使用审批流程,

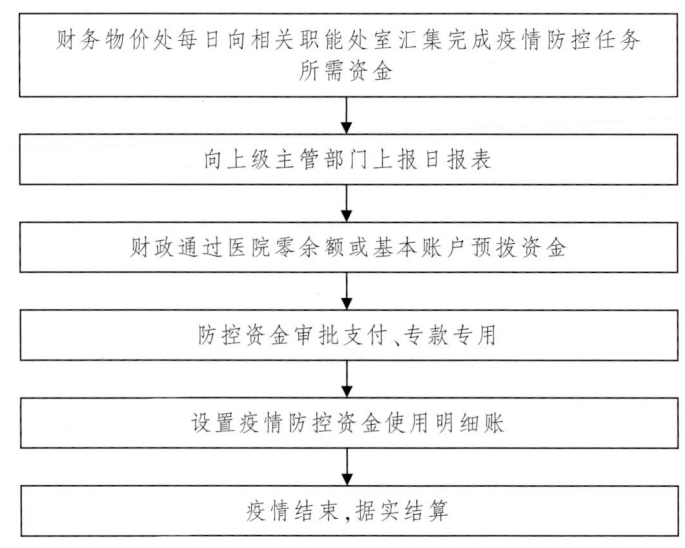

图6-19　新冠肺炎疫情防控资金使用流程图

结合防控任务,灵活组织落实,压缩办理时限。

(4)规范和加强医院内部控制,堵塞管理漏洞,防范资金管理风险和廉政风险。不得擅自截留、挤占、挪用或改变资金用途。

五、防控资金财务处理

(1)财务物价处负责疫情防控资金的财务管理工作,按照内控制度要求,分别设置专人负责防控资金的申请、审核、付款、记账等具体工作。

(2)财务物价处单独设置疫情防控资金使用明细账,详细登记每笔资金的来款和使用情况,保证账目清晰准确。

(3)财务物价处使用防控资金购置的资产,按照国有资产管理有关规定处置。

本制度自印发之日起执行,待新冠肺炎疫情处置善后工作结束后废止。

新冠肺炎疫情防控接受捐赠管理制度

新冠肺炎疫情防控期间,为规范受赠行为,保护医院的合法权益,依照《中华人民共和国公益事业捐赠法》、《关于印发卫生计生单位接受公益事业捐赠管理办法(试行)的通知》(国卫财务发〔2015〕77 号)、《关于印发天津市新型冠状病毒感染的肺炎疫情防控资金保障管理办法的通知》(津新冠防指〔2020〕17 号)等法律法规、文件政策的要求,结合我院实际工作情况,特制订本制度。

一、接受捐赠

(1)本制度所称捐赠是指国内外自然人、法人和其他组织(简称"捐赠人")通过红十字会、慈善协会等机构以自愿无偿向医院提供物资等形式的公益性支持和帮助。特殊情况下,捐赠人可直接与医院签订书面捐赠协议。

(2)我院财务物价处为新冠肺炎疫情期间医院承担捐赠工作的组织协调部门(以下简称"捐赠管理部门"),负责管理日常捐赠事务。医院接受捐赠,由捐赠管理部门统一受理,其他内部职能部门或个人一律不得直接接受。

二、捐赠流程(图 6-20)

(1)捐赠者向天津市红十字会、慈善协会等机构提出定向捐赠意向,填写"物资捐赠意向函"。

(2)天津市红十字会、慈善协会等机构依据捐赠方提供的企业资质证明、产品质量证明、价格核定证明、产品说明书等核验物资。

(3)天津市红十字会、慈善协会等机构根据核验结果并依照捐赠人意向,将捐赠物资移交医院,由捐赠管理部门填写"物资分发领取单"(框 6-1)或"接受捐赠物资凭证",加盖医院公章。捐赠管理部门与资产管理部门(设备物资处)进行物资交接,填写"捐赠物资交接单"(框 6-2),由资产管理部门发放给物资使用部门。

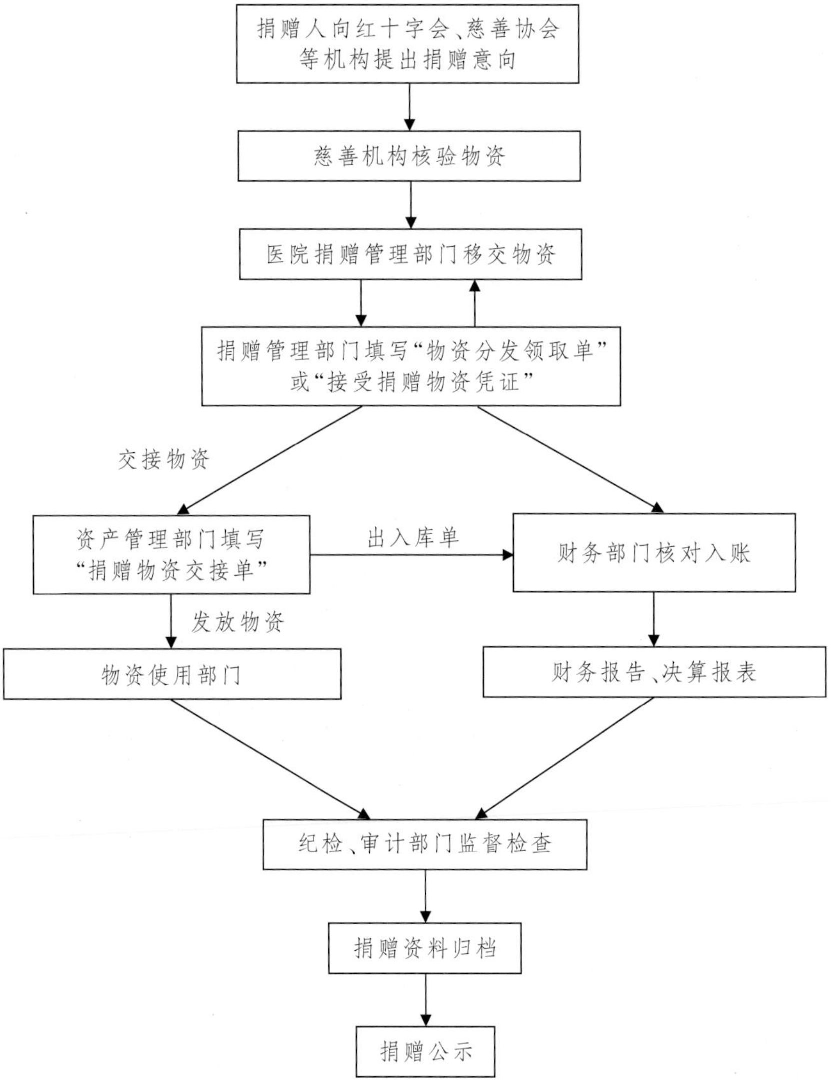

```
┌─────────────────────────┐
│ 捐赠人向红十字会、慈善协会 │
│   等机构提出捐赠意向      │
└─────────────────────────┘
            │
            ▼
┌─────────────────────────┐
│     慈善机构核验物资       │
└─────────────────────────┘
            │
            ▼
┌─────────────────────────┐
│   医院捐赠管理部门移交物资  │
└─────────────────────────┘
            │
            ▼
┌───────────────────────────────┐
│ 捐赠管理部门填写"物资分发领取单" │
│      或"接受捐赠物资凭证"       │
└───────────────────────────────┘
```

交接物资

```
┌─────────────────┐    出入库单    ┌─────────────────┐
│  资产管理部门填写  │ ──────────→ │   财务部门核对入账  │
│ "捐赠物资交接单"   │              └─────────────────┘
└─────────────────┘                       │
         │ 发放物资                         ▼
         ▼                        ┌─────────────────┐
┌─────────────────┐              │  财务报告、决算报表 │
│    物资使用部门    │              └─────────────────┘
└─────────────────┘

┌───────────────────────┐
│  纪检、审计部门监督检查   │
└───────────────────────┘
            │
            ▼
┌───────────────────────┐
│      捐赠资料归档        │
└───────────────────────┘
            │
            ▼
┌───────────────────────┐
│        捐赠公示          │
└───────────────────────┘
```

图 6-20　新冠肺炎疫情防控接受捐赠流程图

框 6-1　物资分发领取单

第一联

天津市红十字会物资分发领取单

接收单位名称:天津市第三中心医院　　接收单位经手人:　　接收单位批准人:

物资名称	规格	数量	价值(元)	备注	领取单位凭此单下账

领取时间:　　年　月　日　上午:　　下午:

注意事项:1.领取单位要加盖公章,单位领导和单位经手人分别签字后凭此单领取。

　　　　　2.各单位务必遵守时间领取,过期不候。

　　　　　3.本单第一联留存领取单位作为下账凭证,第二联作为领取凭证。

年　月　日

(天津市红十字会公章)　　　　　　　　　　(领取单位盖公章)

第二联

天津市红十字会物资分发领取单

接收单位名称:天津市第三中心医院　　接收单位经手人:　　接收单位批准人:

物资名称	规格	数量	价值(元)	备注	领取单位凭此单领取

领取时间:　　年　月　日　上午:　　下午:

注意事项:1.领取单位要加盖公章,单位领导和单位经手人分别签字后凭此单领取。

　　　　　2.各单位务必遵守时间领取,过期不候。

　　　　　3.本单第一联留存领取单位作为下账凭证,第二联作为领取凭证。

年　月　日

(天津市红十字会公章)　　　　　　　　　　(领取单位盖公章)

框 6-2　捐赠物资交接单

					捐赠物资交接单
日 期	物品名称	单价	数量	金额	捐赠方

此物资由捐赠管理部门移交资产管理部门,请按照捐赠用途发放使用。

捐赠管理部门:　　　　　资产管理部门:　　　　　审计处:

　　　　　　　　　　　　　　　　　　　　　　　　　　年　月　日

三、财务管理

(1)财务物价处建立健全捐赠财务管理制度,加强会计核算与财务管理。接受的捐赠物资全部集中统一管理,纳入大账统一核算。

(2)资产管理部门及时按照"捐赠物资交接单"对捐赠物资验收无误后,入库登账,纳入医院资产统一管理。达到固定资产核算起点的,按照固定资产有关规定管理。

(3)财务物价处严格执行《政府会计制度》,依据"物资分发领取单""接受捐赠物资凭证"或资产管理部门提供的入库单等,对捐赠物资核对入账,保证账务处理真实、完整、准确。

(4)会计年度结束后,财务物价处将本年度接受捐赠情况在年度财务报告中特别说明。同时,按照财政部门规定的部门决算报表要求,一并报送市卫健委和市财政局。

四、使用管理

(1)医院尊重捐赠人意愿,严格按照医院宗旨和"物资捐赠意向函"约定,将接受捐赠的物资全部用于新冠肺炎疫情防控工作。

(2)医院财务物价处、设备物资处、审计处和相关处室按照各自职责加强对捐赠物资使用的管理。

(3)医院财务物价处建立接受捐赠档案管理制度,对捐赠相关资料进行归档管理。

五、信息公开

(1)医院建立健全受赠信息公开工作制度,通过医院官网等便于公众知晓的方式,在规定时间真实、准确、及时、完整地向社会公开受赠及使用的相关信息,提高受赠使用和管理工作的透明度。经红十字会、慈善协会等机构接受的捐赠,医院不再重复公示。

(2)医院对其公开信息和信息答复的真实性负责。

六、监督管理

(1)医院建立健全捐赠管理制度,将接受捐赠管理和使用情况纳入主要负责人经济责任审计的重要内容。

(2)医院纪检办、审计处定期开展捐赠管理检查和审计工作。

新冠肺炎疫情防控实际支出情况统计日报管理制度

根据市卫健委财务审计处统一规定,按照《关于报送 2020 年新冠肺炎疫情相关日报》(津卫财审便函〔2020〕93 号)文件要求,医院需每日上报抗击新冠肺炎使用的日常物资、设备、救治、人员补助、改扩建等费用数据。依据《天津市人力资源和社会保障局 天津市财政局关于转发建立传染病疫情防治人员临时性工作补助有关问题的通知》(津人社局发〔2017〕2 号)、《天津市财政局 天津市卫生健康委员会关于落实新型冠状病毒感染的肺炎疫情防控有关经费保障政策的通知》(津财社〔2020〕8 号)财务物价处规范报送数据统计口径,确保数据上报及时、真实、完整。

一、报送处室

人事处、财务物价处(挂号收费处)、设备物资处(器材科)、总务处(餐饮科)、信息处、工会、药剂科、宣传处等。

二、报送及时性要求

凡需申报数据的部门在每日下午 2 点前将数据报送至财务物价处,财务物价处于当日下午 3 点前将《防治新冠肺炎疫情实际支出情况日报表》《天津市市级疫情防控投入情况表》报送市卫健委财务审计处。

三、报送责任制原则

各相关处室报送数据设置专人负责,确保数据及时、真实、准确。

四、报送数据口径规范

按照市卫健委财务审计处下发表格及填报要求,规范各项数据报送口径和依据。根据我院承担的具体防控工作任务,按照发热门诊及隔离观察室支出、派出医疗队及支援定点医院支出、其他支出等内容进行分类统计。具体报送内容如下。

(一)改扩建费用

涉及疫情防控期间对发热门诊及隔离区域等相关疫情防控基建和改造项目支出,由总务处统一填报。

(二)急需设备购置费用

为防治新冠肺炎疫情需要而配置的属于固定资产范围的设备购置费用,由设备物资处和信息处填报。

(三)医务人员补助

按照《天津市卫生健康委员会 天津市财政局 天津市人力资源和社会保障局关于确定新冠肺炎疫情防控一线医务人员临时性工作补助有关工作要求的通知》(津卫财审〔2020〕234号)、《国务院应对新型冠状病毒感染肺炎疫情联防联控机制关于聚焦一线贯彻落实保护关心爱护医务人员措施的通知》(国发明电〔2020〕10号)、《天津市卫生健康委员会 天津市财政局 天津市人力资源和社会保障局做好新冠肺炎疫情防控一线医务人员临时性工作补助发放工作的补充通知》(津卫财审〔2020〕303号)等相关文件要求,据实发放。

(四)防护设备和物资

为医务人员购买的各种防护服、防护眼镜、口罩、消毒剂、体温计、防护设备(不属于固定资产范围)、药品等费用,由设备物资处和药剂科分别填报。

(五)救治费用

依据发热门诊指挥部每日统计新冠肺炎确诊患者或疑似患者的信息,由财务物价处下属挂号收费处填报患者发生费用。

(六)应急物资储备

入库后尚未领出的物资储备费用,由设备物资处填报。

五、定期对账制度

财务物价处及时对各科室报送的数据及入账情况进行核实,保证账实相符。

六、档案资料保存

(1)各科室按照每日报送的数据明细留存相关资料复印件,上报财务物价处,包括人员排班记录台账,设备物资采购合同、发票、出入库记录,基建维修合同、发票,救治患者门诊、住院费用收据及明细清单等。

(2)财务物价处资料保存。将每日报送的纸质报表盖章后保存,并将各科室各项支出入账后的记账凭证、明细账簿进行复印保存。

新冠肺炎疫情防控实际支出情况统计日报管理流程见图6-21。

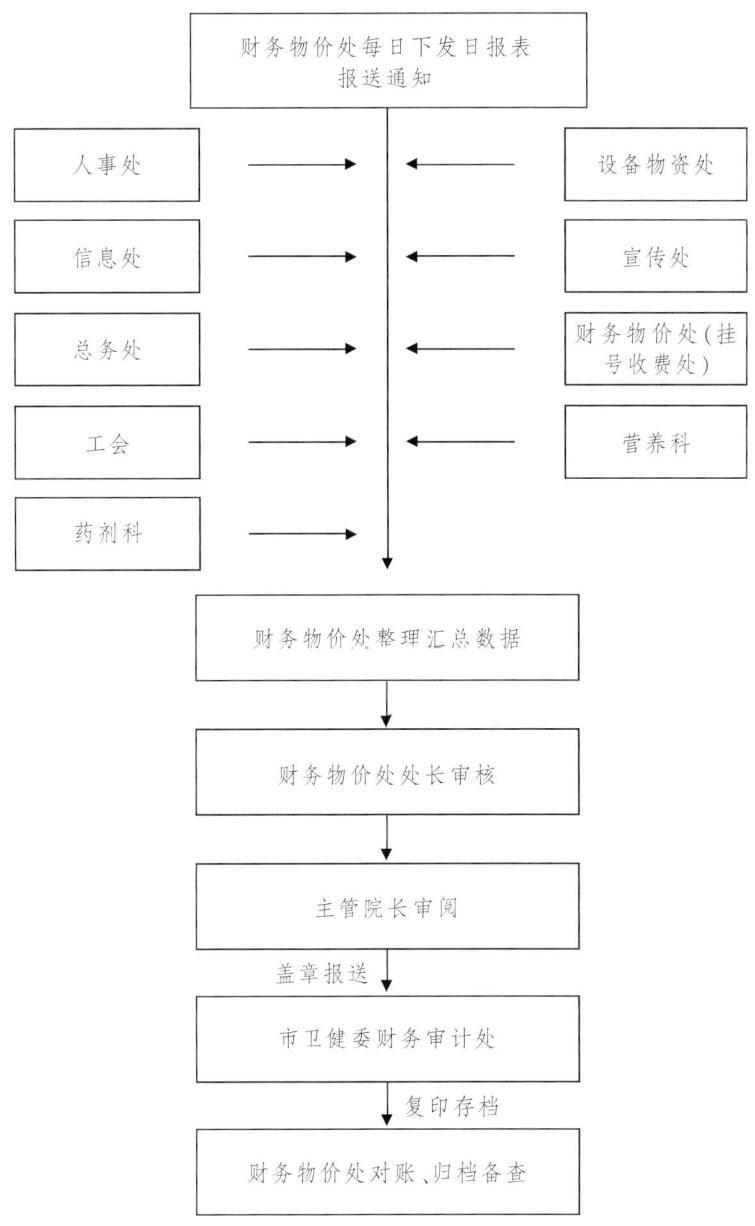

图 6-21　新冠肺炎疫情防控实际支出情况统计日报管理流程图

新冠肺炎防控期间患者住院手续办理管理制度

　　为进一步防控入院患者发生新冠肺炎院内感染,认真落实津卫医政〔2020〕100 号文件要求,根据医院防疫工作总体部署,医院住院处特制订《新冠肺炎防控期间患者住院手续办理管理制度》。

（1）所有入院患者需经门、急诊医生确认，符合住院条件、确定已排除新冠肺炎后，医生才能开具"电子住院证"，同时填写"特殊时期入院告知书"，医生、患者及家属签字确认后，住院处方可办理入院手续。

（2）住院处工作人员办理入院手续时，要对患者及家属再次确认"特殊时期入院告知书"中流行病学史内容，并在"特殊时期入院告知书"上登记患者住院号。

（3）住院处工作人员要按《医疗机构消毒技术规范》要求对患者接触区域进行物体表面消毒。

（4）"特殊时期入院告知书"每天由夜班人员汇总后交至组长留存备查。

新冠肺炎疫情防控住院服务中心鉴诊流程见图 6-22。

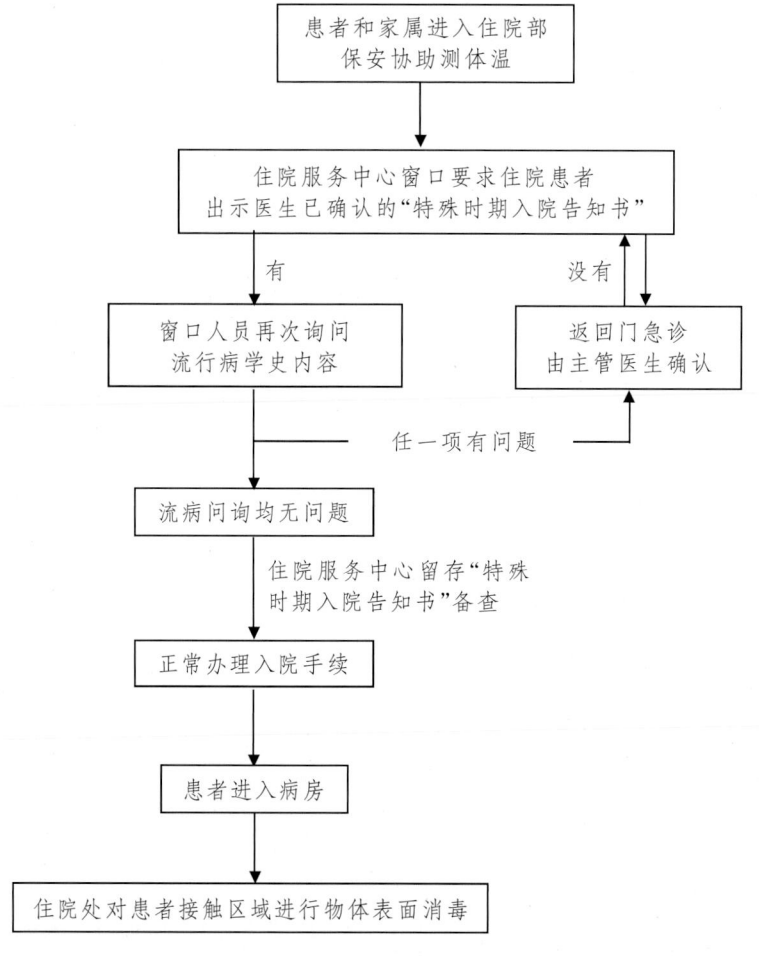

图 6-22　新冠肺炎疫情防控住院服务中心鉴诊流程图

新冠肺炎防控期间自助挂号收费机消毒制度

在新冠肺炎疫情下,为守护好群众生命安全和身体健康,做好疫情防控,减少病毒的接触传播,根据医院感染管理科要求,需要每天对自助挂号收费机进行物体表面消毒,制订管理规定如下。

(1)自助挂号收费机每日定时消毒。

(2)工作结束后整机外侧每日使用1000mg/L含氯消毒液擦拭1次。

(3)屏幕和面板使用75%乙醇擦拭消毒,每日4次。

(4)做好消毒记录,记录完整、真实,相关记录存档。

第六节　信息化建设

新冠肺炎疫情防控期间信息系统人员保障制度

在新冠肺炎疫情防控期间,信息处按照医院统一部署,第一时间成立疫情防控信息化工作领导组,从人员保障、制度保障、业务保障、信息系统设施保障、信息化支持、互联网医疗等方面配合,为打赢疫情防控阻击战积蓄力量,成为防疫一线人员坚强的信息化后盾。

一、疫情防控信息化工作领导组

领导组负责疫情防控中全院的信息化管理工作,统筹协调医院的信息化建设。

(一)组织架构与职责分工

组长:信息主管副院长

副组长:信息处处长

小组成员:信息设施保障组工作人员、系统支持组工作人员、数据统计组工作人员、互联网医疗建设组工作人员。

(二)工作职责

(1)组长负责疫情期间全院信息化工作的全面指导。

(2)副组长负责分管信息具体工作,对疫情防控期间出现的新问题进行统筹规划。

(3)小组成员负责具体工作的实施,做到保质保量,及时解决,做好全院信息保障工作。

二、外来人员和驻场工程师管理制度

新冠肺炎疫情期间,所有信息处外来人员及驻场工程师必须配合进行健康状况报备,准

确掌握来院工作人员的身体情况。

(1)报备时间:每日两次,在规定时间内完成报备。

(2)报备内容

①每日健康信息(体温,是否有发热、咳嗽、无力等症状,以及流行病学史等)。

②每日交通信息(返津时间、交通工具等)。

③每日密切接触人员信息(亲属健康状况)。

(3)报备要求:保证按时报备,确保填报的信息真实完整。

(4)外地工程师返津后,需自行隔离14天,无发热、咳嗽等症状,方可到院。

(5)上班期间,每日监测工程师体温,做好个人标准防护。

新冠肺炎疫情防控期间信息系统设施保障制度

为有效应对新冠肺炎疫情,确保各类信息设施在疫情防控期间正常使用,我院信息处事先谋划,主动工作,多方协调,积极采取有效措施,确保信息化设施能够正常运行。

一、疫情防控期间信息化应急设备储备和使用管理制度

为做好我院在疫情期间的信息化应急处置工作,帮助临床科室在应急抢救中及时、有序、高效、妥善地处置疫情,保证信息化设备的正常使用和调配,特制订此制度。

(1)信息化应急设备是在事件即将发生前用于控制事件发生,或者事件发生后用于应急处理的相关设备、器材。

(2)信息化应急设备的采购入库必须填写入库清单,检验后统一入库保管。应急物品管理要建立专账,由专人管理。

(3)信息化应急设备的储备管理

①经检验合格的信息化应急设备,必须实行分区、分类存放和定位管理。根据库房的条件和物资的不同属性,将存储物资逐一分类,根据保管要求、仓储设施条件及仓库实际情况,确定具体的存放区,减少人为差错。

②加强对信息化应急设备的管理,防止信息化应急设备被盗用、挪用、流失,对各类物资及时予以补充和更新,负责检查的人员每月要定期检查一次信息化应急设备的情况,发现缺少和不能使用的要及时记录和更换,检查人员每次检查时要进行详细记录,留存备查。

二、疫情防控期间网络保障制度

为切实做好疫情防控的网络安全支持保障工作,确保网络基础设施安全,防止发生重大网络安全事件,特制订疫情防控期间网络保障制度。

(1)信息处要切实承担起网络安全责任,充分发挥网络安全技术支持保障作用,提高全员对网络安全性的认识。

(2)全力保障疫情相关重点科室网络系统安全

①加强疫情相关重点科室网络安全技术支持,及时为相关科室信息系统提供网络安全保障。

②加强疫情期间重点科室的网络基础设施安全防护,利用远程监测等技术手段,强化对医院发热门诊、隔离病房、急诊等重点区域的网络运行及安全情况监测。

③加强疫情网络安全威胁监测处置。从源头上降低网络安全风险,维护疫情防控期间的网络安全。

(3)强化日常安全防护工作

①进行网络安全自查,针对检查中发现的安全隐患、漏洞等风险,制订技术整改方案和管理措施,提高安全保障能力。

②如发现终端异常,及时处置并排查问题。

疫情防控期间要加强网络安全事件的防范和应急响应。信息处统筹协调网络安全保障工作,加强网络安全监测和分析研判,及时预警可能造成重大影响的风险和隐患,保持 24 小时值班,及时发现和处置网络安全事件隐患。

三、疫情防控期间通信保障制度

为保障疫情期间通信安全、畅通,信息处布置疫情期间的安全通信保障工作,切实做到早发现、早维修,采取多种措施,扎实做好各类通信设备的畅通工作。

(1)为保证全院通信设备畅通,信息处设置专人专岗负责通信管理工作,及时处理紧急情况。

(2)作为通信专职人员要加强通信设备的检查,主动维护,排除设备隐患,按时认真检查通信设备,及时查修更换旧线、旧缆,出现故障和问题时必须及时处理,并且做好相关记录,保证通信畅通。

四、疫情防控期间视频会议系统保障制度

(1)信息处负责视频会议控制系统的运行管理与技术维护。

(2)疫情期间,各部门如需参加视频会议,需提前通知信息处,信息处负责统筹安排。

(3)每日指定专人承担视频会议的日常管理和运行维护工作,做到专人专岗,责任到人,保证视频会议顺利举行。

(4)信息处技术支持人员能够熟练操作会场视频设备,每次会前需提前对设备进行检查和测试,如有突发情况及时处理。

新冠肺炎疫情防控期间信息化支持体系

在新冠肺炎防控疫情期间,根据《传染病防治法》《传染病防治实施办法》《突发公共卫生事件处理办法》等文件要求,基于急诊分诊的"三区四级"原则,为进一步改进和优化预检分诊流程,我院信息处从以下几方面完善门、急诊预检分诊系统建设。

(一)患者信息登记(读卡)

自动识别患者基本信息。系统通过读取患者的身份证或医保卡查询该患者的基本信息后,自动录入预检分诊系统(图6-23),避免了患者信息的重复书写。新患者可通过身份证、医保卡或手工录入信息直接建档。

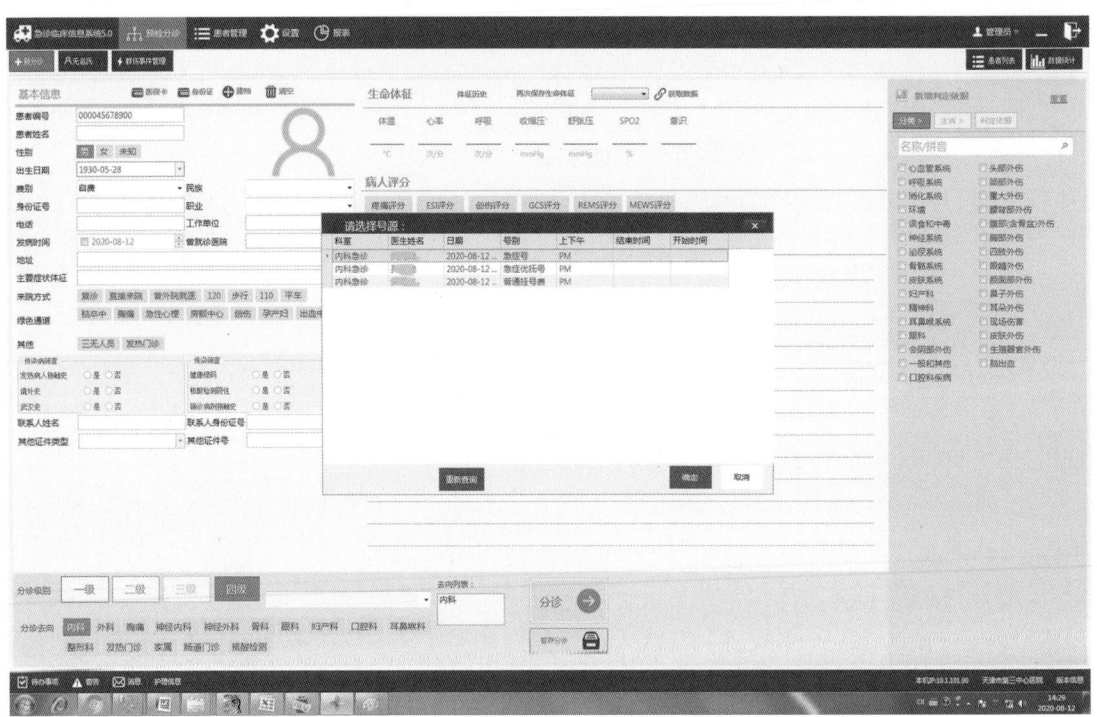

图 6-23   在预检分诊系统中进行患者信息登记

(二)对入院患者进行流行病学史登记

按新冠肺炎相关文件要求,在预检分诊系统中录入患者的体温、接触史、聚集史、外出史、是否外院就诊、曾就诊医院及主要症状、体征等信息(图 6-24)。

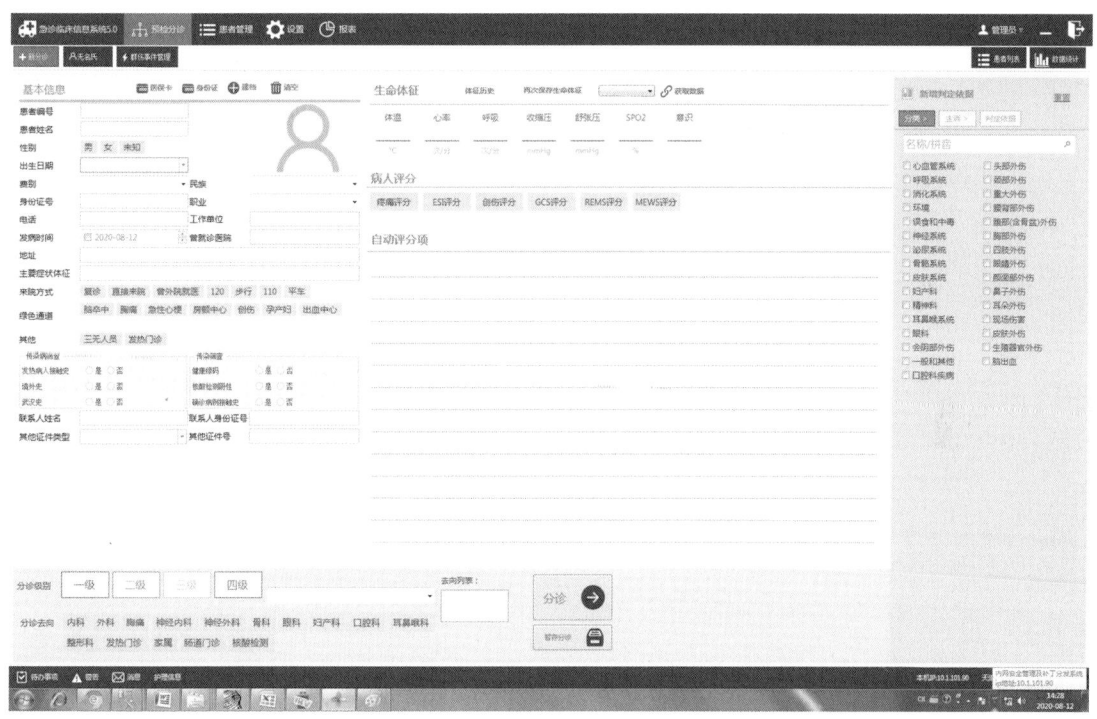

图 6-24　在预检分诊系统中对入院患者进行流行病学史登记

（三）与 HIS 挂号系统对接

为缩短急诊患者就诊时间，将患者基本信息、医保信息、费用信息与挂号系统进行对接（图 6-25）。患者到院分诊后直接获取号源，并可在人工窗口取号。

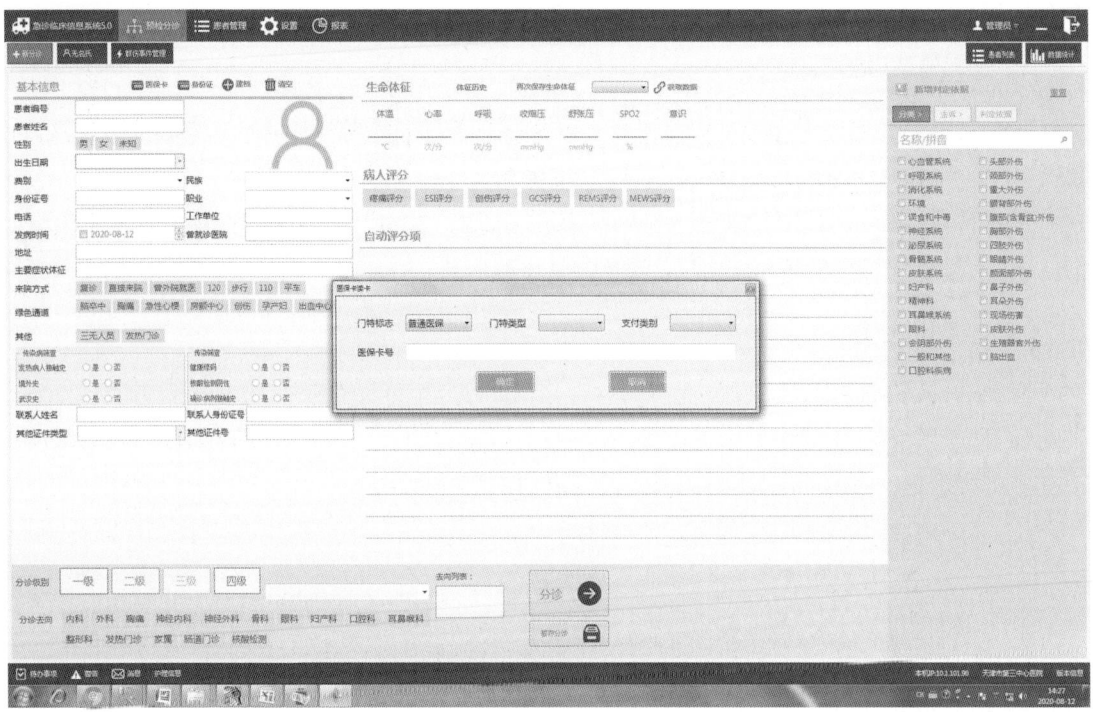

图 6-25 预检分诊系统与挂号系统对接

（四）设立分诊处

在急诊、门诊、发热门诊三个入口分别设立分诊处，用于登记来院患者的基本信息及流行病学史。

（五）患者家属来院也需在分诊系统中登记，分诊去向为"家属"

自 2020 年 2 月 28 日开始，按照《天津市卫生健康委员会关于进一步加强医疗机构入院扫码登记系统应用的通知》（津卫信息〔2020〕188 号）要求，我院统一应用市卫健委组织开发的"入院扫码登记系统"，做好入院人员体温信息、流行病学调查信息登记。

新冠肺炎疫情防控期间互联网医疗的推广与应用

新冠肺炎疫情防控期间,为避免医患之间的高风险接触,信息处把"互联网"深度融入医院流程,开展"互联网医疗",通过线上咨询业务、线上取药业务、多学科远程会诊,实现医患沟通零接触。

(一)线上咨询业务

为积极防控新冠肺炎,减少交叉感染,我院紧急调集一批优秀医生作为第一批线上咨询医生,正式上线"在线咨询",及时为广大市民答疑解惑。

操作方法:患者可以通过关注天津市第三中心医院的公众号,点击在线问诊,根据想咨询的问题,选择想要咨询的科室、医生后与医生进行图文咨询互动。

(二)线上诊疗业务

依据《互联网诊疗管理办法(试行)》文件要求,医生可通过互联网医院业务流程,为部分常见病、慢性病患者开展线上诊疗业务,并可在线开具处方,经药师审核后可委托符合条件的第三方机构配送。线上诊疗业务减少交叉感染,为复诊患者提供更快捷便利的医疗服务。

(三)多学科远程会诊

新冠肺炎疫情期间,利用远程医疗多学科联合会诊平台 MDT 业务,医生可发起远程会诊,全面了解患者的各项数据信息及相应诊疗措施;也可邀请院内或院外专家会诊,查看患者资料,讨论病情,对隔离患者制订最佳治疗方案。

第 **7** 章　复医管理与措施

统筹做好疫情防控和经济社会发展工作,积极落实国家卫生健康委员会办公厅《关于加强疫情期间医疗服务管理满足群众基本就医需求的通知》,我院为应对复医过程中出现的就医需求增长,着力解决患者迫切需要的医疗,在守住患者"零漏诊",医务人员"零感染"两条底线的基础上,一手抓疫情防控,一手抓医疗服务。做到精细管理,做好医疗秩序的组织安排;分类救治,切实保障不同患者的医疗需求;强化感染防控,最大限度地减少交叉感染;加强宣传,引导患者合理选择就医,逐步恢复全部医疗诊疗工作,全力保障广大人民群众生命健康安全,坚决打赢疫情防控的人民战争、总体战、阻击战。

第一节　复医期间入院患者日常工作及防控管理方案

为有效防控疫情,保障日常工作有序进行,结合新冠肺炎疫情防控形势,暂制订特殊时期我院入院患者日常工作及防控管理方案。

一、住院部管理方案(参见框 7-1)

(一)统筹资源,保证所有学科均具备接诊能力

针对部分学科病床被隔离病房和过渡病房征用的情况,统筹院内医疗资源,将各学科床位进行重新整合与再分配,使各学科均具备正常接诊能力。各病区预留 1~2 间应急病房,保证发热患者单间隔离,逐步接收择期手术、择期住院患者,鼓励日间手术、微创手术,设立各病区床位使用率预警机制,如过于饱和,暂停收治择期患者,加强病区消毒和感染防控管理。

(二)落实责任,特殊时期实行病区安全"战区制"

疫情期间,医院实行病区安全"战区制""网格化"管理,各科主任、护士长签署"新型冠状病毒感染的肺炎疫情防控工作责任书",作为病区管理第一责任人。

(三)严把入院关,特殊患者集中管理

制订入院患者流行病学史首诊医生、住院处、主管医生、主管护士"四核查"制度,强调入院前新冠肺炎筛查与鉴别,建议血常规和胸 CT 检查;设立过渡病房(单间)21 间,专门收治有呼吸道症状、暂时不能排除新冠肺炎的患者。

(四)重点科室,重点患者,加强督导

成立专项督导组,由主管副院长牵头,对于普外科、肝外科、心脏科、妇产科等重点科室,进行疑似新冠肺炎患者急诊手术应急预案培训督导;对于住院时间大于 1 个月的住院患者,由专家组逐一筛查,排除新冠肺炎风险;对于发热患者,建立日报告制度和科室讨论制度,医务处设新冠筛查专家岗,构建住院发热患者科主任负责、筛查专家研判、发热门诊值班主任复核的三级防控体系。

(五)强化感染防控,无陪伴制度再升级

在实行无陪伴制度的基础上,自 2020 年 2 月 12 日开始取消家属探视,科学引导患者和家属利用信息化手段进行交流, 有需求随时与病区电话联系,ICU、CCU 实行每日微信视频探视。产科允许一名家属陪伴,且不能更换,医院为家属提供营养餐;血液净化医护人员劝阻患者家属在患者血透时间段不在医院滞留。所有进入住院部的患者和家属佩戴口罩、测量体温、做好手消毒并登记在册。

二、门急诊管理方案

(一)多渠道多手段,科学分流门诊患者

全面推行"全号源、分时段"预约挂号,根据人员情况,逐步增加预约号量。开通 24 小时发热咨询热线,24 小时孕产妇咨询热线。公众号上线检验、放射、病理结果查询功能,患者在家即可查询检查结果。开通常见病、慢性病线上免费咨询服务,医师在线解答患者问询。门诊慢性病患者,视患者病情将其处方药用量延长至 12 周,最大限度减少门诊人群聚集,减少患者不必要来院次数。执行"一人一诊一室",避免交叉感染;诊区设置软隔离,候诊患者保持 1 米间隔。

(二)强化预检分诊,缩短登记时间

自主研发患者信息登记系统,将市卫健委推荐版流调内容嵌入其中,通过扫描患者身份证/医保卡采集信息,实现快速登记和全面筛查,人均登记时间由 3 分钟缩短至 45 秒,目前在发热门诊、门诊、急诊均已应用。

(三)发热和(或)呼吸道症状者统一由发热门诊接诊

严格落实《天津市进一步强化接诊发热和(或)呼吸道症状患者管理的工作要求》,发热患

者与普通患者分区就诊,所有发热和(或)呼吸道症状患者统一管理、分类救治,建立普通发热诊室、隔离诊室、急危重症诊室和其他发热患者诊室四个区域,设计红、黄、绿三色腕带作为标识,引导患者科学、有序就医。设立发热患者隔离病房(单间)20间,缓冲住院区(单间)21间,集中治疗区20~30床。

(四)保证急诊绿色通道畅通

卒中中心、胸痛中心、急诊24小时开诊。改变急诊收治规则,如确定无新冠肺炎相关流行病学史及相关临床表现,则由急诊科主任/副主任决定相关收治专科,各科总住院医师每日两次主动前往急诊收治患者,保证急诊收治效率。

(五)严控急诊输液和留观人数

每日汇总上报发热门诊输液人数、急诊输液留观人数等,将急诊输液及留观患者数量降至最低,同时做好患者体温监测、流行病学史问询及手消毒等工作,留观陪护不多于2人。

框7-1　新冠肺炎疫情期间收住院管理方案告知书

新冠肺炎疫情期间收住院管理方案告知书
(2020年3月20日实行)

各科室主任:

为全面加强病房管理,确保医务人员"零感染",特对"复医潮"期间病房管理做出如下规定,请各科室贯彻执行。

1.各科室逐步恢复正常诊疗。
2.谨慎接收外地和境外接触史的患者。
3.门诊完成流行病学调查、胸CT检查等(门诊胸CT放射科两小时出具诊断报告)。
4.鼓励日间手术、微创手术、日间化疗,减少患者住院时间。
5.病房内加大患者床间距,患者佩戴口罩。
6.发热患者单间隔离,每日科室讨论分析,及时上报。
7.病区预留单间应对特殊情况。
8.严格无陪伴、无探视制度。
9.手术患者留签字家属一名,测体温进入病区,手术期间在病房等候。
10.监护室内尽量加大床间距。
11.制订并熟悉科室新冠肺炎高风险/疑似患者手术处置方案。
12.积极收治急诊和过渡病房排除的新冠肺炎风险患者。

第二节　有序复医护理及感染防控制度

为积极应对医院即将到来的患者就诊高峰,持续做好新冠肺炎防控工作,制订有序复医护理及感染防控制度如下。

一、患者入院病床安置要求

(1)对符合入院条件的患者,应详细询问流行病学史相关内容,根据病情合理安排床位。

(2)患者床间距应大于 1 米。

(3)各科室应设立 2~3 间过渡病房(单间),对有发热或呼吸道感染症状的患者应先安置在过渡病房,待进一步完善检查和评估除外新冠肺炎后转入普通病房。

(4)加强对患者的教育,内容包括:尽量与他人保持一定的距离(有条件时至少 1 米)、注意手卫生、正确佩戴口罩、注意咳嗽和喷嚏礼仪、开窗通风、个人卫生等,禁止无故串病室。

(5)各病室门口应放置快速手消毒剂,所有人员出入病室前后应进行手消毒。

二、患者及家属管理要求

(1)一般患者每日进行两次体温测量,必要时增加监测频率。

(2)病情允许情况下,均应给患者佩戴外科口罩。

(3)疫情期间非必要时限制家属探视,可协助患者采用视频探视,交代病情可使用电话或视频方式进行。

(4)若必须来院,家属应遵守医院规定,进行体温测量、症状体征及流行病学史相关内容的询问,并做好登记;限制来院人数,并按要求佩戴口罩,做好手卫生方能进入病区。

三、医务人员管理要求

(1)严格落实每日健康查体规定,科室应设专人负责,每日进行职工的体温监测(包括医技、后勤、物业、安保等部门人员),对腋下表≥37℃的职工应追踪记录,再次复核;腋下表≥37.3℃或有呼吸道感染症状的职工建议居家隔离,医学观察并及时上报人事处。

(2)在标准预防的基础上,根据诊疗操作中有可能暴露的风险采取适当的个人安全防护措施,避免发生职业暴露。

(3)工作人员上班应佩戴外科口罩、帽子、穿工作服,为患者进行呼吸道操作(插管、吸痰等)及抢救时,应加戴护目镜或面屏,必要时穿隔离衣及佩戴医用防护口罩。隔离留观病房、过渡病房等仍执行目前防护要求。

(4)严格落实《医务人员手卫生规范》,接触患者前后、操作前后、接触患者环境及污物后、摘除手套后等应及时进行手卫生。禁止用污染的手或戴手套触摸环境及个人眼部、面部、鼻部等,注意咳嗽和喷嚏礼仪。

(5)工作人员个人物品(衣服)应妥善安置,存放在清洁的容器或袋内,工作人员之间的物品不要混放,下班洗浴后穿着清洁的衣服回家。保持个人卫生,勤更换内外衣。

(6)工作期间工作人员非必要时不要聚集扎堆,要错时就餐、错时洗浴,尽量保持1米以上距离,避免高声谈笑。

(7)上下班乘坐电梯时注意错开高峰,提倡步行楼梯,与他人保持1米距离。

四、环境管理要求

(1)按照我院《新型冠状病毒感染的肺炎防控方案》要求,做好环境及物体表面的清洁与消毒,特别要加强对重点点位(门把手、水龙头、呼叫器、电灯开关、楼道扶手、坐便器等)的消毒。

(2)患者使用的坐便器应保持清洁,每次冲厕时应将坐便器盖子盖上冲水,防止产生的气溶胶污染。

(3)保持空气流通,每天定时开窗通风。

(4)严格落实医疗废物分类收集管理要求,避免垃圾散落,及时收集,密闭转运。

(5)洁具分区使用,使用后清洁消毒,悬挂保存。

(6)患者出院或转院后应做好终末消毒。

第三节　复医期间职工考勤及健康管理制度

为贯彻落实好新冠肺炎疫情防控期间的各项工作要求,推动稳步有序复工复产,特制订本管理制度。

一、请销假相关规定及流程

(1)所有人员休假必须办理请假手续,经批准后方可休假。

(2)请假审批权限:中层及以上干部请假,需由主管部门及主管院长审批,人事处备案。非中层人员请假3天(含)以内且不出天津市的,由科室负责人批准;请假超过3天或出天津市的,需由科室负责人及主管部门审批,人事处备案。

(3)休假结束需及时进行销假。

(4)因故需延长休假的,应提前办理延长休假手续,经批准后方可延长休假。

二、健康状况报告相关规定

(1)各科室、部门要做好本科室、部门人员健康情况登记,每天汇总员工健康状况,以科室、部门为单位,于每日下午4点前将人员健康情况上报至人事处。

(2)员工健康状况出现异常,如出现发热、呼吸道等症状时,应第一时间前往发热门诊就诊,并以科室、部门为单位,认真、如实填写"天津市第三中心医院人员健康情况登记表",及时向人事处上报。

三、返津员工健康管理相关规定

(1)各科室、部门要切实掌握员工流动情况,做好离津人员情况登记,包括出行地点、途经地点、离津时间、返津时间、选择交通方式、是否具有相关流行病学史、接触史等信息。

(2)以科室、部门为单位,认真、如实填写"天津市第三中心医院离津人员情况登记表",及时上报。

(3)离津人员均应在 OA 系统填写休假申请单,写明请假起始时间、请假事由、出行地点等信息,履行请销假手续。

(4)离津人员返津后按照我院考勤管理规定及时销假,并上报旅行史、身体状况。

(5)具备下列情况之一,应当按照要求居家观察 14 天,每日向所在科室、部门报告健康状况。在抵津 14 天内,每日早晚进行体温监测,由科室登记备案。出现发热、乏力、干咳等症状时,应当立即就诊,并如实告知旅居史。同时,本着对自己和他人健康负责的态度,应当将旅居史及时告知与自己有密切接触的人员。

①有武汉市及周边地区,或者其他有病例报告社区的旅行史或居住史。

②与新型冠状病毒感染者(核酸检测阳性者)有接触史。

③曾接触过来自武汉市及周边地区,或者来自有病例报告社区的发热或有呼吸道症状的患者。

④聚集性发病。

(6)任何科室、部门和个人不得隐瞒、缓报、谎报或授意他人隐瞒、缓报、谎报。如出现上述情况,依法依纪依规予以追究问责。

(7)除做好我院员工考勤及健康管理外,相关部门也应做好所辖外包公司、外派人员的管理。

第四节　复医期间医院外包公司人员管理制度

为全面落实中央决策部署和市委、市卫健委相关要求,按照医院党委关于疫情防控工作的相关要求,现结合医院实际,特制订《复医期间医院外包公司人员管理制度》。

(1)外包公司人员接受公司及医院主管部门的双重管理。外包公司向医院承诺疫情期间保证医院的服务质量,同时严格管理工作人员,认真执行医院主管部门要求的各项防控措施。

(2)外包人员返津应当按照要求居家观察 14 天,每日向所在外包公司报告健康状况。在抵津 14 天内,每日早晚进行体温监测,每日行踪由外包公司登记备案。出现发热、乏力、干咳等症状时,应当立即报告外包公司,去发热门诊就诊,如实告知旅居史。有疫区接触史或确诊病例接触史的人员,应及时登记,上报主管部门。居家观察 14 天满,相关信息报主管部门,经医院同意后到岗上班。

(3)主管部门对进入我院的外包人员每日进行体温监测,体温正常者方可进入工作区,并对体温测量结果做好记录。

(4)外包公司的所有工作人员,按照医院的要求佩戴口罩,做好个人防护工作及手卫生。

(5)每日按照医院要求对工作区域和工作工具进行消毒。

（2）对于参加新冠肺炎疫情防控工作的典型事迹、先进科室、优秀个人的宣传采访，必须经医院宣传处和主管部门同意后，科室和个人方可接受采访。

（3）对于涉及新冠肺炎重大抢救的采访，原则上由医院宣传处和相关科室共同接待，部分事件需经市卫健委宣传处同意，方可接受采访。

五、记者接待流程

（一）正常状态

记者向宣传处提出采访要求—宣传处核对记者身份、介绍信，了解记者采访的目的、内容—宣传处请示相关领导及医管部门（必要时请示上级宣传部门）—宣传处向记者提供院内采访安排，指定被采访科室联系人—联系人根据宣传处安排，组织接待记者采访或宣传处陪同组织采访。

（二）异常状态

记者已经到达采访现场—保卫处或科室负责人礼貌接待，询问记者身份、采访目的内容—报告宣传处或总值班，核实了解情况—宣传处请示相关领导及医管部门（必要时请示上级宣传部门）—宣传处向记者提供院内采访安排。

新冠肺炎突发事件的新闻发言人制度

在新冠肺炎疫情防控期间，为进一步规范三甲综合医院新闻发布行为，正确引导舆论，防止负面信息对医院的影响，同时进一步有效实行院务公开，接受社会各界对医院工作的监督，保障人民群众对医院工作的知情权，保障新冠肺炎疫情防控期间医疗工作有序进行，特制订此制度，用以明确医院新闻发言人及其工作的基本原则、职责，规范新闻发布的内容、形式，以及新闻发布的审批管理和纪律。

一、总则

（一）目的

针对新冠肺炎突发事件的新闻发言人制度是指在新冠肺炎疫情防控期间出现突发事件时，新闻发言人代表医院，在新闻发布会或记者见面会现场发布新闻或阐述态度立场，并回答相关提问所需遵循的制度。建立和完善针对新冠肺炎突发事件的新闻发布机制和新闻发言人制度的主要作用在于，通过及时向公众通报相关重要信息，保证公众知情权。通过及时主动地发布新闻、信息，在舆论引导中把握主动权、减少不利报道，树立良好的医院形象。

（二）制订依据

《中共中央关于加强和改进新形势下对外宣传工作的意见》中明确提出，要建立新闻发言人制度,加大对新闻发言人的培训力度,提高新闻发布的效果和权威性。2004 年 3 月,原国家卫生部通过了《卫生部机关新闻宣传工作管理制度》,实行了新闻发言人制度和新闻宣传归口管理办法。2004 年,开始实施法定报告传染病疫情和突发公共卫生事件信息定期发布制度。在发生非典、人感染高致病性禽流感等重大突发公共卫生事件时,新闻发言人工作已经纳入应急预案,并严格按照有关法律法规执行。2005 年 5 月 15 日,天津市政府正式启用新闻发言人制度。2006 年,全国人民代表大会、全国人大常委会、全国人大常委会办公厅进一步明确了新闻发言人,健全了新闻发布制度。

二、工作基本原则

新闻发言人制度,是对公众知情权有效履行的途径之一,是沟通媒体、社会公众和政府部门的重要桥梁。新闻发言人应服从和服务于党的工作大局,坚持党的基本理论、基本路线、基本方针和党的有关宣传工作原则,坚持及时、准确、公开、透明的原则,坚持保守党和国家及医院秘密的原则。

三、新闻发言人

(1)主管医疗工作的院级领导(医疗综合方面)。

(2)主管宣传工作的院级领导(医德医风、党风廉政方面)。

四、主要职责

(1)受医院党委、医院行政领导授权,负责主持或参加医院有关新冠肺炎防控工作的新闻发布会,并代表医院通过新闻媒体向社会公众发布相关信息。通过介绍政策、通报情况、说明立场和回答新闻媒体记者提问等方式,实现医院与新闻媒体、社会公众之间顺畅高效的沟通。

(2)统筹医院在新冠肺炎疫情防控期间的新闻发布及受理新闻媒体采访申请。

(3)指导宣传处搜集了解、研究分析新闻媒体及公众关于新冠肺炎突发重大事件的报道评论情况,接受并回应社会舆论监督,制订并实施相应的新闻发布计划。

(4)完成医院规定的与新闻发布有关的其他工作。

五、发布内容

(1)涉及新冠肺炎疫情防控期间医院突发重大事件情况的事实说明。

(2)对新闻媒体有关报道的回应。

(3)其他应予新闻发布的事项。

六、发布形式

(1)举办新闻发布会、记者招待会、新闻通气会、媒体集中采写等发布新闻信息。

(2)通过书面形式发送新闻通稿。

(3)通过医院网站、互联网发布新闻信息。

(4)邀请新闻媒体参加医院有关工作会议。

(5)通过接受记者采访、向新闻界发表讲话发布新闻信息。

七、发布审批管理

(1)涉及医院关于新冠肺炎防控工作重要政策文件的发布,根据医院有关会议决议或党委书记、院长批示进行。

(2)对社会公众关注的关于新冠肺炎热点问题、新闻媒体报道的敏感话题、重大突发事件的新闻发布,需由新闻发言人出面进行舆论引导,并报请上级有关部门批准进行。

(3)新闻发布会,应事前将发布的内容与形式报院长办公会议及上级有关部门审批,获准后方可举行。

八、发布纪律

(1)新闻发布要坚持正确的舆论导向,坚持新闻真实性原则,遵守新闻宣传纪律和有关保密规定,有利于维护社会稳定。

(2)举办新闻发布会应严格按照批准的内容进行,所发布的内容要按照确定的口径统一对外发布。如需变动,要重新审批。

(3)未经授权,任何人不得以医院名义和公职身份擅自发布院务信息。

新冠肺炎防控舆论引导制度

为了加强新冠肺炎防控工作,进一步营造群防群控的浓厚社会氛围。根据市防控工作指挥部及市卫健委下发的相关规定要求,特制订《新冠肺炎防控舆论引导制度》,通过多种形式积极开展健康教育,向公众宣传防病知识,提高公众卫生意识和个人防护能力。

一、总则

(一)目的

为了加强新冠肺炎防控工作,坚决贯彻落实中央、市委、市政府有关新冠肺炎防控工作部署和市卫健委的工作要求,强化责任担当,立足职能,充分发挥医院在疫情防控中的突出作用,全面加强新冠肺炎的公众健康教育和宣传舆论引导工作,进一步营造群防群控的浓厚社会氛围。积极回应社会关切,引导公众正确认知,多举措、全方位扎实开展新冠肺炎防控宣传教育工作,特制订医院推动新冠肺炎防控舆论引导制度。

(二)制订依据

《天津市新型冠状病毒感染的肺炎防控工作指挥部令》(2020〔第 1 号〕)、《关于推动新型冠状病毒感染的肺炎防控舆论引导及健康教育工作的通知》、《关于做好疫情防控主题社会宣传有关工作的通知》等。

二、工作职责

(1)在市委、市政府部署，市卫健委的统一领导下，做好疫情防控政策措施和相关情况宣传工作，加强正面舆论引导，统一发布疫情防控工作信息。

通过官网、微信、微博等平台及时发布医院有关疫情防控措施的信息。及时转发市卫健委发布的有关疫情信息，严格按照统一的宣传口径发布。

(2)积极开展健康教育，向公众宣传防病知识，提高公众卫生意识和个人防护能力。

①充分利用微信、官网、微博开设健康节目，刊登科普文章，简单明了、生动形象地传播卫生健康知识，倡导健康文明生活方式，普及疾病防范方法。

②利用院内电子显示屏、宣传展牌、布标发布疫情防控宣传口号、"明白纸"内容，普及卫生健康知识等。

③设计制作通俗易懂、图文并茂的防控知识宣传册、宣传单和"明白纸"等，向公众发放，普及新冠肺炎知识和防范措施等。

三、工作原则

(一)迅速落实防控宣传教育工作

全面安排部署疫情防控重点工作，迅速开展公众健康教育和宣传工作。

(二)全面开展媒体网络宣传，加大社会宣传力度

广泛通过各新闻主流媒体和医院网站、微信、微博等发布疫情防控相关措施和防控知识传播，力争做到科普宣传防控全媒体、全覆盖。

(三)强化重点场所宣传教育

在人员流动相对较大的发热门诊、普通门诊、急诊、住院部等重点区域，张贴宣传资料、播放疫情防控健康指导、"明白纸"内容等，多渠道进行宣传。

(四)宣传内容把好审核关

自行创制的宣传内容要做好审核把关，将防控宣传做到群众身边。将开展工作情况及经验做法及时报送市卫健委宣传处。

(五)即时调整健康宣教策略

在疫情发展的不同阶段，针对社会公众心理变化及关键信息需求，紧跟疫情趋势实时调整健康宣教策略。

第二节　舆情应对

新冠肺炎网络舆情事件处理预案

为进一步加强三甲综合医院在新冠肺炎疫情期间网络舆情管理,防止负面信息对医院的影响,保障新冠肺炎疫情防控期间医疗工作有序进行,依据《中华人民共和国突发事件应对法》《国家突发公共事件新闻发布应急预案》《天津市突发公共事件总体应急预案》及《医院网络舆情管理制度》等,特制订《新冠肺炎网络舆情事件处理预案》。

一、适用范围

本预案适用于对在媒体上传播与新冠肺炎事件有关的不正当信息,以及发现网络上有恶意传播与医院相关的新冠肺炎等负面舆情信息的监测。

二、工作目标

(一)健全组织机构

在医院党委垂直领导下,主管宣传的院领导承担主要责任,具体负责网络舆情监测,并在有关部门协助下进行处置工作。

(二)落实工作责任制

建立健全舆情责任追究制,对有关新冠肺炎重要舆情信息迟报、漏报、瞒报的,对重要舆情回复不及时、处置不力的,应追究其责任。

(三)建立联动机制

加强与综合办、医务处、门诊办、护理部、人事、工会、信息处、保卫处等相关职能部门的联系,畅通沟通渠道,形成联系顺畅、配合有力的工作格局。发现有关新冠肺炎重大舆情时,应及时沟通,统一步调,形成舆情处置整体合力。

三、组织架构

成立针对新冠肺炎事件的网络舆情管理领导小组,下设网络舆情管理办公室及网络舆情管理员,在医院党委的统一领导下开展网络舆情管理工作。

组长:党委书记、院长

副组长:党委副书记、副院长

成员：综合办、宣传处、组织处、纪检办、医务处、投诉中心、门诊办、医风办、医保办、人事处、工会、团委、科教处、信息处、护理部、财务物价处、审计处、保卫处、预防保健科、感染管理科、总务处、设备物资处等处室负责人。

四、职责分工

(一)舆情管理领导小组职责

(1)启动针对新冠肺炎事件的舆情管理机制。迅速开展有效的网络舆论管理和引导工作，对于恶意诽谤、故意扭曲事实、违反法律规定的有害信息，应及时上报公安部门，协同公安机关及时封堵和删除网上有害信息。

(2)在针对新冠肺炎事件的重大网络舆情发生30分钟内，立即责成相关部门核实相关事件。有可能造成舆情危机的事件，迅速报上级舆情管理部门。并收集跟踪境内外、国内外舆情，及时向有关部门通报情况，通过各种方式，有针对性地释疑解惑、澄清事实、批驳谣言、引导舆论。

(3)监督指导主管部门对网络舆情进行初步的分析、判断和评估，对舆情走向做出正确的判断，对舆情可能产生的影响进行客观、全面的评估。

(4)对各职能部门所提交的针对新冠肺炎事件的网络舆情事件处置结果进行审核把关。

(二)网络舆情管理员职责

(1)负责舆情监测软件的管理和维护工作。实行专人管理，24小时监控所有涉及新冠肺炎事件与医院相关的负面网络舆情，并记录网络舆情监控报告，详细记录监测结果。

(2)发现不良信息，要做好新冠肺炎网络舆情监测台账，并及时向部门负责人报告，进行分析研判。切实做到早发现、早报告、早处置。

(3)对于经部门负责人研判为负面舆情的事件，及时掌握相关舆情进展动态，收集并反馈相关评论信息；对于需分转交办的网络舆情事件，及时填写"医院网络舆情事件处理情况表"，并于1个工作日内转交到相关职能部门负责人。

建立24小时舆情日报，内容包括：有害信息的主题、监测及处理时间、来源、网址、处置方式、处置结果及事件追踪等相关信息。

(4)对反映情况属实或一些比较客观的批评性网络舆情，积极反馈至相关部门，按照要求运用综合知识进行及时回应和公开答复。对反映情况失实的，按照规定及时纠错、公开辟谣。

(三)职能处室负责人

(1)准确查找舆情信息产生的原因，认真核实舆情反映的问题。

(2)研究制订应对和处理舆情的具体方案，明确舆情处置时间、程序和责任部门、责任人等要求。

(3)监督指导责任部门对于网络舆情的处置。

(4)按照舆情分级规定的工作日向宣传处反馈回复材料，回复材料需由责任部门负责人和主管领导签字。

(四)全院职工

全院职工有责任将发现的网络负面信息及时上报宣传处。

五、舆情处置

(一)舆情分级

根据舆情事件的紧急程度、发展速度、可能造成的危害程度、涉事群体规模大小、矛盾冲突激烈程度等,将针对新冠肺炎的网络舆情分为Ⅰ级舆情(重大网络舆情)、Ⅱ级舆情(非重大网络舆情)和Ⅲ级舆情(一般网络舆情)。

1.Ⅰ级舆情

舆情内容:针对新冠肺炎的重大网络舆情是指恶意造谣医院在新冠肺炎救治过程中出现重大事故的事件。

舆情特点:在短时间内增长迅速,转载、转发、评论数量大,占据各大网站主要版面或重要位置,不断扩散的负面信息;有偏激评论且传播面广的不实负面舆情信息。

2.Ⅱ级舆情

舆情内容:主要涉及针对医院工作人员的投诉举报及对治疗效果的不良评价等相关网络信息。

舆情特点:当地媒体的批评性报道;在小型论坛、个人微博、个人微信有少量传播和扩散的负面信息。

3.Ⅲ级舆情

舆情内容:主要是单发或个案性负面信息。

舆情特点:群众关注度不高,评论和转载量较少。

(二)舆情处置程序

1.Ⅰ级舆情

针对此等级网络舆情事件,涉及部门在 30 分钟内进行舆情处置,通报情况,研究对策,根据医疗卫生事件处置的具体办法和程序,审时度势,因势利导,及时、适度调整舆论应对策略,妥善处置。同时,填写重大网络舆情事件转办单,转涉事科室,要求迅速启动应急预案,积极做好情况调查,并于 4 小时内反馈调查结果,回应说明和新闻稿件的起草工作,有效开展回应和舆论引导工作。

2.Ⅱ级舆情

当网络舆情监测预警系统发出负面舆情告警信息后,舆情监测人员要密切关注事态发展,并及时报告部门负责人,填写网络舆情事件转办单,于事件发生 24 小时内分转给涉事部门负责人及分管院领导,开展调查核实,积极处置,并要求其于 5 个工作日内向宣传处反馈处置结果。

3.Ⅲ级舆情

当网络舆情监测预警系统发出网络民意告警信息后,医院舆情工作人员要及时报告部门负责人,同时要密切关注事态发展。

(三)舆情处理手段

(1)对反映情况属实或一些比较客观的批评性网络舆情,做到及时回应,公开答复,力争主动性。

(2)对反映情况失实的,及时纠错、公开辟谣。

(3)对媒体关注、网上热炒等敏感性事件,采取召开新闻发布会、接受媒体专访等方式予以应对。消除负面影响,积极营造良好的舆论氛围。

(4)对于恶意诽谤医院的、故意扭曲事实的、对医院造成负面影响的、违反法律规定的有害信息,应及时上报保卫处和市卫健委宣传处,协同市网信办及公安网监支队及时封堵和删除网上有害信息。

(四)持续改进与效果评价

网络舆情处置完善后,涉事部门应组织全体科室人员深入剖析舆情事件发生的根源,并制订整改措施,积极组织整改落实,预防同类事件的再次发生。同时对舆情应对的情况进行总结、反思,提升网络舆情的处置能力。并形成总结材料,上报网络舆情管理领导小组进行备案。

(五)舆情档案留存

对"责任部门转办单""24 小时舆情日报"等相关文件,按照档案管理相关规定进行归档保存。

六、处理原则

(一)加强监控,严格管理

按归口处置、集中应对的原则,由宣传处统一协调,相关部门密切配合,确保信息畅通和快速处理。

(二)快速反应,正确研判

按照"快速反应、确认事实、妥善处理"的原则,及时对针对新冠肺炎事件的网络舆情进行分析、判断、评估,对舆情可能产生的影响进行客观、全面的评估。

(三)明确责任,限时反馈

明确舆情处置时间和责任部门、责任人。要求相关部门及时介入核实,并于 24 小时内向宣传处反馈回复材料,回复材料需由责任部门负责人和主管领导把关。

新冠肺炎突发事件新闻发布应急预案

突发危机事件新闻发布是突发危机事件处置工作的重要组成部分。建立统一、高效、系统的突发事件应对协调机制,从而更好地保障人民群众的知情权,树立医院的良好形象,营造良好的舆论氛围。

一、总则

(一)目的

通过制订本预案,进一步加强医院应对新冠肺炎疫情期间突发危机事件新闻发布工作的规范化、制度化建设,及时、准确发布有关信息,澄清事实,释疑解惑,正确引导舆论,维护社会稳定,最大限度地避免、缩小和消除因突发危机事件造成的各种负面影响,为妥善处置营造良好的舆论环境。

(二)制订依据

制订本预案的依据是《中华人民共和国突发事件应对法》、《中华人民共和国卫生部突发公共卫生事件应急条例》、《国家突发公共事件新闻发布应急预案》(国办函〔2005〕63 号)、《突发公共事件新闻报道应急办法》(中办发〔2008〕22 号)、《国务院办公厅关于进一步加强政府信息公开回应社会关切提升政府公信力的意见》(国办发〔2013〕100 号)、《国务院办公厅关于推进政务新媒体健康有序发展的意见》(国办发〔2018〕123 号)、《天津市突发公共事件总体应急预案》等。

(三)工作原则

1.新闻发布原则

要提高正确引导舆论的意识,使新冠肺炎疫情期间突发事件的新闻发布有利于疫情防控工作大局,有利于维护医院正常秩序,有利于社会稳定和人心安定,有利于事件的妥善处置。

2.归口统一接待原则

新冠肺炎疫情期间较大突发事件的新闻发布工作,由医院新闻发布领导小组指挥,统一接待,严格执行新闻发言人制度。任何部门和个人,未经授权不得擅自对外就不良事件及其处置工作接受记者采访,以免说法不一造成信息混乱。新闻发布中难以把握的重大问题要及时向上级汇报请示。

3.记者采访接待原则

对前来采访突发性事件的新闻记者,无论哪个媒体,主管部门都要热情接待,尽可能满足记者的合理采访要求,不能满足的,如实向其说明原因。要求他们恪守新闻职业道德,不能编发未经核实、没有根据的信息和传言,杜绝一切可能激化矛盾、诱发不稳定因素的报道。

二、新闻处置原则

(一)及时准确原则

新闻发布既要争取发布时效,又要确保信息准确。情况较为复杂的关于新冠肺炎的突发危机事件,在事态尚未清楚、但可能引起公众猜测和恐慌时,应在第一时间发布已认定的简要信息。

(二)滚动发布原则

根据事态发展和处置工作进展情况,要不断地更新信息发布,报告事件的最新发展状况和调查得到的最新事实。把政务新媒体作为突发公共事件信息发布和政务舆情回应、引导的重要平台,提高响应速度,及时公布真相、表明态度、辟除谣言,并根据事态发展和处置情况发布动态信息,注重发挥专家解读作用。建立网上舆情引导与网下实际工作处置相同步、相协调的工作机制。

(三)口径统一原则

要求整个事件处理情况都是由统一的出口发布消息,保证消息的权威性和有效性。

三、组织体系

新闻发布领导小组作为医院成立的相关应急指挥机构的重要组成部分,在院领导的统一领导下开展工作。

组长:党委书记、院长

副组长:党委副书记、副院长

新闻发言人:分管医疗工作院领导、分管宣传工作院领导

成员:综合办、宣传处、组织处、纪检办、医务处、投诉中心、门诊办、医风办、医保办、人事处、工会、团委、科教处、信息处、护理部、财务物价处、审计处、保卫处、预防保健科、感染管理科、总务处、设备物资处等处室负责人。

四、工作职责

(一)新闻发布领导小组主要职责

(1)新冠肺炎突发危机事件发生30分钟内,组长立即召集小组成员集中讨论并责成相关部门立即到现场调查事件的真相,根据事件的发生、发展情况,启动应对预案。

(2)有可能造成新闻事件的,迅速上报市卫健委宣传处,同时在90分钟内写出事件真相的稿件,审定新闻发布方案,确定发言人,决定新闻发布内容、发布形式,实施新闻发布。

(3)组织、协调采访事件的记者。

(4)舆情跟踪研判,调整发布策略。

(5)收集和跟踪境内外、院内外舆情,及时向有关部门通报情况,通过各种方式有针对性地释疑解惑、澄清事实、批驳谣言、引导舆论。

(6)启动互联网信息安全管理机制。迅速开展有效的网上舆论管理和引导工作,对于恶意诽谤医院的、故意扭曲事实的、违反法律规定的有害信息,应及时上报市卫健委宣传处及保卫处,协同市网信办及公安机关及时封堵和删除网上有害信息。

(二)各工作小组具体职责

(1)新闻发布组:由综合办、组织处、纪检办、医务处、护理部、门诊办、宣传处及涉及问题的部门组成,负责确定宣传口径,拟定新闻发布内容。

在第一时间(2小时内)由新闻发言人发布准确、权威信息,组织通稿,在市级新闻媒体尽快刊发,做到统一口径,及时、准确地做好新闻发布工作。

(2)信息监控组:由综合办、宣传处、医务处、门诊办、信息处组成,负责辖区外媒体有关事件报道的收集、整理和分析工作,重要信息及时上报,组织对互联网的舆论引导工作。

(3)综合协调组:由综合办、组织处、纪检办、信息处、宣传处、医务处、投诉中心、保卫处组成,负责新闻发布领导小组的运转,情报信息的上报及通报,受理记者的采访申请及记者管理等工作,负责新闻发布现场的秩序和记者的安全。

(4)夜间如有针对新冠肺炎重大突发事件发生时,总值班先请示带班院领导,再通知新闻发布领导小组主管领导。

五、应急保障

确保应急期间新闻发布领导小组与应急指挥机构之间、新闻发布领导小组内部各成员之间,以及新闻发布领导小组与媒体之间的信息畅通。

明确各媒体负责突发新冠肺炎公共事件新闻报道人员的通信方式,并指定联络人。

第三节　回应群众关切

新冠肺炎疫情期间发热门诊咨询电话管理制度

按照天津市新冠肺炎疫情防控工作指挥的要求,医院迅速组织有医学背景的行政干部成立突击队,组建了发热门诊咨询电话,并对外公布。经过精心培训准备后,确保24小时在线为市民提供健康咨询、就医指导、新冠肺炎防控宣传等。这是一项在疫情期间应运而生的全新型工作,体现了党和人民政府对百姓生命健康的重视与关心,体现了公立医院的担当和社会责任。通过实践证明,发热门诊咨询电话是连接医院和市民的重要纽带和载体,是引导公众正确就医、科学防控的重要手段。

一、发热门诊咨询电话工作组职责

(1)保证发热门诊咨询电话 24 小时在院在岗值守接听(表 8-1)。

(2)接待群众来电保持足够的热情和耐心。

(3)保证答疑的科学性、专业性,对于不确定的问题,记录请示后再予以回复。

(4)设立接听工作交接班记录本、来电实名登记表,统计工作量和热点问题。

(5)每日值守工作人员按时进行交接班,本班问题本班解决,不能拖拉。

二、发热门诊咨询电话接听人员规范用语

(1)您好,这里是天津市第三中心医院发热门诊。

(2)请问您有什么问题要咨询。

(3)根据您的咨询内容,建议您到距离最近的发热门诊就医,尽量减少路程,避免交叉感染,也可以到达我医院发热门诊进行就诊。

(4)我们的医院位于河东区津塘路 83 号。发热门诊位于津塘公路西南门入口处左侧,有显著的标志。

(5)您到达医院后请直接前往发热门诊就诊,不要到其他科室就诊或咨询。发热门诊有专业医护人员指导您就诊流程。

(6)请您全程佩戴好口罩,携带医保卡等证件,做好个人防护。尽量避免采取公共交通方式前来。

(7)022-84112047,发热门诊咨询电话 24 小时在线为您提供服务。

三、发热门诊咨询电话常见问题解答脚本

(1)问:你们医院能看新冠肺炎吗?

答:天津市的新冠肺炎指定定点医疗机构是海河医院。我院是天津市定点发热门诊医院之一,确诊后需转海河医院进一步治疗。

(2)问:发热了到你们医院怎么看病?

答:我院发热门诊位于河东区津塘公路西南门入口处左侧。建议您及陪同人员佩戴口罩,自行驾车前往,尽量不使用公共交通工具。

(3)问:你们医院发热门诊的看病时间?

答:我院发热门诊 24 小时接诊。

(4)问:医院是否有确诊病例或疑似隔离病例?

答:我院发热门诊负责鉴别发热患者,对于确诊病例或疑似病例请您关注天津市官方信息发布。

表 8-1　天津市第三中心医院发热门诊电话 24 小时接听实名登记表

日期：　　年　　月　　日

序号	时间	电话	姓名	性别	年龄	居住区	事项	回复情况

第　　页　　　　　　　　　　值班员：

新冠肺炎疫情期间投诉处理制度

随着疫情进展以及相关确诊病例的情况变化，加之一段时期内广大人民群众对疫情关注度较高，在新冠肺炎疫情防控期间出现了某一段时期内投诉量大幅增加的情况，医院运用现有投诉管理模式，并于第一时间针对疫情期间突发的应急投诉事件快速处置，及时、有效地化解了各类矛盾纠纷，未对医院造成负面影响。

一、新冠肺炎疫情期间投诉应急管理

为加强医院投诉管理，畅通患者和职工投诉渠道，按照市卫健委统一要求，医院整合现有各部门投诉接待功能，全院投诉统一接待、统一受理、统一管理。在疫情防控期间，应对突发公共卫生事件带来的工作，结合医院疫情防控的特殊实际需求，按照院内投诉管理办法，升级强化疫情期间应对策略。

(一)完善的医院投诉管理体系

完善的医院投诉管理体系是疫情防控期间投诉应急管理的基础。医院将投诉的预防、接待、报告、医患沟通、第三方调解、医疗质量持续改进等工作有机结合,形成投诉防范、处理、调解、改进、监管相结合、渠道畅通的投诉管理模式。制订重大医疗纠纷应急突发事件处置预案,及时、有效化解矛盾纠纷。

(二)健全投诉管理部门

与临床、护理、医技和保卫等部门的联动机制,提高医疗质量,保障医疗安全,维护正常医疗秩序。

(三)组织架构

医院主要负责同志是全院投诉管理的第一责任人。分管医疗投诉的副院长直接领导投诉管理部门,投诉管理部门设置负责人。同时,成立医院投诉管理工作领导小组。投诉管理工作领导小组负责全面组织、协调、指导、监督医院的投诉管理工作,办公室设在投诉中心。

(四)医院投诉管理工作领导小组履行职责

(1)建立和完善投诉的接待和处置程序。
(2)统一受理投诉。
(3)调查、核实投诉事项,提出处理意见,及时答复投诉人。
(4)组织、协调、指导全院的投诉处理工作。
(5)代表医院参与医疗纠纷事件的调解和诉讼等。
(6)参与医院医疗质量安全管理。
(7)组织院内相关法律法规培训,开展医疗风险防范教育。
(8)定期深入科室,及时发现医疗安全隐患。
(9)按照相关规定向卫生健康行政部门报告不良事件。
(10)定期汇总、分析投诉信息,提出加强与改进工作的意见或者建议。

(五)院领导接待制度

开通"院长值班电话"并公示。每日值班院领导在就医高峰时段到临床一线巡视,负责及时协调和解决问题。

(六)建立三级投诉管理机制

建立医院、科室、医务人员三级投诉管理机制,医院各部门、各科室负责人是职责范围内投诉管理第一责任人。建立投诉管理员制度,各部门(科室)至少指定一人为投诉管理员,负责本部门(科室)的投诉管理工作,配合相关部门做好患方投诉和职工建议的处理。同时,对本科室发生投诉的风险进行评价,对投诉隐患进行摸排,对有可能投诉的患者加强沟通。

(七)完善投诉信息收集制度

建立畅通、便捷的投诉渠道,在医院显著位置公布投诉管理部门、地点、接待时间及其联系方式。通过"院长值班电话"、投诉信箱、电子邮件、手机 App、微信公众号、社会监督员、舆情监测等多种渠道收集投诉反映事项线索,确保投诉渠道畅通。

(八)坚持首诉负责制度

患方向有关部门、科室投诉的,接待的部门或者科室应当予以热情接待,对于能够当场协调处理的,应当尽量当场协调解决;对于确实不是本部门处理范围或无法当场协调处理的,接待的部门或者科室应当主动引导投诉人到投诉管理部门投诉,不得推诿、搪塞。避免将正常业务或需协调解决的问题升级为投诉,将问题复杂化,造成患者投诉率上升。投诉管理部门定期汇总有效投诉率。

(九)投诉受理分级分类管理

1.分级管理(图 8-1)

对于涉及医疗质量安全、可能危及患者健康的投诉,医院应当立即采取积极措施,预防和减少患者损害的发生。

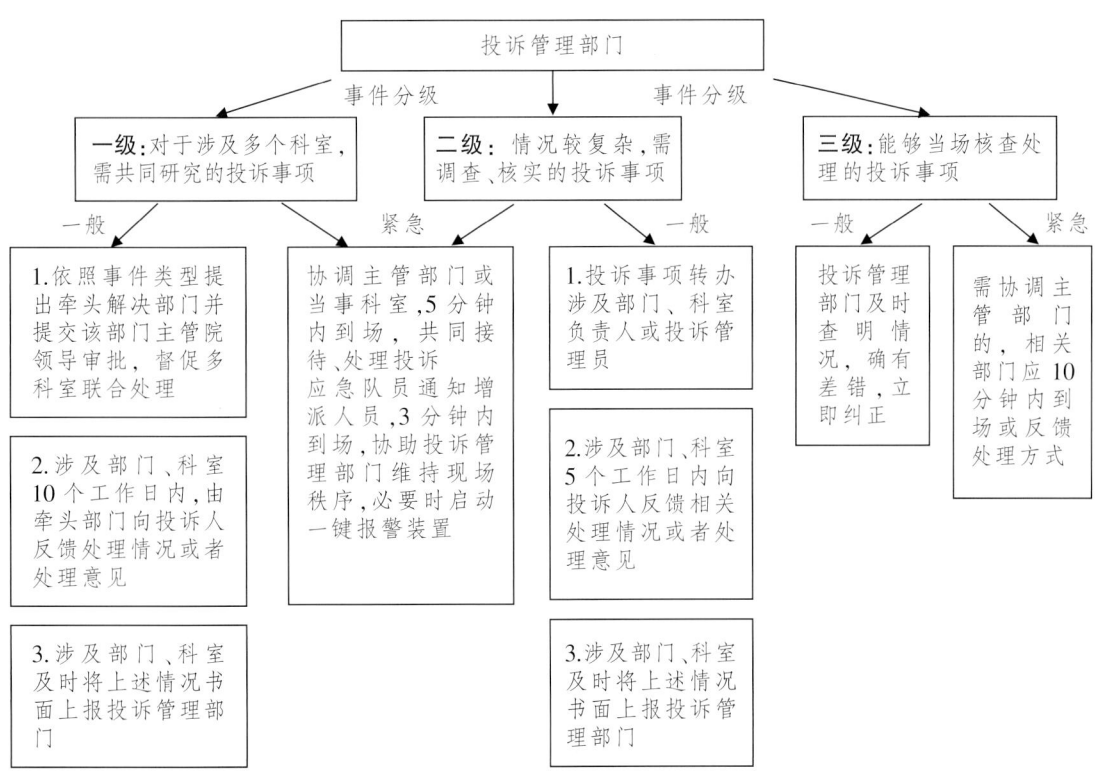

图 8-1　新冠肺炎疫情期间投诉受理分级管理体系图

2.分类管理

依照市卫健委医政医管处《投诉分类及编码库》，投诉管理部门对相关投诉实行具体归类管理。

(十)建立投诉信息报送制度

按照卫生健康行政部门的要求，投诉管理部门定期对有效投诉例数、投诉接待接听率及回复率进行统计，将收到的投诉事项、办理情况、改进情况进行信息统计和分析。全部投诉信息和职工建议，由投诉管理部门汇总，定期向上级卫生健康行政部门及医院投诉管理工作领导小组报告，并接受卫生健康行政部门的考核。

(十一)建立持续改进制度

"患者的投诉就是最好的礼物！"投诉管理部门定期分析投诉事项和办理回复情况，组织相关部门运用根因分析、PDCA 戴明环等管理工具，深入查找问题的原因，制订改进措施，并监督考核落实情况，形成闭环管理。

投诉管理部门定期向医院投诉管理工作领导小组汇报投诉管理工作情况及典型案例，对其中的共性问题、难点问题、重点问题集体研究、分析原因、落实责任、制订措施、持续改进。

三、新冠肺炎疫情期间投诉处置情况

新冠肺炎疫情期间，与新冠肺炎疫情相关的"8890"投诉问题主要集中在一例确诊患者的隔离防护问题、门诊就诊预约变化影响就医、药品保障问题、住院难等问题。经过统一汇总、梳理，统一回复内容，集中化解矛盾，所有投诉均得到有效解决，平稳度过疫情投诉突发应急阶段，实现了全院投诉"早期发现、及时干预、正确引导、消灭在萌芽"的工作目标，在新冠肺炎疫情防控期间未对医院带来负面影响。

第 **9** 章 督导检查与反馈

在医院疫情防控工作中，督导落实天津市卫健委相关文件中的内容和要求是重中之重。在天津市第三中心医院新冠肺炎救治与防控指挥部的统一领导下，疫情防控期间，制订《天津市第三中心医院新冠肺炎防范期间行政督查岗应急方案》，有序开展督导，严防严控，保证了防控工作落实到位，监督到位，改进到位。

新冠肺炎防范期间行政督查岗应急方案

天津市第三中心医院行政督查岗已持续 20 余年，由医院职能处室管理干部组成，每日由院领导带领一名职能处室中层干部、一名普通干部，按照巡查要求进行督查，并将督查情况在次日晨间行政交班会上汇报。同时围绕卫生行业和医院中心工作，阶段性调整巡查重点，将发现的问题及时反馈至党委书记、院长、主管院长及有关科室，并关注问题完善改进情况。

行政督查岗在继承和发扬一贯的优良传统基础上，结合医院疫情防控工作实际，建立并完善突发公共卫生事件中行政督查岗应急方案，固化行政督查岗作为医院应对突发公共卫生事件应急预案中的一个必备环节，使其更具有专业性、科学性和系统性。

一、行政督查岗人员调配

行政督查岗每日由院领导带队，督查人员由原来的每日两人增加至每日四人，分为两组进行巡查，并且保证每组人员中有一名中层干部。同时，考虑到疫情防控期间重点部门的工作负荷较重，适当调整值班人员、值班频次及值班顺序等。

二、督查内容

随着疫情防控工作的不断升级和深化，紧急调整疫情防控期间行政督查岗巡查重点，从就诊人群和工作人员两个视角，加强院内工作人员和院外就诊患者及随行人员的管理。从疫情防控初期，以新冠肺炎疫情防控工作为主、以日常督导检查内容为辅，随着疫情逐渐升级，到全面以疫情防控为主线，重点督导检查疫情防控工作落实的全方位、各细节，同时按照天津市卫健委相关文件要求，先后修订四版"新型冠状病毒感染的肺炎防控督查表"，最终形成包括 4 个一级指标、30 个二级指标的行政督查岗巡查重点。

1. 医院入口、门诊、辅助检查科室管理

(1)医院院区入口控制分流,对自述发热并有外出、接触、聚集史的患者及车辆进行指引,直达发热门诊区域,尽最大可能减少对医院普通门、急诊及住院部等区域的影响。

(2)医院各建筑尽量减少出入口数量,管控人员进出,减少感染风险。所有人员进入医院建筑,必须佩戴口罩。

(3)医院各建筑入口处必须设立测温登记处及预检分诊处,对进入建筑的人员先进行测温,并登记所有人员的姓名、住址、电话,如发现患者有发热(≥37.3℃)进行复测,仍发热的立即将其及随行人员引入预检分诊流程。

(4)预检分诊处的设置邻近测温登记处,在预检分诊处对发热患者及随行人员询问并登记流行病学史(包括但不限于姓名、联系电话、现住址、外出史、接触史、聚集史等信息)。

(5)测温登记处及预检分诊处必须备有专供患者使用的手消毒凝胶及外科口罩,全部工作人员按要求做好防护。

(6)普通患者抵达门、急诊及医技辅助科室候诊区后,分诊护士要进行体温复测,并再次进行鉴诊问诊,对有疑问的患者进行登记,并向接诊医生报告,医生进行再次鉴诊。

(7)各候诊区的分诊护士严格对候诊区及诊区进行管理,各诊室实行一室一患,避免人员聚集出现交叉感染。

(8)加强对诊室、辅助检查科室等空气、物体表面的清洁消毒工作,对检查设备和自助机器等公用设施应增加消毒频次。

2. 急诊管理

(1)急诊预检分诊严格按照规范进行,及时填写急诊预检分诊筛检表单,对发热或疑似患者做好防护,由专人送至发热门诊或隔离室。

(2)患者进入急诊诊室、抢救室、留观室时,各岗位医师在诊疗过程中按照最新的诊疗规范再次对照筛检表单问询流行病学史,仔细查体,给予必要检查。

(3)急诊患者收住院,由收住院科室再次对患者情况把关,不能排除者,启动专家会诊程序,需要核酸检测者,转往发热门诊或隔离室。

(4)急诊抢救、观察室实行限制陪伴管理。

(5)规范开展诊区空气、物体表面的清洁消毒工作,患者转出后按《医疗机构消毒技术规范》进行终末处理。

3. 住院管理

(1)由住院服务处工作人员为患者再次测体温,并按照相关文件要求对疑似病例的流行病学史逐条询问。对患者接触区域按《医疗机构消毒技术规范》进行物体表面消毒。

(2)住院服务处联系住院病房(区),再次确认患者符合收入住院条件,确定已排除新冠肺炎。

(3)严格排除新冠肺炎疑似的发热患者需要住院时,必须经院内防控专家组讨论后方可办理住院,住院后必须收住单间病房。

(4)住院患者到达住院科室办理手续时必须签署承诺书。不得隐瞒病史、流行病学史、发热患者接触史等与新冠肺炎相关信息,住院期间必须配合防控工作,做到无陪伴及无探视(其中要求办理住院手续后仅允许一名家属陪同进入病区)。

(5)各住院病房(区)设置应急隔离病室,用于疑似患者的隔离救治,建立相关工作制度及流程,备有应对急性呼吸道传染病的消毒和防护用品。

(6)各住院病区内发现疑似患者,启动应急预案和工作流程,按规范要求实施及时有效的隔离、救治和转诊。

(7)医院新冠肺炎防控专家组需要对医院内所有住院的发热患者(包括住院后发热患者)进行病情跟踪研判,每天出具病情报告并备案,直至确定排除新冠肺炎。

(8)各住院病区疑似患者应专人诊疗与护理,限制无关医务人员的出入,除必要外,不允许探视。

(9)所有医务人员执行标准防护,戴医用外科口罩。进入疑似患者的隔离病房时按照具体诊疗操作,采用不同防护等级。

(10)所有医技科室检查患者时,必须再次询问与新冠肺炎有关的临床信息和流行病学史。放射科腾出　台与其他患者有效隔离的 CT 机专供发热患者检查使用。

(11)病区规范开展病区空气、物体表面的清洁消毒工作,患者转出后按《医疗机构消毒技术规范》对环境进行终末处理。

4.医疗废物处理

(1)诊疗新冠肺炎患者及疑似患者发热门诊和病区产生的废弃物,包括医疗废物和生活垃圾,均应当按照医疗废物进行分类收集。

(2)使用双层包装袋盛装医疗废物,采用鹅颈结式封口,分层封扎。盛装医疗废物的包装袋和利器盒的外表面被感染性废物污染时,应当增加一层包装袋。

(3)每个包装袋、利器盒系有或粘贴中文标签,标签内容包括医疗废物产生病区、产生日期、类别,并在特别说明中标注"新型冠状病毒感染的肺炎"或者简写为"新冠"。

(4)新冠肺炎医疗废物在离开污染区前应当对包装袋表面采用 1000mg/L 的含氯消毒液喷洒消毒(注意喷洒均匀)或在其外面加套一层医疗废物包装袋。

(5)医疗废物暂存处有严密的封闭措施,设有工作人员进行管理,防止非工作人员接触医疗废物。新冠肺炎医疗废物在暂存处单独设置区域存放。

(6)总务处要及时通知医疗废物处置单位进行上门收取,并做好相应记录。严格执行危险废物转移联单管理,对医疗废物进行登记。特别注明"新型冠状病毒感染的肺炎"或"新冠",登记资料保存 3 年。

5.其他

其他行风建设及医德医风管理、服务流程和环境、工作纪律等日常督查内容随机抽查。

三、统一重点督查内容的培训

对全体行政督查岗人员进行《第三中心医院新型冠状病毒感染肺炎救治和防控方案(试行)》、院内感染防控、医疗垃圾处置等专题培训,明确督导检查标准及内容,保证督查标准一致、效果明显。

四、行政督查岗质量控制与改进管理流程(图 9-1)

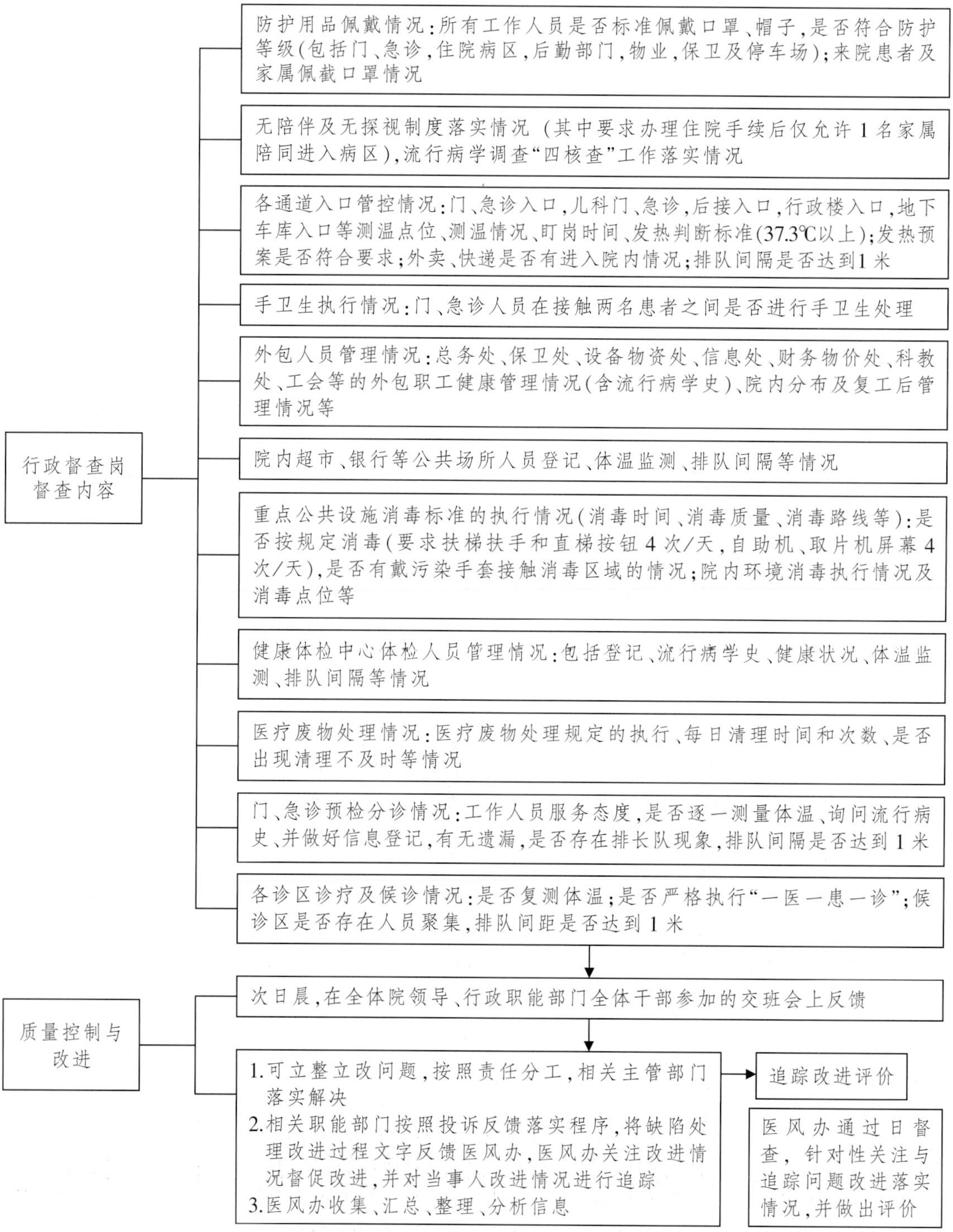

防护用品佩戴情况:所有工作人员是否标准佩戴口罩、帽子,是否符合防护等级(包括门、急诊,住院病区,后勤部门,物业,保卫及停车场);来院患者及家属佩戴口罩情况

无陪伴及无探视制度落实情况 (其中要求办理住院手续后仅允许 1 名家属陪同进入病区),流行病学调查"四核查"工作落实情况

各通道入口管控情况:门、急诊入口,儿科门、急诊,后接入口,行政楼入口,地下车库入口等测温点位、测温情况、盯岗时间、发热判断标准(37.3℃以上);发热预案是否符合要求;外卖、快递是否有进入院内情况;排队间隔是否达到1米

手卫生执行情况:门、急诊人员在接触两名患者之间是否进行手卫生处理

外包人员管理情况:总务处、保卫处、设备物资处、信息处、财务物价处、科教处、工会等的外包职工健康管理情况(含流行病学史)、院内分布及复工后管理情况等

院内超市、银行等公共场所人员登记、体温监测、排队间隔等情况

重点公共设施消毒标准的执行情况(消毒时间、消毒质量、消毒路线等):是否按规定消毒(要求扶梯扶手和直梯按钮 4 次/天,自助机、取片机屏幕 4 次/天),是否有戴污染手套接触消毒区域的情况;院内环境消毒执行情况及消毒点位等

健康体检中心体检人员管理情况:包括登记、流行病学史、健康状况、体温监测、排队间隔等情况

医疗废物处理情况:医疗废物处理规定的执行、每日清理时间和次数、是否出现清理不及时等情况

门、急诊预检分诊情况:工作人员服务态度,是否逐一测量体温、询问流行病史,并做好信息登记,有无遗漏,是否存在排长队现象,排队间隔是否达到 1 米

各诊区诊疗及候诊情况:是否复测体温;是否严格执行"一医一患一诊";候诊区是否存在人员聚集,排队间距是否达到 1 米

行政督查岗督查内容

质量控制与改进

次日晨,在全体院领导、行政职能部门全体干部参加的交班会上反馈

1.可立整立改问题,按照责任分工,相关主管部门落实解决
2.相关职能部门按照投诉反馈落实程序,将缺陷处理改进过程文字反馈医风办,医风办关注改进情况督促改进,并对当事人改进情况进行追踪
3.医风办收集、汇总、整理、分析信息

追踪改进评价

医风办通过日督查,针对性关注与追踪问题改进落实情况,并做出评价

图 9-1　行政督查岗质量控制与改进管理流程图

五、督查发现问题及整改落实情况

督导检查注重四个结合：一是疫情防控与日常工作相结合，以疫情防控为主，工作总体推进，统一调配，以大事大局为重；二是工作部署与落实到位相结合，防止疫情防控工作走过场，不留死角，所有工作细节每日督查，不存侥幸心理，院领导亲自带队，职能部门中层干部深入一线，亲力亲为，一抓到底，确保督查实效；三是严查严管与关心爱护相结合，在督查中关注各方面反馈问题，及时协调解决，对不遵守院内规定的就医患者要耐心劝解。总之，疫情防控是大事，落实策略重实效，有效避免院内感染。

从疫情防控任务下达以来，行政督查岗巡视中发现问题集中在垃圾分类、人群聚集、防护用具佩戴、环境设施、控烟管理、消杀工作等几大类，所有问题均已得到及时的整改。在市卫健委督导检查反馈中，天津市第三中心医院反馈问题最少，实现"防控措施全到位、院内感染零发生"的工作目标。

新冠肺炎疫情防控督导工作方案

针对新冠肺炎疫情，为全力以赴发挥战区中心医院的引领作用，做好医院疫情防控工作，院党委高度重视，按照市委、市卫健委党委、院党委的统一部署，特制订如下方案。

一、成立疫情防控工作督导组

由纪检办会同综合办组成联合督导组对各部门的疫情防控工作开展监督检查。督导组负责制订《关于做好新冠肺炎疫情防控工作方案》和起草下发《关于做好新冠肺炎疫情防控工作通知》；负责落实院党委和驻委纪检监察组交办的各项防控工作任务；负责做好对医院总值班、行政督查岗及各部门疫情防控工作的监督检查；负责做好有关疫情防控工作警示教育及对疫情防控期间履职不力的党员干部进行问责。

二、疫情防控工作措施

(一)做好疫情防控监督检查工作

督导组负责对医院各职能处室及临床一线科室疫情防控职责任务落实的监督检查，围绕党员干部履行职责和遵守纪律的情况开展明察暗访；负责对医院总值班、行政督查岗、社会外包人员、发现问题整改、出入院人员管控、复工后疫情防控工作准备情况等相关疫情防控工作开展监督检查；负责对疫情防控期间出现的履职不到位、推诿扯皮，或者有悖于疫情防控工作的做法、事件等情况进行追责、问责。各职能处室负责人负责对本处室及主管科室的防控工作情况开展督促检查，发现问题及时向督导组报告。

(二)加强疫情防控警示教育工作

及时传达上级关于疫情防控工作的安排部署，坚持疫情防控工作决策部署到哪里，政治监督就跟进到哪里的工作原则,督促党员干部在抗击疫情的严峻斗争中,要切实增强政治责任感,坚守岗位、靠前指挥,坚决做到守土有责、守土担责、守土尽责。对疫情防控工作中履职不力典型案例进行通报。

(三)做好疫情期间执纪问责工作

针对履职出现问题的党员干部,认真研判问题发生原因,确因工作中由于主观上的过失导致工作不能达到预期甚至造成一定损失的,按照干部管理权限,经院党委和上级部门批准,建立容错纠错机制,以实现"四个战时"和"三个效果"的有机统一;因存在政治站位不高和"为官不为"现象而发生不担当、不作为、推诿扯皮、消极应付等违纪行为的,经院党委和上级部门批准,特殊时期从快、从重、从严处理,推动职能处室负责人和临床一线科室负责人落实好"一岗双责",多部门正向联动。

三、建立督导反馈机制

针对发现的问题,督导组定期下发工作提示函及整改建议,督促医院总值班、行政督查岗及各部门尽快制订整改工作措施,明确职责任务,对督导组每日检查发现的问题,要按照工作要求向主管院领导报告,进行跟踪问效,同时将问题整改情况反馈至督导组,督导组迅速跟进,确保整改措施落实落细。为防止推动疫情防控工作落实不力,促使疫情防控落到实处,督导组将每日向院党委、纪委通报督导情况,实现监督信息共享,以快速启动追责问责。

四、疫情防控工作要求

(一)提高政治站位,突出加强政治监督

要认真贯彻落实习近平总书记的重要讲话与重要指示精神,深刻认识做好疫情防控工作的重要性和紧迫性,不断提高政治站位,把做好疫情防控监督工作作为增强"四个意识"、坚定"四个自信"、做到"两个维护"的重大实践检验。推动责任落实,督促各党支部充分发挥战斗堡垒作用,把院党委关于疫情防控工作的统一部署落到实处。督导组在院党委、纪委领导下,积极履行监督职责。

(二)坚持严防严控,切实强化日常监督

严格按照上级规定要求,认真做好疫情防控,强化信息联络,完善防范措施,科学、快速、有序、高效应急处置,要求全员 24 小时通讯畅通,及时完成上级交办的各项工作任务。立足职责定位,加强日常监督,做好对各职能处室疫情防控职责任务落实的监督检查,向院党委、纪委每日报送监督检查情况。

(三)切实增强防护意识,坚决落实各项规范责任

加强督导,强化医务人员防护意识,严格落实疫情期间防控工作,确保患者零漏诊,医务人员零感染。

参考文件

1.《国家卫生健康委员会办公厅关于加强疫情期间医用防护用品管理工作的通知》(国卫办医函〔2020〕98号)

2.《医疗机构内新型冠状病毒感染预防与控制技术指南(第一版)》(国卫办医函〔2020〕65号)

3.《新冠肺炎防控方案(第5版)》(国卫办疾控函〔2020〕156号)

4.《医疗机构消毒技术规范》WS/T367–2012

5.《医院空气净化管理规范》WS/T368–2012

6.《医务人员手卫生规范》WS/T313–2009

7.《消毒剂使用指南》(国卫办监督函〔2020〕147号)

8.《新冠肺炎诊疗方案(试行第六版)》(国卫办医函〔2020〕145号)

9.《国家卫生健康委员会办公厅关于做好新型冠状病毒感染的肺炎疫情期间医疗机构医疗废物管理工作的通知》(国卫办医函〔2020〕81号)

10.《国家卫生健康委办公厅关于进一步加强疫情防控期间医务人员防护工作的通知》(国卫办医函〔2020〕146号)

11.《天津市卫生健康委员会关于印发天津市新冠肺炎护理要点的通知》(津卫医政〔2020〕155号)

12.《医疗机构环境表面清洁与消毒管理规范》WS/T512–2016

13.《企事业单位复工复产疫情防控措施指南》(国发明电〔2020〕4号)

14.《中华人民共和国公益事业捐赠法》

15.《关于印发卫生计生单位接受公益事业捐赠管理办法(试行)的通知》(国卫财务发〔2015〕77号)

16.《关于印发天津市新型冠状病毒感染的肺炎疫情防控资金保障管理办法的通知》(津新冠指〔2020〕17号)

17.《关于进一步做好新型冠状病毒感染肺炎疫情防控经费保障工作的通知》(财办〔2020〕7号)

18.《天津市人力资源和社会保障局 天津市财政局关于转发建立传染病疫情防治人员临时性工作补助有关问题的通知》(津人社局发〔2020〕2号)

19.《天津市财政局 天津市卫生健康委员会关于落实新型冠状病毒感染的肺炎疫情防控有关经费保障政策的通知》(津财社〔2020〕8号)

20.《关于报送2020年新冠肺炎疫情相关日报》(津卫财审便函〔2020〕93号)

21.《天津市卫生健康委员会印发关于加强医疗机构新冠肺炎院内感染防控的通用措施的通知》(津卫医政〔2020〕100号)

22.《关于预拨救治定点医院和发热门诊补助资金》(津财防控指〔2020〕1号)

23.《天津市卫生健康委员会关于加快和规范中央和地方新冠肺炎疫情防控专项资金使用管理的通知》(津卫财审〔2020〕175号)

24.《天津市卫生健康委员会关于加强信息化支撑新冠肺炎疫情防控工作的通知》(津卫信息〔2020〕148号)

25.《天津市卫生健康委员会关于开展疫情防控网络安全专项检查工作的通知》(津卫信息〔2020〕151号)

26.《天津市卫生健康委员会关于开展市卫生健康专网接入等相关工作的通知》(津卫信息〔2020〕91号)

27.《天津市卫生健康委员会关于进一步加强医疗机构入院扫码登记系统应用的通知》(津卫信息〔2020〕188 号)

28.《天津市卫生健康委员会关于强化发热门诊电话接听和优化诊疗流程的紧急通知》(津卫医政〔2020〕66 号)

29.《天津市卫生健康委员会关于加强新型冠状病毒感染的肺炎信息安全工作的紧急通知》(津卫医政〔2020〕70 号)

30.《天津市卫生健康委员会关于加强发热门诊管理促进患者精准就医的通知》(津卫医政〔2020〕87 号)

31.《关于严防虚假新闻报道的若干规定》(新出政发〔2011〕14 号)

参 考 文 献

[1] 钟开斌."一案三制":中国应急管理体系建设的基本框架[J].南京社会科学,2009,11:79-80.

[2] 黄枢,王正洪.医院应急型人力资源管理研究[J].解放军医院管理杂志,2006,12:663.

[3] 赵晓伟,谈医院应急物资保障体系建设[J].中国医院建筑与装备,2017,8:101.

[4] 辛衍涛.医院应急管理的研究进展[J].中国急救复苏与灾害医学杂志,2008,3(3):159.

[5] 陈妙霞,方蘅英,李莉莉.收治新型冠状病毒感染性肺炎定点医院护理人力资源应急管理策略[OL].http://kns.cnki.net/kcms/detail/44.1570.R.20200213.1052.002.html[2020-3-1].

[6] 刘祯帆,代萍,严晓婷,等.新型冠状病毒肺炎突发公共卫生事件医务人员核心应急能力的调查[OL].http://kns.cnki.net/kcms/detail/50.1097.r.20200220.1108.002.html[2020-2-29].

[7] 丁若平,突发公共卫生事件时的宣传工作思路[J].医疗装备,2016,29(10):69.

[8] 王志龙,刘静,尹磊,等.基层部队医务人员突发公共卫生事件相关法律知识知晓情况调查[J].中国现代医生,2014,52(8):98-100.

[9] 梁中亚.全媒体时代医院新闻宣传的功能定位与对策研究[J].智慧健康,2018,6:31-32.

[10] 袁蕙芸.全媒体时代医院新闻宣传的功能定位与对策研究[J].中国医疗管理科学,2014,3:36-39.

[11] 李淳.论如何做好新媒体时代的医院宣传工作[J].家庭医药,2018,9:196-197.

[12] 郭晓燕.自媒体时代下的医院新闻发言人制度[J].现代医院,2016,10:1512-1514.

[13] 王婷婷,贾莉英,秦成勇.我国医院新闻发言人制度的现状与改进建议[J].医院管理论坛,2018,1:23-25.

[14] 张淼.微信公众平台在医院健康教育中的应用[J].中国医药指南,2019,6:298-299.

[15] 刘燕梅.现代医院健康教育管理模式的实践及分析[J].中国卫生产业,2017,4:44-45.

[16] 王蕾,褚晓明,王香平.医院舆情信息工作的探讨[J].中国病案,2014,15(9):58-60.

[17] 李海红,朱绍茹,武颖.全媒体时代下公立医院舆情监测与引导机制:以北京市卫生计生系统为例[J].党政干部学刊,2017(7).

[18] 宁艳,张峰,毛群安,等.健康教育专业机构开展突发公共卫生事件新闻传播工作探讨:以中国健康教育中心人感染 H7N9 禽流感新闻传播工作为例[J].中国健康教育,2013,14(10):945-947.

[19] 王志龙,刘静,尹磊,等.基层部队医务人员突发公共卫生事件相关法律知识知晓情况调查[J].中国现代医生,2014,52(8):98-100.

[20] 刘鹏程,徐鹏,孙梅,等.我国突发公共卫生事件应急处置关键问题确认[J].中国卫生政策研究,2014,11(7):38-43.

[21] 张诚.公立医院突发事件的危机应对策略研究[D].天津:天津医科大学,2018.

[22] 刘鹏程,徐鹏,孙梅,等.我国突发公共卫生事件应急处置关键问题确认[J].中国卫生政策研究,2014,11(7):38-43.

[23] 戴琳.浅谈建立地方新闻发言人制度的重要性[J].卷宗,2017(31).

[24] 周珊珊. 在探索中不断推进新闻发布制度建设[N]. 人民日报,2019-8-1(5).

[25] 倪玉丽.医院医疗应急响应系统的建模与仿真研究[D].上海：上海交通大学,2013.

[26] 郑光彬. 公共卫生突发事件的危机处置[D].沈阳：沈阳师范大学,2017.

[27] 贺卫华. 提升突发重大公共卫生事件处置能力[N]. 河南日报,2020-2-21（7）.

[28] 董璐 .传播学核心理论与概念[M].北京：北京大学出版社,2016.

[29] 程曼丽,乔云霞主编,新闻传播学辞典[M].北京：新华出版社,2013.

[30] 全国卫生与计划生育委员会."十三五"全国健康促进与教育工作规划,2017.

索 引

B

标本采集和处理　110
病房发现疑似患者应急预案　98
病例救治及院内感染预防控制　64
病区布局与环境清洁消毒　90

C

产科新冠肺炎防控方案　31
出现发热员工的应急预案　134
出院患者健康指导　92

D

电梯消毒制度　71
多学科远程会诊　177

F

发热门诊　13,14,20,60,200
返津员工健康管理相关规定　117,183
防护用品使用流程　74
复医复工防控机制　9

G

感染防控　59
高危患者　25
隔离病房　14,20-22,61

H

护理与感染防控　58,59,63
环境消毒　69,104
患者信息登记　174

J

基础流行病学调查　108
急诊管理　206

健康状况报告相关规定　117,182

K

抗疫一线人员突发疾病应急预案　134
科室分层级防护制度　64

Q

气管切开护理要点　95
轻型和普通型患者护理要点　92

S

生命体征监测与护理　91
手卫生　107

W

危重症　32
物体表面、地面、空气消毒　91

X

心理评估　91,93,96
新冠肺炎救治和防控方案　12
新冠肺炎主要表现　31

Y

医疗废物　69,72,104,207
医疗救治组　3,13,16
疑似患者　33,68,72,73,98,99

Z

战时应急物资发放原则　136
终末消毒　67,68
重型和危重型患者护理要点　94
住院管理　84,206
自助挂号收费机消毒制度　69